Clinical Practice of
Complex and Rare
Kidney Diseases

疑难罕见肾脏病
临床实践

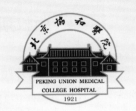

疑难罕见肾脏病
临床实践

名誉主编 李学旺 张抒扬

主　　编 陈丽萌 李雪梅

副 主 编 李明喜 秦　岩 吴海婷

主　　审 郑法雷 李　航

编　　委 （按姓氏笔画排序）

马　杰 马明圣 王　颖 王海云 艾三喜 乐　偲 刘　岩

刘炳岩 李　超 李明喜 李雪梅 吴海婷 张　磊 陈　适

陈　罡 陈丽萌 郑　可 胡蓉蓉 施潇潇 秦　岩 夏　鹏

高瑞通 樊晓红

病理指导 文煜冰 叶文玲 叶　葳

审稿专家 （按姓氏笔画排序）

于阳 马　杰 李　航 李明喜 李学旺 李雪梅 张　路

陈丽萌 郑　可 郑法雷 秦　岩 高瑞通

秘 书 组 纪培丽 陈　欣 侯方兴 尤瑞莲 刘亚楠 王怡宁 程亚琦

参编单位 北京协和医院

人民卫生出版社

·北　京·

图书在版编目（CIP）数据

疑难罕见肾脏病临床实践 / 陈丽萌，李雪梅主编
. —北京：人民卫生出版社，2024.1
ISBN 978-7-117-35501-8

Ⅰ.①疑⋯　Ⅱ.①陈⋯②李⋯　Ⅲ.①肾疾病－疑难
病－诊疗　Ⅳ.①R692

中国国家版本馆 CIP 数据核字（2023）第 203186 号

人卫智网	www.ipmph.com	医学教育、学术、考试、健康，购书智慧智能综合服务平台
人卫官网	www.pmph.com	人卫官方资讯发布平台

疑难罕见肾脏病临床实践

Yinan Hanjian Shenzangbing Linchuang Shijian

主　　编：陈丽萌　　李雪梅
出版发行：人民卫生出版社（中继线 010-59780011）
地　　址：北京市朝阳区潘家园南里 19 号
邮　　编：100021
E - mail：pmph @ pmph.com
购书热线：010-59787592　　010-59787584　　010-65264830
印　　刷：北京盛通印刷股份有限公司
经　　销：新华书店
开　　本：787×1092　1/16　印张：14
字　　数：306 千字
版　　次：2024 年 1 月第 1 版
印　　次：2024 年 3 月第 1 次印刷
标准书号：ISBN 978-7-117-35501-8
定　　价：129.00 元

打击盗版举报电话：010-59787491　　E-mail：WQ @ pmph.com
质量问题联系电话：010-59787234　　E-mail：zhiliang @ pmph.com
数字融合服务电话：4001118166　　E-mail：zengzhi @ pmph.com

致　谢

感谢国家罕见病医疗质量控制中心、科技创新 2030—重大项目［疑难罕见病人工智能辅助诊断技术研究与临床应用(2022ZD0116000)］、国家重点研发计划［罕见病多模态辅助诊疗平台建立及临床转化应用(2022YFC2703100)］、国家重点研发计划［全国罕见疾病注册登记研究及其研究队列与生物样本库的建立(2022YFC2703901)］对本书撰写给予的支持。

主编简介

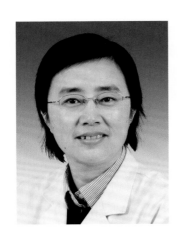

陈丽萌,主任医师,教授,博士研究生导师,博士后导师,现任北京协和医院肾内科主任,协和学者特聘教授,美国肾脏病学会杂志(*JASN*)副主编。国家卫生健康委员会第二届罕见病诊疗与保障专家委员会委员,国家罕见病质控中心副主任,中国老年医学学会肾脏病学分会第一届委员会会长,中华医学会罕见病分会第一届常委,中国研究型医院学会甲状旁腺及骨代谢疾病专业委员会第二届副主任委员,中国医师协会肾脏内科医师分会全国常委(2011—2017),北京罕见病诊疗与保障学会第一届副会长,参与领导多个国家罕见病平台建设。

从事医教研工作30年,完成美国国立卫生研究院(NIH)博士后、芝加哥大学国际医学教育学者项目以及加州大学旧金山分校临床科研相关项目培训。多次被评为北京市优秀教师、院校优秀教师,获得8次医疗成果奖,主持科技部重大专项研究项目和7项国家自然科学基金等,领导多项全国多中心临床研究。发表论文200余篇,其中*Lancet*、*JASN*、*Hypertension*、*NDT*等国际杂志论文90余篇,主编、副主编专著教材5部,获批多项发明专利及软件著作权。

主编简介

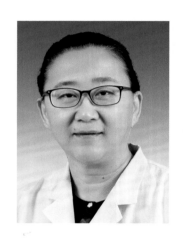

　　李雪梅，主任医师，教授，博士研究生导师，博士后导师，2005—2021年担任北京协和医院肾内科主任，现担任内科学系主任。百千万人才工程国家级人选、国家有突出贡献中青年专家及国务院政府特殊津贴获得者。2021年获得全国巾帼建功标兵和国家卫生健康突出贡献中青年专家。2022年荣获全国三八红旗手称号。中华医学会肾脏病学分会第十一届副主任委员，北京医学会肾脏病学分会第十届主任委员，中国医院协会血液净化中心管理分会第四届副主任委员，中国医疗保健国际交流促进会肾脏病防治分会副主任委员（2018年9月20日—2021年9月19日），中国生物医学工程学会人工器官分会第七届副主任委员，中国老年医学学会肾脏病学分会第一届顾问。

　　具有丰富的原发性、继发性肾病临床诊治经验，擅长各类免疫性、代谢性肾损害，疑难急、危重肾病救治。长期关注以IgA肾病为代表的免疫性肾损害和糖尿病肾病的诊治，并获北京市科学技术委员会支持。在省部委重大课题的支持下，带领团队在慢性肾脏病（CKD）的流行病学、并发症方面完成扎实的研究。聚焦高难度疾病诊疗新手段，积极引进国际先进技术。曾多次参与国内各种突发公共卫生事件的医疗救治工作，在抗击新冠疫情中为危重症患者的诊治做出了贡献。

/序 一/

过去的 100 余年,北京协和医院为我国的医学教育、医疗救治以及医学科研作出了杰出贡献,尤以临床工作享誉全国,被冠以国家医学中心、全国疑难罕见疾病诊治中心。多年来积累了大量疑难罕见病例,每一例的诊断、治疗经验都是我们的宝贵财富。我国著名的医学家和医学教育家张孝骞教授谆谆教导我们:"一个典型的病例就是一本教科书。"回顾和整理这些病例,不仅可促进疾病的认识和临床诊治水平的提高,对培养良好的临床思维和临床工作程序也有不可忽略的作用。

新时代科学的飞速发展,大大促进了生命科学和医学的进步,许多更先进的理念和技术与医学融合,但是临床医学的精髓并未改变。进入新百年的协和年轻一代既秉承了协和医院优秀的临床工作传统,又能迅速地学习和运用新的知识和技术,将临床工作提高到一个新的阶段。临床医学博大精深,肾脏病学是重要的分支,疑难罕见肾脏疾病包括一大类导致肾损害或可能危及生命的疾病。本书是北京协和医院肾内科年轻医师对自己实际工作中积累病例的再次分析和汇总,经反复讨论、修订和审阅后成书。

本书共收集了肾脏病领域 32 个或疑难或罕见的病例。有些迷雾重重,需要抽丝剥茧、小心求证方能觅得端倪;有些看似简单,却暗藏玄机,对存疑之处深入追究可获得意外洞见;有些则需要多学科团队共同探索、权衡利弊,以求尽可能地使患者获益。病例分析一步一步展开,由表及里、由浅入深,从临床实践者的角度提出问题、再寻求问题的解决;既容易为读者理解,也有很好的示教性。每例的开篇及结尾由经验丰富的专家进行提纲挈领地导入及总结,以期更好地体现病例的精华所在。

本书既是临床工作的总结和分享,也是北京协和医院临床工作理念的传承。对患者的成功救治不仅取决于临床技能的熟练程度,也取决于对患者的关爱。医学工作者要有尊科学、济人道的强烈使命感,要有不断探索未知领域的孜孜不倦的求真精神,要敬畏每一次医疗和每一位患者,在临床工作中永远牢记张孝骞教授的教导"如临深渊、如履薄冰"。

感谢各位病例提供者的辛勤工作,感谢多学科专家的加入,感谢主编的组织与审阅。

北京协和医院肾内科教授

中国医师协会肾脏内科医师分会首任会长

北京协和医院原常务副院长

2023 年 6 月

/序 二/

    罕见病是发病率很低的一组疾病的统称,病种超过 7 000 种,累及全球 3.5 亿人,其诊断难、治疗难、诊疗能力同质性差导致的异地就诊等难题不仅是医学问题,也是体现社会公平性的重大公共卫生问题。"要把人民健康放在优先发展战略地位"作为健康中国梦的重要组成部分,2016 年以来我国罕见病事业取得了多个从 0 到 1 的跨越式发展,包括国家首批罕见病目录的颁布、国家罕见病注册系统、诊疗协作网、直报系统等多个国家级罕见病平台的建设、国家罕见病质控中心、罕见病国家重点实验室建设、"十三五""十四五"罕见病重大专项支持、相关配套罕见病药物保障和可及性相关政策的出台等,北京协和医院多学科专家在相关工作中起到了很好的推动和引领作用。

    罕见病患者常常多系统受累,涉及遗传、代谢、免疫、药物保障、法务等多个领域,不仅需要多学科合作,还需要跨学科合作。北京协和医院历经百年磨砺,积累了大量宝贵的疑难罕见病的诊治经验和传统。近年来首创的常态化罕见病多学科诊疗(multi-disciplinary treatment,MDT)模式和远程会诊系统已经成为罕见病诊疗的重要经验。罕见肾脏病不仅种类多,也是多种罕见病常累及的器官。快速发展的肾脏分子病理和血液净化技术为罕见肾脏病的诊治提供了新的机会。作为罕见病大家庭的一员,这本疑难罕见肾脏病的病例集,不仅是北京协和医院肾内科诊疗经验的总结,也是协和罕见病多学科合作的具体体现。

    32 个精心挑选的、具有代表性的疑难罕见肾脏病的病例,或复杂或极罕见或危重,体现了新技术与临床实践结合,更向我们展现了诊疗过程中每一次艰难的决策,每一次多学科的守望相助,每一次医患同舟共济的坚定……这里有敏锐扎实的病史采集、有清晰的诊疗思路、火候与分寸的把握,有学科最新进展的临床应用,有医护面临风险的担当和勇气,有医院职能部门的保驾护航,充分体现了协和百年传承的床旁理念和人文关怀。

    最后,衷心希望从临床中来的案例能增强临床医生诊治罕见病的信心,理解并应用罕见病的多学科诊治模式,激发大家探索罕见病的兴趣,窥见罕见病临床研究的重大意义和前景。让我们携起手来,探索建立罕见病诊疗研究中国方案,为早发现、早诊断、可治疗、可管理、有药用、能负担的愿景共同努力。

北京协和医院院长
国家卫生健康委罕见病诊疗与保障专家委员会主任委员
国家卫生健康委罕见病质控中心主任

张抒扬

2023 年 6 月

/前　言/

坐而论道,起而行之;行有不得,反求诸己

疑难罕见病,对患者和医生而言都是挑战,多学科会诊、求助、转诊或者预期未来是每个医生职业生涯中都经历过的。肾脏生理、病理和功能替代是现代肾脏病学的三大基石,随着遗传学、分子生物学、多组学技术、靶向生物治疗等新技术快速发展,诊疗研究工具日渐丰富,我们对疑难罕见肾脏病发病机制的认识更加深入,对精准诊疗的理解日渐深刻。但是生有涯而知无涯,不论是认识人体自身还是与疾病抗争的过程,我们永远在路上。

北京协和医院肾脏病学科历经百年发展,从 20 世纪 20—30 年代引领国际的肾脏水盐代谢、生理、生化和内分泌研究开始,不论是最早的药物肾损伤、Necheles 透析器,还是中国最早的肾性营养与转化实践、慢性肾功能不全的一体化治疗,肾小球疾病个体化免疫抑制治疗、肾脏小球小管间质病、肾脏替代,协和肾内科一直走在肾脏病临床实践的最前沿。

2016 年以来,作为协和罕见病大团队的核心成员,肾内科疑难罕见病团队参与推动了多个国家级罕见病重大政策的出台、多个国家级罕见病平台建设。作为罕见病诊疗协作网肾脏病牵头单位,70% 的患者来自全国各地,不乏兄弟单位转诊的疑难罕见病患者。丰富的罕见肾脏病病例资源、协和务实严谨的诊治传统、完善的多学科协作模式、一切为了患者的协和文化,培养出一代代热爱和痴迷临床的医生,他们坚守临床一线,被临床需求推动,对疑难罕见病孜孜以求,竭尽所能达成医者和患者的共同心愿。本次集结成书的 32 个病例是北京协和医院肾内科近年来具有诊疗代表性的疑难罕见病,涉及 6 个领域。这里有知识、有思路、有进展,更有视野、有格局;期间有成功、有遗憾、有曲折;每一个病例背后都有一个故事、一份坚持、一份真诚;寸心同尺璧,传递到有共同心愿的你手中,局限与不足之处,也敬请斧正。

　　成书在即,感谢张抒扬教授领导的协和罕见病大团队的一路引领和支持,感谢李学旺、郑法雷、李航、于阳等全科教授的支持,感谢我们编辑团队、工作组同事的辛勤付出。中国罕见病事业路长且远,坐而论道,不如起而行之,行有不得,反求诸己,与同道的你共勉。

2023 年 6 月于北京

/目 录/

第一章

肾小球疾病

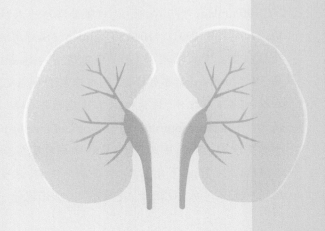

病例 1　蛋白尿、水肿、高血压、异常蛋白沉积

///　专家导读　///

　　青年女性,病程中出现多系统受累表现,肾脏主要表现为肾病综合征,外院光镜病理表现为膜增生性肾小球肾炎,电镜提示异常蛋白沉积肾病可能。但患者外院冷球蛋白"阳性"的结果在我院多次复查却无法重复出阳性结果。且该患者并无冷球蛋白血症性血管炎常见的临床表现,患者的病因究竟是什么?是止步不前,还是一追到底?最终特殊蛋白的免疫组化染色以及基因检测揭开了谜底。

　　患者,女性,29 岁。主因"发现尿蛋白 5 年余,血压升高 1 年余,水肿 10 个月"于 2015 年 7 月入院。

　　【病情概述】患者 2009 年 10 月孕 4 周体检时查尿蛋白 3+,潜血(−),24 小时尿蛋白 1~2g,血压 120/80mmHg(1mmHg=0.133kPa),自述血肌酐"正常",无发热、水肿、尿色加深、尿量减少、腰痛,未治疗。2010 年 8 月孕足月行剖宫产,孕期及产后规律复查,尿蛋白持续 3+,24 小时尿蛋白 1~3g,血压(110~130)/(70~80)mmHg。2011 年 2 月因左手麻木无力、头痛、抽搐就诊外院,行经颅多普勒超声示"右侧大脑中动脉闭塞,左颈内动脉虹吸部重度狭窄",头颅计算机体层成像(CT)及磁共振成像(MRI)示"脑缺血 1~2 期,额部大脑镰旁斑块状钙化",考虑"血管炎引起脑梗死可能性大,脑膜瘤不除外",予阿司匹林、舒血宁、中药治疗后,麻木、头痛、抽搐缓解,后复查头颅 CT、MRI 未见明显变化。2013 年 9 月患者无明显诱因出现持续头痛,伴恶心、喷射样呕吐,无视物模糊、颈项强直,无尿色加深、尿量减少、水肿等,于当地医院就诊,血压 220/180mmHg,予硝苯地平及血管紧张素受体阻滞剂类药物(具体不详)后血压下降至 120/80mmHg,后自行停降压药。2014 年 9 月无诱因出现尿中泡沫增多、尿量减少(1 500ml/d → 500~600ml/d),伴眼睑及双膝关节以下可凹性水肿,血压 210/190mmHg,伴恶心、呕吐,口服非洛地平及呋塞米,尿量稍增多,水肿部分缓解,但仍有反复,血压(180~190)/(110~120)mmHg。泌尿系超声示双肾体积增大,实质厚 1.5cm,双肾弥漫性病变。肾血管超声(−)。于外院查冷球蛋白(+),成分为 IgG 和 κ 多克隆;红细胞沉降率 35~77mm/h;血游离轻链、免疫球蛋白(−);C3、C4(−);抗核抗体、抗双链 DNA 抗体、抗中性粒细胞胞质抗体、抗肾小球基底膜抗体(−)。外院行肾活检,病理光镜诊断膜增生性肾小球肾炎(membranoproliferative glomerulonephritis,MPGN),电镜提示异常蛋白沉积性肾病。予奥美沙坦 20mg 每日 2 次,非洛地平缓释片 5mg 每日 3 次,盐酸特拉唑嗪 2mg 每日 2 次,匹伐他汀钙 2mg 每日 1 次,水肿部分缓解,尿量 600~1 000ml/d,血压(140~150)/100mmHg。病程中无光过敏、口眼干、关节肿痛、雷诺现象、皮肤紫癜。精神可,食欲睡眠可,大便正常。

近半年体重增加 7kg。既往史：2007 年曾患腮腺炎、病毒性脑炎。2011 年患"甲状腺功能亢进"，未特殊治疗，目前查甲状腺功能正常。个人史、婚育史及家族史：偶吸烟、饮酒。育有 1 女，配偶及女儿体健。家族史见图 1-1。查体：血压 127/88mmHg（双上肢血压对称），体重指数 30.44kg/m²。全身皮肤黏膜正常，无紫癜样皮疹，浅表淋巴结不大。心肺（－）。腹膨隆，无压痛，肝脾肋下未及，移动性浊音阴性。双下肢无明显水肿。

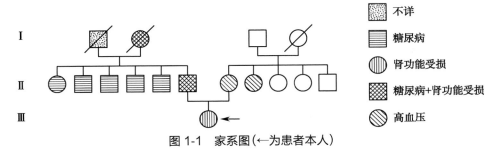

不详
糖尿病
肾功能受损
糖尿病+肾功能受损
高血压

图 1-1　家系图（←为患者本人）

入院检查：①常规检查。血常规：白细胞 16.51×10^9/L，中性粒细胞 9.93×10^9/L，嗜酸性粒细胞 0.62×10^9/L～1.36×10^9/L，血红蛋白 117g/L，血小板 356×10^9/L。生化：谷丙转氨酶 10U/L，白蛋白 26～30g/L，尿素 8.09mmol/L，血肌酐 82～126μmol/L；血脂：总胆固醇 9.98mmol/L，甘油三酯 2.01mmol/L，低密度脂蛋白胆固醇 2.18mmol/L。红细胞沉降率 48mm/h，超敏 C 反应蛋白 5.11mg/L。尿常规：蛋白 1.0g/L，潜血微量。24 小时尿蛋白 9.98～15.43g。动脉血气：pH 7.350，二氧化碳分压 37.5mmHg，氧分压 90.8mmHg，碳酸氢根 20.2mmol/L。乙型肝炎病毒、丙型肝炎病毒抗体阴性。腹部 B 超：双肾增大、弥漫性病变。超声心动图：左心室射血分数（M 型）70%，心脏结构与功能未见明显异常。②神经系统。头磁共振血管造影：右侧大脑中动脉 M2 段可疑略窄。经颅多普勒超声：右侧大脑后动脉轻度狭窄。③免疫系统。抗核抗体（+）胞浆型 1:80，抗双链 DNA 抗体（－），抗可溶性核抗原抗体（－）；补体 C3 1.374g/L，C4 0.204g/L；类风湿因子 7.0IU/ml。免疫球蛋白未见异常。④血液系统与肿瘤。血清蛋白电泳（－）；血清及尿免疫固定电泳（－）；血游离轻链：κ 14.3mg/L，λ 16.8mg/L，κ/λ 0.85（0.26～1.65）；尿轻链（－）；骨髓涂片及活检未见明显异常；4 次查冷球蛋白均（－）。⑤内分泌系统。甲状腺激素未见异常，甲状腺过氧化物酶抗体和甲状腺球蛋白抗体（－）；血糖：空腹 4.3mmol/L，餐后 2 小时 5.6～7.2mmol/L，睡前 8.9mmol/L。

💬 问题 1：该患者的诊断思路？

青年女性，慢性病程，多系统受累。①肾脏：表现为水肿、高血压，蛋白尿由非肾病范围逐渐进展到肾病范围蛋白尿，并出现低白蛋白血症，超声提示双肾增大。②神经系统：2011 年出现脑梗死，同时发现颅内动脉狭窄。③血液系统：病程中期开始出现白细胞和血小板升高、嗜酸性粒细胞轻度升高。④内分泌：病史中曾出现甲状腺功能亢进，未予特殊治疗，甲状腺功能自行恢复正常。回顾患者整个病史，肾脏病贯穿疾病始终，故以此为主线进行分析。

该患者2014年外院肾活检病理光镜诊断为膜增生性肾小球肾炎,电镜提示异常蛋白沉积肾病可能,外院检查发现混合型冷球蛋白血症,但我院多次查冷球蛋白阴性,补体、类风湿因子均正常。如果用一元论解释患者上述临床表现,需考虑系统性疾病。肾脏病目前临床符合肾病综合征的诊断,首先需除外继发性病因,结合外院肾活检光镜诊断MPGN,免疫复合物介导的MPGN的继发病因主要考虑:①自身免疫性疾病:如系统性红斑狼疮。狼疮性肾炎虽可解释患者肾病表现及神经系统症状,但患者除抗核抗体弱阳性外,其他包括抗磷脂抗体在内的多种自身抗体均为阴性,外院肾脏病理免疫荧光全阴性,均为不支持点。外院检查血冷球蛋白阳性,需考虑冷球蛋白血症性血管炎,但该患者并无紫癜、关节痛等冷球蛋白血症性血管炎常见的临床表现,实验室检查未提示以C4下降为主的低补体血症、类风湿因子增高。②感染性疾病:以丙型肝炎病毒感染最为常见。患者无肝炎病史,乙型肝炎病毒抗体、丙型肝炎病毒抗体均阴性,可以排除。③肿瘤方面:电镜提示异常蛋白沉积,需警惕血液系统肿瘤,如单克隆免疫球蛋白沉积病、华氏巨球蛋白血症肾损害。此外光镜表现为MPGN样改变的肾小球疾病,鉴别诊断还需要考虑免疫触须样肾小球病和纤维样肾小球病,诊断有赖于电镜发现特殊的超微结构。此两种疾病多不会出现神经系统受累表现,但可合并有血液系统肿瘤。患者临床诊断不清,外院病理与实验室检查结果存在矛盾,因此有必要行重复肾活检。

💬 问题2:该患者重复肾活检病理结果及解读?

光镜:肾小球增生明显,大部分呈分叶状。系膜细胞弥漫重度增生,肾小球基底膜见广泛系膜插入和双轨形成。系膜区、内皮下可见大量团块状嗜复红蛋白沉积。见灶性分布的肾小管萎缩,伴间质纤维化与密集的炎症细胞浸润。部分肾内小动脉管壁增厚伴玻璃样变。刚果红染色阴性。光镜诊断:膜增生性肾小球肾炎(图1-2A和B)。

电镜:系膜细胞与系膜基质重度增生,内皮下见系膜插入,系膜区、内皮下可见大量团块状电子致密物沉积,电子致密物内部密度不均一,见织物样纹理,并见束状短纤维,直径15~20nm。上皮细胞足突大部分融合,见节段性足突脱落、肾小球基底膜裸露(图1-2C和D)。

免疫荧光:常规染色均阴性,纤维连接蛋白呈强阳性、沉积于系膜区和毛细血管袢(图1-3)。

光镜表现为MPGN样改变,结合免疫荧光阴性,不支持免疫复合物介导的MPGN的病因。电镜可见直径在15~20nm束状短纤维沉积,可排除免疫触须样肾小球病。结合电镜结果需考虑以下两类疾病:①冷球蛋白血症肾炎:约50%电镜下可发现各种有序结构的沉积物,包括纤维样、晶格样结构以及束状中空管状结构。冷球蛋白是一类性质较特殊的免疫球蛋白,遇冷沉淀,加温至37℃溶解。主要分为3型:Ⅰ型是单克隆免疫球蛋白,多为IgG或IgM型,Ⅱ型是单克隆IgM和多克隆IgG,Ⅲ型是多克隆,Ⅱ型和Ⅲ型统称为混合型冷球蛋白血症。外院查冷球蛋白均为阳性,但我院4次冷球蛋白检查均为阴性。我院严格按冷球

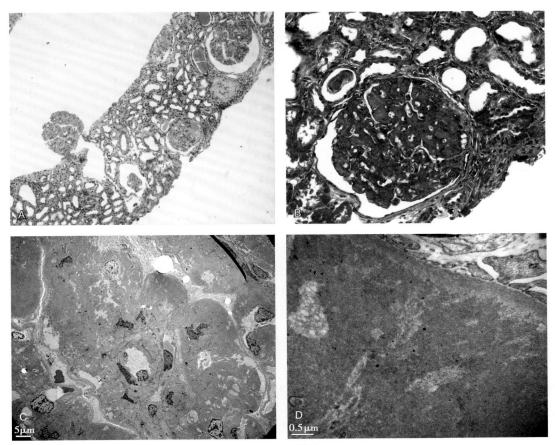

图 1-2　肾活检病理
注：A. 肾小球增生明显，呈分叶状（HE，×40）；B. 系膜区、内皮下可见大量团块状嗜复红物质沉积
（MASSON，×200）；C. 电镜系膜区及内皮下电子致密物沉积（×2 000）；D. 电子致密物内部可见束状短纤
维，直径 15~20nm（×30 000）。HE，苏木精 - 伊红染色（hematoxylin-eosin staining）；MASSON，马松染色
（Masson trichrome staining）。

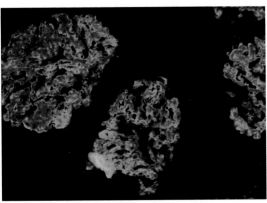

图 1-3　纤维连接蛋白间接免疫荧光染色（FITC，×200）
注：FITC，异硫氰酸荧光素染色（fluorescein isothiocyanate staining）。

蛋白检测标准流程进行检测,暂未发现造成结果假阴性的因素,故患者冷球蛋白血症的诊断存疑。②纤维连接蛋白肾小球病:是一种常染色体显性遗传疾病,多数患者有相关家族史,白种人较多发,黄种人发病率低。高发年龄20~40岁,患者以不同程度蛋白尿起病,逐渐出现高血压、镜下血尿,经过15~20年时间,进展至终末期肾病。该疾病糖皮质激素治疗无效。免疫荧光染色多为阴性或弱阳性,免疫组化染色纤维连接蛋白在系膜区或毛细血管袢强阳性沉积,电镜下以15~20nm短纤维为特征。该患者虽有肾脏病家族史,但其父亲患有糖尿病多年,眼底检查已出现明确糖尿病视网膜病变,故其父亲肾病原因考虑糖尿病肾病可能性较大,其父系成员暂未进行肾脏疾病相关检查。此外,纤维连接蛋白肾小球病本身不会直接累及神经系统,患者未积极控制的高血压、高脂血症可能与早发脑血管疾病有关。下一步应完善肾小球纤维连接蛋白染色,必要时对患者及其父母进行纤维连接蛋白肾小球病相关的基因检测。

【后续检查】免疫组化重复肾组织IgG、IgA、IgM染色均阴性,应用鼠抗人纤维连接蛋白单克隆抗体行肾组织间接免疫荧光染色阳性(++~+++)(图1-3),沿毛细血管袢及系膜区颗粒样沉积,肾脏病最终诊断为纤维连接蛋白肾小球病。对患者及其父母行基因检测,发现患者的纤维连接蛋白编码基因(fibronectin 1,*FN1*)出现Y937C杂合突变,而其父母该基因正常。

💬 问题3:纤维连接蛋白肾小球病的发病机制?

纤维连接蛋白肾小球病是一种罕见的、常染色体显性的、非淀粉样的肾小球疾病。早在1980年Burgin等报道了肾脏病理提示肾小球内皮下和系膜区出现特殊纤维样物质沉积的家系病例。此后相继发表的病例报告描述了家族性和散发性的纤维连接蛋白肾小球病的病例。该病通常青少年发病,伴有蛋白尿、镜下血尿、高血压和缓慢进展的肾功能不全。目前尚无特效疗法,尚无免疫抑制疗法或血浆置换有效治疗纤维连接蛋白肾小球病的证据。

纤维连接蛋白是一种多功能的细胞外基质糖蛋白,参与细胞黏附、迁移和细胞骨架维护。它通常以细胞形式和血浆可溶形式存在。纤维连接蛋白肾小球病的肾脏中的沉积物主要来自于循环中的纤维连接蛋白,尽管这些患者的血浆纤维连接蛋白水平没有升高。

Castelletti等人对*FN1*进行了测序,发现在15个无关系的血统中,有6个杂合的*FN1*突变构成了基本的遗传异常(40%)。检测到3个杂合错义突变,即Y973C、W1925R和L1974R,它们与纤维连接蛋白肾小球病共存。Y973C突变在4个血统中被发现。这4个家庭来自不同的种族,没有共享疾病的单倍型,因此排除了奠基者效应(founder effect)。本例患者发现了Y973C杂合突变,但是在患者父母中并未发现*FN1*的相应突变。因此,本患者是1例散发性的纤维蛋白肾小球病。Ishimoto等人报道了1例日本的散发性老年性纤维连接蛋白肾小球病,但没有发现之前报道的*FN1*的错义突变。2015年,1项对10名中国纤维连接蛋白肾小球病患者的回顾性研究显示,只有1例存在肾脏病的家族史,但该研究并未对*FN1*进行测序明确潜在的突变。使用重组蛋白的功能研究表明,*FN1*的突变损害了纤维连接蛋白组装成纤维素的过程,打破了纤维连接蛋白在可溶性和不可溶性状态之间的平衡。Y973C 突变影响了纤维连接蛋白的 Hep-Ⅲ 肝素结合结构域,该结构域位于纤维连接蛋白的Ⅲ型(Ⅲ4-5)重复序列的第 4 和第 5 个。Hep-Ⅲ 具有调控细胞骨架反应和诱导细胞内信号传导的能力。Y973C 突变在第 4 个Ⅲ型重复序列中引入了一个额外的半胱氨酸,可能通过形成异常的二硫键影响蛋白质的折叠和功能。尽管 *FN1* 的突变可能是纤维蛋白肾小球病发生的必要条件,但并非所有具有该突变的家族成员都会发生临床肾脏疾病。因此,其发病机制有待进一步研究。

💬 问题 4:该患者的后续治疗和转归?

患者在 2015 年曾使用泼尼松 70mg 每日 1 次及环磷酰胺 100mg 每日 1 次治疗,尿蛋白无明显降低,治疗 3 个月后减停上述药物。后续治疗以奥美沙坦、酒石酸美托洛尔缓释片、甲磺酸多沙唑嗪、硝苯地平控释片联合降压及抗血小板及降脂治疗。2019 年 10 月门诊末次随访,血压(140~150)/(80~90)mmHg。辅助检查:血常规:白细胞 12.37×10^9/L,中性粒细胞 7.30×10^9/L,嗜酸性粒细胞 0.91×10^9/L,血红蛋白 129g/L,血小板 314×10^9/L。生化:白蛋白 32g/L,血肌酐 146μmol/L,血钾 5.0mmol/L。24 小时尿蛋白 6.92g。

最终诊断:纤维连接蛋白肾小球病

(作者 李超,审稿 李航)

专家点评

本例青年女性,临床表现为肾病综合征,光镜病理表现为膜增生性肾小球肾炎。因为患者病程中出现多系统受累表现,且外院冷球蛋白"阳性"的结果使得病因诊断方向一度出现了偏差。重复肾活检电镜及纤维连接蛋白免疫组化特殊染色以及基因检测,对于最终明确诊断纤维连接蛋白肾小球病起着至关重要的作用。

参考文献

[1] BÜRGIN M, HOFMANN E, REUTTER F W, et al. Familial glomerulopathy with giant fibrillar deposits [J]. Virchows Arch A Pathol Anat Histol, 1980, 388 (3): 313-326.

[2] STRØM E H, BANFI G, KRAPF R, et al. Glomerulopathy associated with predominant fibronectin deposits: a newly recognized hereditary disease [J]. Kidney Int, 1995, 48 (1): 163-170.

[3] ASSMANN K J, KOENE R A, WETZELS J F. Familial glomerulonephritis characterized by massive deposits of fibronectin [J]. Am J Kidney Dis, 1995, 25 (5): 781-791.

［4］ GEMPERLE O, NEUWEILER J, REUTTER F W, et al. Familial glomerulopathy with giant fibrillar (fibronectin-positive) deposits: 15-year follow-up in a large kindred [J]. Am J Kidney Dis, 1996, 28 (5): 668-675.

［5］ HILDEBRANDT F, STRAHM B, PROCHOROFF A, et al. Glomerulopathy associated with predominant fibronectin deposits: exclusion of the genes for fibronectin, villin and desmin as causative genes [J]. Am J Med Genet, 1996, 63 (1): 323-327.

［6］ CASTELLETTI F, DONADELLI R, BANTERLA F, et al. Mutations in FN1 cause glomerulopathy with fibronectin deposits [J]. Proc Natl Acad Sci U S A, 2008, 105 (7): 2538-2543.

［7］ ISHIMOTO I, SOHARA E, ITO E, et al. Fibronectin glomerulopathy [J]. Clin Kidney J, 2013, 6 (5), 513-515.

［8］ CHEN H, BAO H, XU F, et al. Clinical and morphological features of fibronectin glomerulopathy: a report of ten patients from a single institution [J]. Clin Nephrol, 2015, 83 (2): 93-99.

［9］ MOYANO J V, MAQUEDA A, ALBAR J P, et al. A synthetic peptide from the heparin-binding domain Ⅲ (repeats Ⅲ 4-5) of fibronectin promotes stress-fibre and focal-adhesion formation in melanoma cells [J]. Biochem J, 2003, 371 (Pt 2): 565-571.

病例 2 家族性蛋白尿、肾功能不全

专家导读

青年女性表现为慢性肾炎综合征和肾功能不全,有肾脏病和听力降低的家族史,考虑到遗传性肾脏病特别是 Alport 综合征并不难。如何全面采集病史,特别是家族史? 如何规范诊断治疗? 如何明确其遗传方式? 如何针对疾病表型的异质性进行治疗?

患者女性,21 岁,因"夜尿增多 2 个月,发现蛋白尿、血肌酐升高 1 个月余"于 2019 年 1 月入院。

【病情概述】患者 2018 年 11 月自觉夜尿增多,每晚 2 次,每次 200ml,日间尿量 1 200ml。2019 年 1 月于我院查血压 135/75mmHg;血常规:血红蛋白 123g/L;尿常规蛋白 3+,潜血 3+;血肌酐 108μmol/L,尿酸 662μmol/L;24 小时尿蛋白 3.1g。抗核抗体谱、抗中性粒细胞胞质抗体、抗肾小球基底膜抗体(−);泌尿系超声未见明显异常。发病以来患者无口干、眼干、皮疹、脱发、光过敏、复发性口腔溃疡等临床表现。既往史:视力及听力好。无高血压、糖尿病、痛风病史。个人史:足月顺产,儿童期发育正常。家族史:父母体健,外婆有肾脏病,未确诊,因脑血管意外去世,舅舅及姨妈 30~40 岁时罹患尿毒症;弟弟 15 岁时明确听力下降,诊断感音性耳聋,高频听力受损,伴肾病综合征、肾功能不全。查体:发育好,血压 130/70mmHg,体重指数 20.7kg/m²,粗测视力、听力好,心肺腹查体无明确异常,双下肢无水肿。

问题 1:该患者的诊治思路及拟完善的检查?

患者青年女性,慢性病程,表现为镜下血尿、蛋白尿、肾功能不全、高尿酸血症。患者有明确的肾病家族史:外婆有肾脏病,未确诊,因脑血管意外去世,舅舅及姨妈 30~40 岁时罹患尿毒症;弟弟 15 岁时明确听力下降,诊断感音性耳聋,高频听力受损。患者慢性肾炎综合征、慢性肾功能不全诊断明确,病因:①首先应考虑遗传性肾脏疾病,特别是 Alport 综合征,主要表现为血尿、蛋白尿、肾功能进行性减退、感音神经性耳聋和眼部异常的遗传性肾小球基底膜疾病。其病因是Ⅳ型胶原 α3 链、α4 链和 α5 链的编码基因 COL4An(n=3,4,5)发生突变,使 α3 链、α4 链或 α5 链结构和功能异常,进而导致肾小球、眼及内耳基底膜的Ⅳ型胶原结构和功能损害而致病。②继发性病因应该予以排查。青年女性应警惕免疫病相关肾脏损伤可能,但该患者抗核抗体(antinuclear antibody,ANA)等免疫指标均阴性,不支持;患者尿酸升高,尿酸肾病可表现为肾功能异常,但以肾脏小管间质损伤为主,不会表现为慢性肾炎综合征；药物可引起肾功能异常，该患者无特殊药物使用病史，故不考虑。③原发性肾小球疾病如 IgA 肾病等增殖性肾炎是需要考虑的类型。病因诊断需要完善听力、眼科检查、遗传学检查和肾活检。

患者 2019 年 1 月 21 日完成超声引导下肾脏活检，病理提示如下。免疫荧光：2 个肾小球（−）。光镜：19 个肾小球，4 个球性硬化，4 个节段硬化，系膜细胞轻度节段性增生，基底膜节段性变性、分层（图 2-1A）。间质见较多泡沫细胞及少量炎症细胞浸润（图 2-1B），肾小管灶状萎缩及间质纤维化。电镜：肾小球基底膜弥漫性变薄，并见基底膜分层、致密层结构崩解呈筛网状（图 2-1C）；上皮细胞足突节段融合。高度怀疑 Alport 综合征。

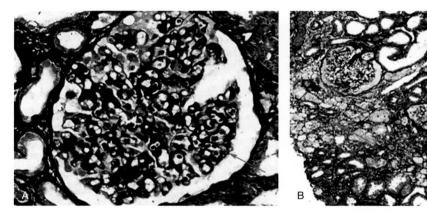

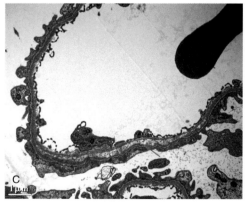

图 2-1 患者肾脏病理

注：A. 光镜：毛细血管袢开放可，基底膜节段性变性、分层（红色箭头）（PASM，×400）；B. 光镜：肾间质内见泡沫细胞（红色箭头），可见肾小管萎缩，间质纤维化及炎症细胞浸润（PASM，×200）；C. 电镜：基底膜分层、致密层结构崩解呈筛网状（红色箭头），足突弥漫融合（TEM，×15 000）。PASM，过碘酸六胺银染色（periodic acid-silver metheramine staining）；TEM，透射电镜（transmission electron microscope）。

眼科检查：未见前圆锥状晶状体、黄斑部视网膜斑点及赤道部视网膜斑点等异常。耳鼻喉科电测听：右耳高频听力损失。该患者基因 Sanger 测序检测提示：*COL4An* 基因检测发现 2 个杂合突变，*COL4A5* 基因 NM_033380.2: c.2623G>A（p.Gly875Arg）和 *COL4A3* 基因 NM_000091.4: c.172G>A（p.Gly58Ser）。根据美国医学遗传学与基因组学学会（America College of Medical Genetics and Genomics,ACMG)分级,前者为可能致病变异(PS1+PM1+PM2+PP3),后者为意义未明变异(PM2+PP3+BS2)。

💬 问题 2：该患者是否能确诊 Alport 综合征？结合家系中弟弟和母亲病情,阐述其遗传方式？

　　Alport 综合征是一种胶原病,为编码Ⅳ型胶原蛋白 α3 链、α4 链和 α5 链基因突变导致的基底膜病变,因而最常累及肾脏,其次累及眼部、耳部。常见的遗传方式依次为 X 连锁遗传(80%~85%)、常染色体隐性(15%)和常染色体显性遗传(5%)。表现为 X 连锁遗传者,几乎均为 *COL4A5* 基因突变导致,该基因于 X 染色体 q22 片段,编码Ⅳ型胶原蛋白 α5 链[α5(Ⅳ)]。常染色体隐性遗传及显性疾病遗传者为 *COL4A3* 或 *COL4A4* 基因突变,基因位于 2 号染色体,编码Ⅳ型胶原蛋白 α3 及 α4 链。临床主要表现为肾小球源性血尿、蛋白尿、肾功能进行性减退,部分患者可合并感音神经性耳聋、眼部异常(前圆锥形晶状体、黄斑周围点状和斑点状视网膜病变)、食管平滑肌瘤等肾外表现。疑诊 Alport 综合征:表现为持续性肾小球性血尿或血尿伴蛋白尿的患者符合以下任一条即需要疑诊:① Alport 综合征家族史;②无明显其他原因的血尿、肾衰竭家族史;③耳聋、圆锥形晶状体或黄斑周围斑点状视网膜病变。确诊 Alport 综合征:表现为持续性肾小球性血尿或血尿伴蛋白尿的患者符合以下任一条可确诊:①肾小球基底膜Ⅳ型胶原 α3、α4、α5 链免疫荧光染色异常或皮肤基底膜Ⅳ型胶原 α5 链免疫荧光染色异常;②肾组织电镜示肾小球基底膜致密层撕裂分层;③ *COL4A3*、*COL4A4*、*COL4A5* 存在致病性突变(图 2-2)。

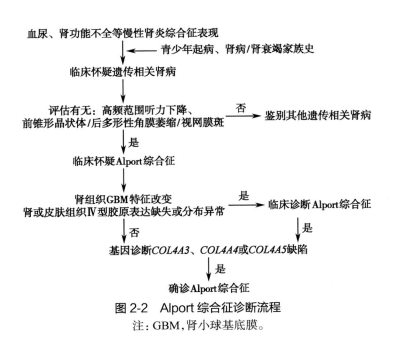

图 2-2　Alport 综合征诊断流程
注:GBM,肾小球基底膜。

该患者基因检测证实存在 COL4A5 和 COL4A3 突变,结合肾病史,听力受损,肾病家族史,可以确诊为 Alport 综合征。根据 ACMG 分级及弟弟发病更显著的特点,考虑 COL4A5 是本例患者的致病基因,可进一步行家系验证。

患者弟弟 19 岁。2019 年 3 月查血常规血红蛋白 120g/L;尿常规:蛋白 3+,潜血 +;血肌酐 111μmol/L,尿酸 442μmol/L,白蛋白 29g/L;24 小时尿蛋白 8.9g;抗核抗体谱、抗中性粒细胞胞质抗体、抗肾小球基底膜抗体(−)。查体:发育好,血压 160/100mmHg,粗测双耳听力差,心肺腹未及明确异常,无水肿。视力好,眼科检查未见前圆锥状晶状体、黄斑部视网膜斑等。电测听检查:鼓膜正常,听力下降,双侧中度感音神经性听力减退,中高频听力损失为主。肾活检:免疫荧光(−);光镜:15 个肾小球,2 个球性硬化,4 个节段硬化,肾小球细胞数未见明显增多,基底膜未见明显增厚,可见节段性变性、分层、断裂。肾脏小管间质可见大量弥漫的泡沫细胞,可见小灶状小管萎缩及间质纤维化。基因检测:发现 1 个半合子突变 COL4A5 基因 NM_033380.2:c.2623G>A(p.Gly875Arg)。治疗方面:替米沙坦治疗中,血压控制好,(110~130)/(70~80)mmHg;使用助听器改善听力。

该患者母亲无临床发病表现,基因检测发现 1 个杂合突变 COL4A5 基因 NM_033380.2:c.2623G>A(p.Gly875Arg)。根据以上结果进一步提示 COL4A5 的变异是患者、弟弟的致病原因,也极可能是舅舅、姨妈肾病的病因(图 2-3)。

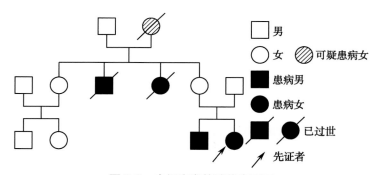

图 2-3　本组患者的遗传家系图

该患者弟弟的病情比患者本人要严重。对于 Alport 综合征,男性和女性中的发病率及病情轻重与突变基因类型有关。X 连锁遗传者,男女均可发病,男性病情较女性重,几乎均为 COL4A5 基因突变导致,40 岁前肾衰竭的比例达 90%。约 15% 的 Alport 综合征患者是 COL4A3 或 COL4A4 基因突变导致的常染色体遗传型 Alport 综合征,其中以常染色体隐性遗传型 Alport 综合征(autosomal recessive Alport syndrome,AR Alport 综合征,OMIM 203780)患者为主,AR Alport 综合征患者几乎均在 30 岁前出现肾衰竭,常染色体显性遗传型 Alport 综合征(autosomal dominant Alport syndrome,OMIM 104200)患者临床表现相对较轻。本家系中患者的母亲也携带了 COL4A5 致病基因却未发病,提示可能与不完全外显有关。

💬 **问题 3：Alport 综合征的治疗方案？**

Alport 综合征暂无根治疗法，目前治疗以支持为主，若发展到终末期肾病，则须启动肾脏替代治疗。

1. 非特异性药物干预　肾素 - 血管紧张素系统抑制剂可以调整管球反馈，降低肾小球高滤过而减少蛋白尿，延缓肾小球硬化和疾病进展。但需要监测血钾水平和肾功能是否快速进展，避免药物副作用。对症处理肾功能不全所带来的相应并发症，如肾性高血压、钙磷代谢异常、肾性贫血和电解质酸碱平衡紊乱。

2. 肾脏替代治疗　对于进展到终末期肾病的患者，须进行肾脏替代治疗，可选择血液透析、腹膜透析及肾脏移植。肾移植术后需警惕发生抗肾小球基底膜病，此类情况尤其在 *COL4A5* 基因突变患者中需要关注。

3. 耳鼻喉科处理　助听器有助于改善下降的听力，但不能完全纠正听力异常；耳鸣通常对任何治疗无效，助听器可通过扩大外周声音而减小耳鸣干扰。

4. 眼科处理　视网膜病变通常不会影响视力，不需要治疗；圆锥晶状体或白内障造成的严重视力损害不能通过眼镜或隐形眼镜矫正；晶状体摘除及眼内晶体植入是行之有效的标准治疗。

5. 患者管理　包括疾病多学科综合管理，建议在肾脏内科、耳鼻喉科及眼科规律随诊，定期评价患者慢性肾病并发症、听力及视力改变。避免肾毒性药物、耳毒性药物，避免长期暴露高噪声环境。

6. 遗传咨询　患者及基因携带者需要进行遗传咨询，必要时考虑产前诊断。

该病尚缺乏特异性治疗，故该患者使用氯沙坦 50mg 每日 1 次控制尿蛋白及非布司他 40mg 每日 1 次控制尿酸。患者及弟弟目前参与 1 项 microRNA 类药物临床试验，此药物试图通过延缓肾脏纤维化过程而改善病情，疗效尚不确定。2021 年 6 月姐姐查：血肌酐 143μmol/L，尿酸 429μmol/L，白蛋白 38g/L；24 小时尿蛋白 2.3g；弟弟查：血肌酐 168μmol/L，尿酸 275μmol/L，白蛋白 36g/L；24 小时尿蛋白 12.2g。

> **最终诊断**：Alport 综合征；慢性肾功能不全（慢性肾脏病 3 期）；高尿酸血症

（作者　马杰，审稿　陈丽萌　李雪梅）

//// **专家点评** ////

Alport 综合征是一种Ⅳ型胶原病，为编码Ⅳ型胶原蛋白 α3 链、α4 链和 α5 链的基因突变导致基底膜病变，肾脏为主要受累部位，疾病谱从单纯血尿到不同程度蛋白尿、肾功能正常到进行性肾功能损害。Alport 综合征诊断依靠临床表现、组织病理、家系分析及基因诊断。存在血尿等慢性肾炎综合征表现及慢性肾衰竭家族史者，同时存在高频范围听力下降、前锥形晶状体、或后多形性角膜萎缩、或视网膜斑，病理检查发现肾脏肾小球基底膜出现广泛的增厚、变薄以及致密层纵裂分层的特征性改变，及肾脏或皮肤组织Ⅳ型胶原免疫染色发现Ⅳ型胶原 α3 链、α4 链和 / 或 α5 链缺失或异常分布，则高度提示本病，确诊需要检测 COL4A3、COL4A4 或 COL4A5 基因缺陷。针对 Alport 综合征的治疗应包括多学科的综合和管理。目前有药物临床试验在尝试使用 microRNA 类药物，试图通过延缓肾脏纤维化过程而改善病情，但仍缺乏针对病因的治疗。对有生育需求的患者及携带者均建议接受遗传咨询。

参考文献

［1］ 王海燕. 肾脏病学 [M]. 3 版. 北京: 人民卫生出版社, 2008: 1777-1796.

［2］ SKORECKI K, CHERTOW G M, MARSDEN P A, et al. Brenner and Rector's The Kidney [M]. 10th. Ed. Philadelphia: Elsevier, 2016: 1421-1424.

［3］ SAVIGE J, GREGORY M, GROSS O, et al. Expert guidelines for the management of Alport syndrome and thin basement membrane nephropathy [J]. J Am Soc Nephrol, 2013, 24 (3): 364-375.

［4］ ZHANG Y, DING J. Renal, auricular, and ocular outcomes of Alport syndrome and their current management [J]. Pediatr Nephrol, 2018, 33 (8): 1309-1316.

病例 **3** 大量蛋白尿、肾功能不全、晕厥史

专家导读

　　本例患者因为肾活检而明确罕见病诊断,临床需要注意的恰好是这些看似常见病表现的罕见病。该患者存在一些常见病难以解释的临床表现,如肥厚型心肌病、原因不明的晕厥,提示其可能存在不常见的病因。此外,如何从肾脏病理出发,完善酶学、基因检测,完成多系统评价,并予以合适的治疗,是遗传性肾脏病规范诊疗的关键。而新技术的进展为该病的诊疗和预后又带来了哪些改变?

　　患者男性,41 岁,因"发现血压升高 5 年,蛋白尿 4 年余,肌酐升高 1 年"于 2017 年 3 月入院。

　　【病情概述】2012 年患者发现血压升高,最高达 180/100mmHg,服缬沙坦及左旋氨氯地平降压治疗,血压可控制在(130~150)/90mmHg。2013 年患者体检发现尿常规:蛋白(+)、潜血(-);血肌酐 90μmol/L,患者间断服用中药治疗。2015 年 11 月因"心悸"当地医院诊断为"肥厚型心肌病"。2016 年 12 月复查血常规正常;尿常规:蛋白 3+、潜血(+);24 小时尿蛋白 3.4g;血肌酐 174μmol/L、尿素 11.34mmol/L、谷丙转氨酶 53U/L、总胆固醇 6.17mmol/L、甘油三酯 4.71mmol/L,未进一步诊治。2017 年 3 月出现双下肢可凹陷性水肿,伴夜尿增多,复查血肌酐 299μmol/L;24 小时尿蛋白 4.2g,当地医院诊断为"慢性肾炎",未行肾活检,予泼尼松 70mg 每日 1 次治疗。2017 年 3 月就诊我院查血压 130/80mmHg,血常规:白细胞 11.34×10⁹/L、中性粒细胞百分比 83.0%、血红蛋白 132g/L、血小板 153×10⁹/L;尿常规:蛋白 1.0g/L、潜血(-);24 小时尿蛋白 4.7g;血肌酐 276μmol/L、钾 4.0mmol/L、白蛋白 33g/L、胆固醇 7.46mmol/L、甘油三酯 2.55mmol/L、谷丙转氨酶 89U/L;抗核抗体、抗中性粒细胞胞质抗体、抗可溶性核抗原抗体、抗肾小球基底膜抗体均阴性;血、尿免疫固定电泳阴性;乙型肝炎病毒抗体、丙型肝炎病毒抗体、人类免疫缺陷病毒抗体阴性。肾脏超声:双肾弥漫性病变,左肾 9.5cm,右肾 9.6cm;超声心动图:左心室收缩功能正常,左心室后壁及室间隔增厚,心尖部肌小梁增粗,室壁运动未见异常,诊断左心室肥厚及左心室松弛功能减低。既往史:2011 年末及 2012 年初分别出现 2 次情绪激动后"晕厥",就诊于当地医院未发现心律失常,查冠状动脉造影未提示异常。家族史:父亲患高血压,母亲患高血压及糖尿病,女儿体健。查体:血压 130/90mmHg,脉搏 78 次/min,体重指数 25.3kg/m²,心界略大,胸腹查体未见明显阳性体征,双下肢轻度可凹性水肿。

💬 问题 1：该患者的诊治思路及拟完善的检查？

患者青年男性,慢性病程,初始表现为蛋白尿,病情进展出现大量蛋白尿及肾功能损害加重。有肥厚型心肌病,高血压病史及高血压、糖尿病家族史。病因方面首先应警惕:①原发性肾小球疾病方面,IgA肾病、膜性肾病、局灶节段性肾小球硬化都是应该考虑的类型。但是IgA肾病常伴镜下血尿;膜性肾病病程相对缓慢,该患者在未达肾病综合征时已有慢性肾功能不全表现,为不支持点;局灶节段性肾小球硬化可表现为大量蛋白尿,诊断需肾活检。②其次应考虑代谢性疾病,患者无糖尿病史,但有高血压病史5年,故不完全除外高血压肾损害可能,但高血压良性肾硬化进展缓慢,难以解释该患者蛋白尿和肾功能损害。在高血压急症时可表现为恶性高血压肾损害,可出现肾病范围蛋白尿、肾功能受损甚至衰竭。但本例患者舒张压小于120mmHg,没有眼底出血和视乳头水肿,且恶性高血压肾损害患者很少出现低蛋白血症,亦不支持。③患者有心肌肥厚伴晕厥史,高血压病史仅5年,需警惕是否有同时累及心肌及肾脏的系统性疾病,如血管炎、淀粉样变等。该患者查中性粒细胞胞浆抗体、抗核抗体谱均阴性;血、尿免疫固定电泳均阴性,无免疫系统疾病及浆细胞病证据,暂不考虑。此外,多脏器受累的遗传性疾病,如法布雷病(Fabry disease,Fabry病)也有可能。肾活检对明确病因至关重要。

患者于2017年3月20日完成超声引导下肾活检,病理提示如下。免疫荧光:2个肾小球,全阴性。光镜:12个肾小球,6个球性硬化,6个节段性硬化伴足细胞增生。足细胞高度肿胀和空泡化、呈"泡沫细胞"样改变(图3-1A);部分入球动脉及小叶间动脉可见玻璃样变。电镜(图3-1B):肾小球足细胞胞浆内见大量致密不规则的嗜锇性"髓样小体",明暗相间呈板层状,部分内皮细胞及系膜细胞亦见类似结构。支持Fabry病诊断。

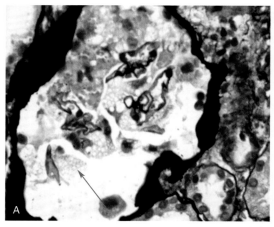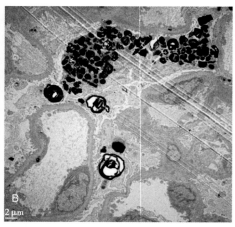

图 3-1　患者肾脏病理

注:A. 光镜:足细胞肿胀、空泡变性(红色箭头)(PASM,×400)。B. 电镜:足细胞内大量致密不规则的嗜锇性"髓样小体",足细胞节段融合(×4 000)。

💬 问题 2：该患者病理有哪些特征性提示？还需要完善哪些检查？

本例患者肾脏病理最特征的改变是足细胞空泡样变性。Fabry 病可因鞘糖脂沉积而光镜下可见足细胞泡沫状改变，电镜下肾小球足细胞、内皮细胞及系膜细胞胞质内可见堆积的大量致密不规则的嗜锇性"髓样小体"，明暗相间呈板层状结构，较为特异。

Fabry 病是 α- 半乳糖苷酶 A 结构和功能异常，使其代谢底物三己糖酰基鞘脂醇（globotriaosylceramides，GL-3）和相关鞘糖脂在全身多个器官大量贮积导致的临床综合征。确切发病率尚不清楚，国外报道在男性新生儿中患病率约为 1/40 000~1/110 000，国内尚无数据。正常情况下人体细胞溶酶体中 α- 半乳糖苷酶 A 可水解神经鞘脂类化合物末端的 α- 半乳糖残基，而 Fabry 病患者的位于 X 染色体 q22 上编码 α- 半乳糖苷酶 A（α-galactosidase A，α-Gal A）的基因突变，导致 α-Gal A 功能部分或全部缺失，GL-3 的降解受阻，未降解的底物在心、肝、肾、眼、脑及皮肤的神经、血管等多种组织细胞溶酶体中堆积，造成组织和器官的缺血、梗死及功能障碍。大多数男性患者表现典型，以各器官受累症状为主要表现，然而女性患者则因 X 染色体失活程度不同导致多变的临床表现。

血 α- 半乳糖苷酶相关检查可提供临床诊断，预测疾病的严重程度。包括：① α-Gal A 酶活性检测：最为简易快速，可采取外周血白细胞、血浆、血清或培养的皮肤成纤维细胞等。男性患者酶的活性常明显下降，约 30% 女性患者的酶活性可在正常范围。②生物标志物检测：血浆 GL-3 水平是诊断法布雷病常用的生化指标。男性患者血浆 GL-3 水平明显高于健康人群，而女性患者普遍较低，且多处于参考值范围，因此对女性诊断的意义有限。血浆 LysoGL-3（GL-3 脱酰化产物）水平灵敏度比 GL-3 更高，特别对男性患者而言，可监测疾病严重程度和进展，血浆 LysoGL-3 水平对女性诊断的灵敏度高于 α-Gal A 活性，但假阳性率偏高，诊断值的参考范围尚待更多循证医学证据支持。如有条件行基因检测则可为诊断提供重要依据（图 3-2）。

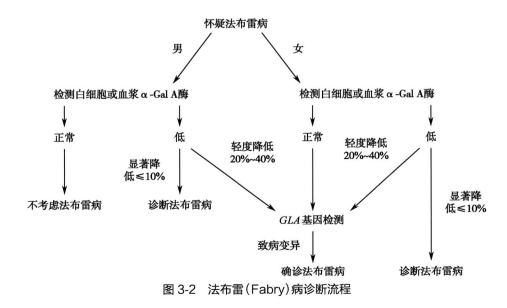

图 3-2　法布雷（Fabry）病诊断流程

本例患者 α- 半乳糖苷酶活性结果：0.3nmol/(h·mgPr)［参考范围 29.0~64.4nmol/(h·mgPr)］，显著低于参考正常值。本例患者 GLA 基因检测到 1 个半合子变异 c.892A>G (p.Asn298Asp)。患者母亲，GLA 基因 NM_000169.2：c.892A>G (p.Asn298Asp)；患者父亲及姐姐未探及该突变；提示患者的突变基因来自母亲。患者父母及姐姐无尿检及肾功能异常。

💬 问题 3：诊断明确后还需要对患者进行哪些全身评估？

Fabry 病常表现为多器官、多系统受累，男性重于女性患者。由于 α-Gal A 底物 GL-3 的沉积是一个渐进的过程，因此 Fabry 病的临床表现也随着年龄的变化而累及不同的器官。

（1）面容：男性患者多在 12~14 岁出现特征性的面容，表现为眶上嵴外凸，额部隆起和嘴唇增厚。

（2）皮肤血管角质瘤：常见于经典型患者，多见于"坐浴区"即脐膝之间的外生殖器、阴囊、臀部和大腿内侧，凸出皮肤表面的红色斑点。

（3）神经系统：多数患者会出现周围神经疼痛，表现为足底和手掌难以忍受的烧灼感，并放射到四肢近端，甚至出现痛性痉挛；自主神经受累时表现为少汗或无汗；中枢神经系统多表现为早发的短暂性脑缺血发作或缺血性卒中。

（4）眼：特征性的改变包括结膜血管迂曲、角膜涡状混浊、晶状体后囊混浊、视网膜血管迂曲，严重者可导致视力降低甚至丧失。常为女性患者就诊的主要原因之一。

（5）胃肠道：多在进食后出现腹泻、恶心、呕吐、腹胀、痉挛性腹痛等，也可表现为胃肠道吸收不良和便秘。

（6）肾脏：早期表现为尿浓缩功能障碍如夜尿增多、多尿、遗尿，随病程进展出现蛋白尿甚至达肾病综合征水平，伴随肾功能损害，多在 30 岁左右出现终末期肾病。

（7）心血管系统：多为疾病的晚期表现和死亡原因，可表现为高血压、冠状动脉受累的心肌缺血，心脏瓣膜病变和肥厚型心肌病。严重者可导致心绞痛、心肌梗死和心力衰竭。

鉴于本病的多器官受累，应关注患者肾外器官的受累情况。本例患者无皮疹，既往无腹痛、外周神经痛等表现。但有晕厥史伴左心室肥厚，左心室松弛功能减低。所以心脏受累不能除外；此外患者早发的高血压不能除外与 Fabry 病相关。患者进一步行心脏磁共振成像检查，提示左心室室壁弥漫性增厚，平扫 T_1 值弥漫性减低，不除外 Fabry 病。因为患者肾脏诊断明确，未进一步行心肌活检。

💬 问题 4：Fabry 病治疗进展及预后？这些患者是否可以生育健康下一代？

针对各脏器受累情况给予相应的对症处理（表 3-1）。此外，可考虑酶替代治疗，即利用基因重组技术体外合成 α-Gal A 替代体内缺陷的酶。适时开始酶替代治疗可减少患者细胞内 GL-3 的沉积，减轻肢端疼痛、胃肠道症状，改善心肌肥厚，稳定肾功能，进而改善患者的生活质量和预后（表 3-2）。此外，分子伴侣药物可以稳定异常但尚存水解作用的 α- 半乳糖苷酶,防止其因错误折叠而被过早降解。代表药物 migalastat 在欧洲已有尝试,但只对部分特定基因突变的患者有效。

对于这些患者的生育建议,应对所有育龄的男性和女性患者提供孕前和产前的遗传咨询,以及产前诊断或胚胎植入前遗传学诊断。产前诊断应首选基因检测,针对家系中明确的致病突变进行检测,并结合 α-Gal A 活性检测。常规产前诊断通常在孕 11~13 周行绒毛穿刺,或于妊娠 17~22 周行羊膜腔穿刺获取胎儿细胞。但产前诊断的结果不能预测携带致病突变基因胎儿出生后的发病年龄、临床病程或严重程度。相应检查需在有相应资质的医院或机构进行。

表 3-1　Fabry 病患者的非特异性治疗

体征 / 症状	非特异性治疗
肢体疼痛	
慢性疼痛	避免过度劳累或暴露于诱发因素
疼痛危象	卡马西平、奥卡西平、加巴喷丁、托吡酯
消化道症状	少食多餐,可予甲氧氯普胺、H_2 受体拮抗剂、胃肠动力药物治疗
肾脏疾病	
蛋白尿	血管紧张素转换酶抑制剂 / 血管紧张素受体拮抗剂
终末期肾衰竭	血液透析或腹膜透析、肾移植 [不宜选择致病基因携带者的肾脏(多为亲属)作为供肾]
心脏疾病	
心绞痛	β 受体拮抗剂、钙通道阻滞剂、硝酸酯制剂
心力衰竭	利尿剂、血管紧张素转换酶抑制剂 / 血管紧张素受体拮抗剂、地高辛
房、室性心动过速	抗心律失常药物、抗凝
高度房室阻滞、快慢综合征	永久心脏起搏
高血压	血管紧张素转换酶抑制剂 / 血管紧张素受体拮抗剂、钙通道阻滞剂等
神经系统疾病	
缺血性卒中或者短暂性脑缺血发作	卒中二级预防药物
听力丧失	听力辅助
皮肤血管角质瘤	一般无须特殊处理,如果患者要求,可考虑激光治疗
肺部疾病	
咳嗽、气道堵塞	戒烟、支气管扩张剂
焦虑抑郁	推荐心理治疗,必要时给予抗精神药物

表 3-2　Fabry 病开始酶替代治疗的时机

患者特点	开始酶替代治疗的时机
经典型男性有 / 无症状患者	应考虑 ERT,适用于任何年龄
经典型女性有症状患者	具有主要脏器受累的症状,应考虑 ERT:①神经痛,疼痛危象;②肾脏损害,不归因于其他原因的蛋白尿;③卒中或短暂性脑缺血发作;④不归因于其他原因引起的心脏受累;⑤排除其他原因的反复腹泻、胃肠道功能障碍
经典型的女性无症状患者	出现肾脏、心脏或中枢神经系统受累的实验室、组织学或影像学证据,应考虑 ERT:①肾小球滤过率下降,尿白蛋白 / 肌酐比值>30mg/g,肾活检可见足细胞足突消失或肾小球硬化、中 / 重度三己糖酰基鞘脂醇(GL-3)贮积;②卒中、脑白质病变(脑磁共振成像);③无症状心脏受累(心肌病、心律失常、心肌纤维化)
迟发型男性 / 女性患者	即使无典型的法布雷病症状,如有肾脏、心脏或中枢神经系统受累的实验室、组织学或影像学证据,亦应考虑 ERT

注:ERT,酶替代治疗。

　　本例患者明确 Fabry 病诊断后,减停糖皮质激素。给予钙通道阻滞剂氨氯地平积极控制血压,低蛋白饮食等慢性肾脏病非透析治疗。由于阿加糖酶当时尚未进入中国,该患者没有机会接受酶替代治疗。经过随诊,2018 年患者已经开始接受规律血液透析治疗。同时考虑存在心脏受累及晕厥史,建议患者植入埋藏式心律转复除颤器,但患者未选择该治疗。

　　2020 年该病的特异性治疗药物阿加糖酶 α 及 β 均正式获批进入我国,2022 年初进入国家医保目录。该患者于 2022 年开始接受酶替代治疗至 2023 年 6 月,病情稳定。

最终诊断:Fabry 病;肾脏受累;终末期肾病(慢性肾脏病 5D 期);心脏受累

（作者　马杰,审稿　陈丽萌　李雪梅）

//// 专家点评 ////

　　Fabry 病作为经典的遗传性半乳糖代谢底物异常蓄积病,常常累及皮肤、神经系统、肾脏、心脏等多系统,病理有特征性"髓样小体",酶学检查、遗传学检查均较成熟,只要考虑到此病,诊断并不困难。对于本例以常见肾脏临床表现起病患者,更应该重视肾外少见的临床改变,也凸显了肾脏病理特别是电镜在罕见肾脏病诊断中的重要性。近年来,有生育需求的患者及携带者进行遗传咨询和产前诊断,并通过胚胎植入前遗传诊断技术(PGD,第三代试管婴儿技术)可以辅助生育健康婴儿。此外,随着国家罕见病保障制度的不断完善,2022 年 1 月之后原来昂贵的酶替代治疗药物进入医保,使众多患者有机会接受酶替代治疗,极大改善了 Fabry 病患者的预后。

参考文献

［1］中国法布雷病专家协作组. 中国法布雷病诊疗专家共识 (2021 年版)[J]. 中华内科杂志, 2021, 60 (4): 321-330.

［2］马杰, 田建军, 文煜冰, 等. 12 例 Fabry 病患者临床及病理分析 [J]. 基础医学与临床, 2015, 35 (1): 90-94.

［3］ORTIZ A, GERMAIN D P, DESNICK R J, et al. Fabry disease revisited: management and treatment recommendations for adult patients [J]. Mol Genet Metab, 2018, 123 (4): 416-427.

［4］GERMAIN D P, HUGHES D A, NICHOLLS K, et al. Treatment of Fabry's disease with the pharmacologic chaperone migalastat [J]. N Engl J Med, 2016, 375 (6): 545-555.

［5］WEIDEMANN F, JOVANOVIC A, HERRMANN K, et al. Chaperone therapy in Fabry disease [J]. Int J Mol Sci, 2022, 23 (3): 1887.

病例 **4** 肥胖的肾小球

　　//// **专家导读** ////

　　患者青年男性,慢性病程,初始主要表现为大量蛋白尿,无明显镜下血尿,血白蛋白正常,血脂偏高,肾功能一直正常。无高血压、糖尿病、肥胖等。无家族史。肾脏病理提示光镜下有肾小球毛细血管腔高度扩张,扩张的管腔内充填无定形或网状的栓塞样物质。应该想到哪个对应的疾病? 进一步的诊疗工作应包括哪些? 治疗和预后是怎样的?

　　患者男性,34 岁,因"发现蛋白尿 5 年余"于 2014 年 8 月 20 日入院。

　　【病情概述】患者 2009 年体检时发现蛋白尿,血压 140/90mmHg,规律服用福辛普利,24 小时尿蛋白 3.4~4.8g,血肌酐 70~80μmol/L,血压控制在 130/80mmHg 以内。2014 年 8 月复查。血常规:白细胞 3.8×10^9/L,血红蛋白 165g/L,血小板 171×10^9/L;尿常规:pH 5.5、蛋白 3.0g/L、葡萄糖(-)、红细胞(潜血)25cells/μl(细胞/μl);24 小时尿蛋白 5.46g;血白蛋白 38g/L、钾 4.4mmol/L、尿素 3.56mmol/L、肌酐 73μmol/L;血脂检查:总胆固醇 5.75mmol/L,甘油三酯 3.42mmol/L、低密度脂蛋白胆固醇 3.12mmol/L、高密度脂蛋白胆固醇 0.87mmol/L;免疫球蛋白:IgG 7.01g/L、IgA 1.92g/L、IgM 0.54g/L;抗核抗体谱(-)、抗中性粒细胞胞质抗体(-);乙型肝炎病毒抗体、丙型肝炎病毒抗体和血清免疫固定电泳(-)。患者发病过程中无口干、眼干、皮疹、脱发、光过敏、复发性口腔溃疡等表现。既往史:无高血压、糖尿病、痛风、肥胖。家族史:家族无同类病患者。查体:血压 130/80mmHg,身高 172cm,体重 70kg,体重指数 23.66kg/m²,眼部检查未发现黄色瘤,心肺腹查体未见明显异常,双下肢无水肿。

　　💬 **问题 1:该患者的诊治思路?**

　　患者青年男性,慢性病程,初始主要表现为大量蛋白尿,血尿不突出,血白蛋白正常,血脂偏高,肾功能正常。病因方面:①患者无糖尿病、肥胖,血压控制较好,暂不考虑糖尿病肾病、肥胖等代谢因素引起的肾病;筛查感染指标及抗核抗体等免疫指标均阴性,完善影像学检查未见明显异常,不考虑免疫病、感染、肿瘤等相关疾病继发的肾病。②原发性肾小球疾病:患者表现为肾病范畴蛋白尿,无明显血尿,应考虑原发性肾病如膜性肾病、局灶节段性肾小球硬化等肾病的可能。③需警惕罕见原因导致的肾炎,如异种蛋白沉积所致肾损害及先天遗传性肾病。最终明确诊断需肾活检。

　　患者行肾活检,病理提示如下。免疫荧光阴性。光镜(图 4-1A、B):系膜细胞轻至中度增生。大部分肾小球体积明显增大,毛细血管袢高度扩张,袢腔内见大量淡染层状"栓子"

填塞变窄［过碘酸希夫染色（periodic acid-schiff staining，PAS）及 PASM 未着色］，毛细血管袢管腔受压变窄。基底膜节段增厚分层。可见灶性分布的间质纤维化及肾小管萎缩，伴少量炎症细胞浸润。部分肾内小血管管壁轻度增厚。电镜（图 4-1C、D）：系膜细胞及系膜基质增生。肾小球基底膜增厚、变性、分层；毛细血管袢高度扩张，腔内见层状、富含脂蛋白滴的脂蛋白栓塞；上皮细胞足突节段性融合及脱落。诊断考虑脂蛋白肾病可能。

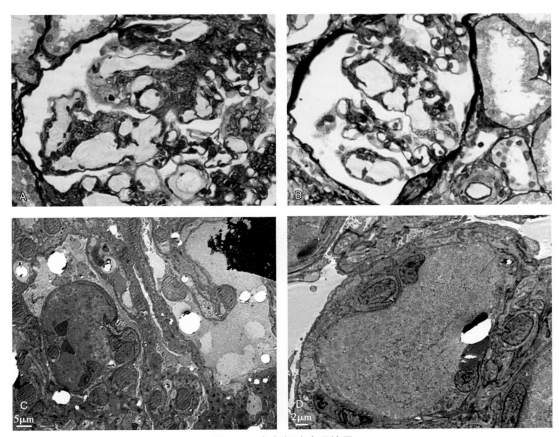

图 4-1　患者肾脏病理结果

注：A、B. 光镜：肾小球体积明显增大，毛细血管袢高度扩张，袢腔内见大量淡染层状"栓子"填塞（红色箭头），部分毛细血管袢管腔受压变窄（PASM，×400）。C、D. 电镜结果：肾小球基底膜增厚、变性、分层；毛细血管袢高度扩张，腔内见层状、富含脂质空泡的脂蛋白栓塞（绿色箭头）（C. TEM，×4 000，D. TEM，×10 000）。

💬 问题 2：后续应该完善什么检查明确诊断？

　　脂蛋白肾病是一种近年来新认识的肾小球疾病。其病理特征为肾小球毛细血管袢腔中存在脂蛋白栓子，肾外无脂蛋白栓塞表现。实验室检查类似于 Ⅲ 型高脂血症，血浆载脂蛋白 E（apolipoprotein E，apoE）可有升高。脂蛋白肾病主要累及肾脏，且以肾小球受损为主。几乎全部患者均存在不同程度蛋白尿，有的逐渐进展为肾病范围的蛋白尿，少数病例同时伴有镜下血尿。该病患者血胆固醇、甘油三酯及中间密度脂蛋白多有升高，但常无脂质全身沉积的症状,如快速进展的动脉硬化、黄瘤症和早发的心肌梗死等。脂蛋白并不在肾外形成栓塞。多数患者表现为对糖皮质激素治疗抵抗,缓慢进展为肾衰竭。

本病的诊断依赖病理上有特征性的形态学改变。光镜下特征性的病变为肾小球毛细血管腔高度扩张,腔内为大量淡染、网状物质填充,毛细血管呈气球样改变。有人称之为毛细血管瘤样扩张。此时应高度注意是否存在脂蛋白肾病,可予以油红 O 染色阳性,银染及糖原染色均为阴性。常规免疫荧光染色如 IgG、IgA、IgM、补体染色多为阴性。但采用针对脂蛋白及载脂蛋白的单克隆抗体染色可发现,肾小球毛细血管腔内有 apoE 的沉积。此外,系膜区也可见少量散在的细颗粒状载脂蛋白沉积。电镜下表现为毛细血管明显扩张,腔内充满大量大小不等及电子密度不一的颗粒,这些颗粒可呈条纹状排列。也有腔内填充物质为大小不等的空泡结构,常成簇状或层状排列。腔内红细胞及内皮细胞被挤压于脂蛋白血栓样物质与毛细血管壁之间。系膜区早期仅表现为轻度增生,病变进展时,系膜区明显增宽,系膜细胞及系膜基质增生,有时可出现系膜插入、系膜溶解等改变。肾小球基底膜未见增厚、致密物沉积。

本例患者光镜下可见肾小球毛细血管腔高度扩张,腔内为大量淡染、网状物质所填充,高度怀疑脂蛋白肾病可能,但由于当时我科实验室染色手段受限,未进行油红 O 染色,选择进行 *APOE* 基因检测协助诊断。

💬 问题 3:除了肾活检外可否有其他方法协助诊断?

脂蛋白肾病的发病可能与 *APOE* 基因的变异有关,目前已找到部分与本病相关突变。*APOE* 基因的染色体位置为 19q13.2,包含 4 个外显子,共 3 603 个碱基对。该基因编码的 ApoE 蛋白是相对分子质量 34 000,含有 299 个氨基酸残基(另外还有 18 位信号肽序列)的糖蛋白,其中包含一些重要的功能片段,包括:低密度脂蛋白受体(low density lipoprotein receptor,LDLR)结合域(140~150),硫酸乙酰肝素糖蛋白(heparan sulfate proteoglycan,HSPG)结合域(144~147),脂质与脂蛋白结合域(192~272)等。正常人群内存在 3 种 ApoE 蛋白亚型 -E2,E3,E4(由于 112 与 158 位氨基酸残基不同),其中 E3 为野生型。E2 纯合倾向于导致 Ⅲ 型家族性高脂血症,而有研究显示,E4 主要与中枢神经系统疾病相关。脂蛋白肾病患者中常见的亚型为 E3/3 或 E3/4。目前共发现 17 种可能与脂蛋白肾病相关的 *APOE* 突变,大部分集中在 LDLR 结合域,尤其是 HSPG 结合域。正常的 ApoE 蛋白是高度螺旋的,可以在不同的三级结构之间转换以结合不同的物质。2013 年,有研究表明 3 种突变蛋白(Chicago,Sendai,Osaka or Kurashiki)的螺旋含量减少,进一步导致了蛋白稳定性下降,在生理温度 37℃时便开始变性聚集。并在 2018 年发现另外 3 种突变蛋白(Kyoto,Tsukuba,Las Vegas)具有类似的稳定性下降现象。在受体结合能力方面,ApoE-Kyoto,ApoE-Sendai 与 LDLR 的结合只表现出正常蛋白 5% 的活性,这导致脂蛋白的聚集与清除障碍。然而 ApoE2 与 LDLR 的结合能力不足正常值的 1%,但 ApoE2 纯合并不会导致脂蛋白肾病,这说明仍有其他因素参与致病。ApoE-Kyoto 在失去 LDLR 结合能力的同时,其仍保留了 60% 的 HSPG 结合能力,这使得突变的脂蛋白仍可以进入并吸附在肝脏的 Disse 间隙中,而当脂蛋白需要进一步由 Disse 间隙进入肝细胞内降解时，由于 LDLR 结合能力的丧失，其无法进入肝细胞而大量聚集。已知 HSPG 在肾小球基底膜上大量表达，这或许会导致突变脂蛋白在肾小球的大量聚集。除了 ApoE 蛋白相关因素外，目前也有证据表明，其他因素也可能参与了脂蛋白肾病的发生，如脂质沉积导致的氧化应激反应对肾脏造成损害等。

为进一步明确该患者的病因，进行了基因检测。全外基因测定提示该患者存在 ApoE 的基因突变：*APOE* c.127C>T（p.Arg43Cys）（图 4-2），目前已有明确报道该基因突变引起的脂蛋白肾病；结合基因检测的结果，考虑本患者为脂蛋白肾病。

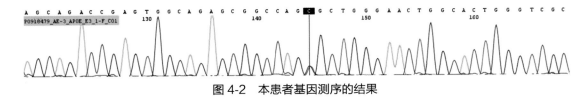

图 4-2　本患者基因测序的结果

💬 问题 4：脂蛋白肾病治疗及预后？

脂蛋白肾病目前无有效的治疗措施，有关肾病的传统治疗方案，如糖皮质激素、免疫抑制药等均无显著的疗效。常用的降脂药如普罗布考、非诺贝特、苯扎贝特、他汀类药物可有效地改善血脂水平，但对减轻蛋白尿的效果并不肯定。血浆置换也是可推荐的方法之一，疗效也不能肯定。虽然没有证据表明肾素 - 血管紧张素系统抑制剂对该病有效，但这些药物除了可以控制血压，还可以降低脂蛋白肾病患者的尿蛋白水平。即使进行肾移植手术，移植肾仍可出现脂蛋白肾病的再发。尚难确定该病的自然病程及预后。

患者治疗长期服用福辛普利、阿托伐他汀降脂。随诊 8 年，2022 年 8 月复查血肌酐 73μmol/L，总胆固醇 4.89mmol/L，甘油三酯 2.62mmol/L，高密度脂蛋白胆固醇 1.13mmol/L，低密度脂蛋白胆固醇 2.76mmol/L；24 小时尿蛋白 3.8g。

最终诊断：脂蛋白肾病；高脂血症

（作者　马杰，审稿　李航）

专家点评

脂蛋白肾病病理特征为肾小球毛细血管袢腔中存在脂蛋白栓子，肾外无脂蛋白栓塞表现。该病主要累及肾脏，且以肾小球受损为主。几乎全部患者均存在不同程度蛋白尿。尽管该病患者血脂常有升高，但常无脂质全身沉积的症状。目前治疗以降脂治疗及对症支持治疗为主。

参考文献

［1］WATANABE Y, YOSHIDA F, MATSUO S, et al. Lipoprotein glomerulopathy: a new kind of glomerular disease with peculiar histological findings [J]. Nihon Rinsho, 1989, 47 (7): 1667-1674.

［2］SAITO T, MATSUNAGA A, OIKAWA S. Impact of lipoprotein glomerulopathy on the relationship between lipids and renal diseases [J]. Am J Kidney Dis, 2006, 47 (2): 199-211.

［3］PALMER ALLRED N D, RAFFIELD L M, HARDY J C, et al. *APOE* genotypes associate with cognitive performance but not cerebral structure: diabetes heart study mind [J]. Diabetes Care, 2016, 39 (12): 2225-2231.

［4］DA SILVEIRA-NETO J N, DE OLIVEIRA AHN G J, DE MENEZES NEVES P D M, et al. Lipoprotein glomerulopathy associated with the Osaka/Kurashiki *APOE* variant: two cases identified in Latin America [J]. Diagn Pathol, 2021, 16 (1): 65.

［5］KATSAROU M, STRATIKOS E, CHRONI A. Thermodynamic destabilization and aggregation propensity as the mechanism behind the association of *APOE*3 mutants and lipoprotein glomerulopathy [J]. J Lipid Res, 2018, 59 (12): 2339-2348.

［6］LI M S, LI Y, ZHANG H, et al. An updated review and meta analysis of lipoprotein glomerulopathy [J]. Front Med (Lausanne), 2022, 9: 905007.

［7］WANG R, ZHAO C, CHEN W, et al. A novel apolipoprotein E mutation, ApoE Ganzhou (Arg43Cys), in a Chinese son and his father with lipoprotein glomerulopathy: two case reports [J]. J Med Case Rep, 2022, 16 (1): 78.

［8］SONG Y, YANG C, LIU L, et al. Case report: A pediatric case of lipoprotein glomerulopathy in China and literature review [J]. Front Pediatr, 2021, 9: 684814.

［9］MATSUNAGA A, SASAKI J, KOMATSU T, et al. A novel apolipoprotein E mutation, E2 (Arg25Cys), in lipoprotein glomerulopathy [J]. Kidney Int, 1999, 56 (2): 421-427.

［10］IEIRI N, HOTTA O, TAGUMA Y. Resolution of typical lipoprotein glomerulopathy by intensive lipid-lowering therapy [J]. Am J Kidney Dis, 2003, 41 (1): 244-249.

病例 **5** 基底膜内的神奇结构

//// **专家导读** ////

　　青年女性,临床主要表现为肾病综合征,光镜病理表现为不典型膜性肾病,但电镜却有非常特殊的超微结构表现(足细胞足突内陷,肾小球基底膜内微球和／或微管结构形成)。这种特殊的超微结构的形成机制是什么？究竟是一类新的疾病还是不同疾病病理发展过程中的一过性表现？临床特点和治疗及预后又有什么特点？充分的文献复习和临床随访有助于加强对这类罕见疾病的认知。

　　患者女性,31 岁,因"双下肢水肿半年"于 2019 年 11 月 25 日入院。

　　【病情概述】2019 年 6 月患者无明显诱因出现双下肢对称性可凹性水肿。2019 年 11 月出现下腹部隐痛不适,无发热,妇科超声示盆腔积液,予静脉头孢类治疗过程中出现双下肢水肿加重,并发现血压升高 130/(85~90)mmHg。2019 年 11 月 20 日就诊查血常规正常;尿常规:蛋白 1.0g/L,红细胞(潜血)25cells/μl;24 小时尿蛋白定量 11.68g;肝肾功能:白蛋白 22g/L,血肌酐 73μmol/L,尿素 3.97mmol/L,谷丙转氨酶 13U/L;血脂:总胆固醇 9.66mmol/L,甘油三酯 6.52mmol/L,低密度脂蛋白胆固醇 3.57mmol/L;补体 C3、C4 正常;抗核抗体谱、抗双链 DNA 抗体、抗中性粒细胞胞质抗体、抗磷脂酶 A2 受体抗体均阴性;乙型肝炎表面抗原、丙型肝炎病毒抗体、梅毒螺旋体抗体、人类免疫缺陷病毒抗体及抗原初筛(−);红细胞沉降率、C 反应蛋白正常;免疫球蛋白 IgG 3.27g/L,IgM 2.38g/L,IgA 正常;血清蛋白电泳及血清免疫固定电泳阴性。胸部 X 线正侧位、肝胆胰脾超声、肾动静脉超声大致正常;泌尿系超声示双肾轻度弥漫性病变(右肾 11.6cm×4.8cm×5.5cm,左肾 10.1cm×4.1cm×4.3cm)。妇科超声:子宫内膜增厚、盆腔积液。2019 年 11 月 13 日开始加用泼尼松 50mg 每日 1 次[1mg/(kg·d)]及硝苯地平控释片 30mg 每日 1 次降压。患者有口干,否认眼干、口腔溃疡,关节痛、脱发等。既往史、个人史:无特殊。月经婚育史:孕 0 产 0,2018 年 6 月诊断为原发性不育。家族史:母亲因腹腔恶性肿瘤于 59 岁去世(具体不详),父亲有高血压病史,一兄体健。入院查体:血压 130/94mmHg,脉搏 86 次/min,心肺腹查体大致正常,双下肢轻度对称性凹陷性水肿。入院完善相关准备后行肾活检,结果见图 5-1。

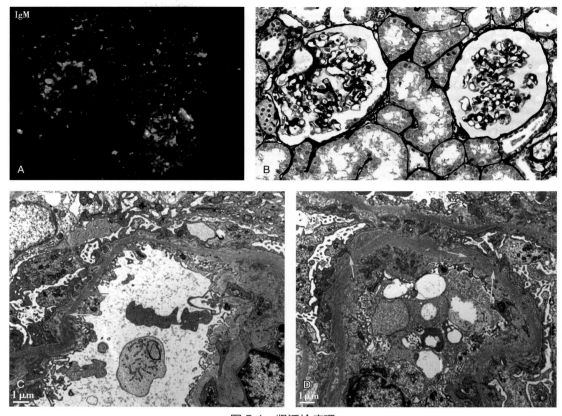

图 5-1　肾活检病理

注: A. 免疫荧光: IgM 不规则颗粒状沉积于系膜区(FITC, × 200); B. 光镜: 系膜细胞轻度节段增生 (PASM, × 400); C. 电镜: 节段性足突内陷(红色箭头), 基底膜内见"微管"或"微球"样膜结构(黄色箭头) (TEM, × 10 000); D. 电镜: 上皮下少量电子致密物, 亦见足突内陷与"微管"或"微球"样膜结构(黄色箭头)(TEM, × 10 000)。

💬 问题 1: 该患者的诊断思路如何? 肾活检结果有何异常?

患者青年女性, 慢性病程, 肾病综合征诊断明确, 伴有少量镜下血尿, 肾功能正常。病因方面首先需除外继发因素: ①患者育龄期女性, 有口干, 需除外自身免疫性疾病, 如系统性红斑狼疮及干燥综合征, 但患者无其他免疫病症状及体征, 免疫指标均阴性不支持; ②病程中有头孢类抗生素使用史, 需警惕药物性肾损伤, 但是药物性肾损伤一般常见的为间质性肾炎, 且从时间先后来说无法解释病情全貌; ③患者病程中有盆腔积液病史, 曾怀疑盆腔炎, 需除外感染性疾病导致肾损害, 但是一般这类疾病镜下血尿量较多, 与患者临床表现不符; ④其他肿瘤性疾病导致肾损害或代谢性疾病如糖尿病肾病等均无证据支持。除外上述继发性因素后, 该患者需考虑原发性肾小球疾病, 其中以膜性肾病可能性最大, 虽然该患者抗磷脂酶 A2 受体抗体阴性, 但是临床上约 30% 的膜性肾病患者该抗体阴性, 故尚不能除外膜性肾病; 此外, 微小病变肾病或局灶节段性肾小球硬化也可表现为肾病综合征, 镜下血尿量少,伴或不伴肾功能下降、血压升高，但一般儿童及青少年更常见。故该患者目前诊断未明，有肾活检指征。

该患者肾脏病理结果如下。免疫荧光：可见6个小球，IgM(++)、C4(+)，在系膜区及毛细血管袢颗粒样沉积。光镜：20个肾小球，6个球性硬化，3个节段性硬化伴球囊粘连及纤维素帽。系膜细胞轻度增生，肾小球基底膜(glomerular basement membrane，GBM)未见明显增厚。可见灶性分布的肾小管萎缩及间质纤维化，伴有密集的炎症细胞浸润，并见大量泡沫细胞。部分肾内小血管管壁轻度增厚。电镜：系膜细胞增生，系膜区、内皮下可见团块状电子致密物沉积。GBM不规则增厚并分层，见节段性钉突状增生，上皮下、基底膜内可见少量电子致密物沉积及较多虫蚀样空泡形成。上皮细胞足突广泛融合、轻度微绒毛化，见节段性足突内陷(图5-1C红色箭头)，基底膜内见较多膜结构、呈"微管"或"微球"样改变(图5-1C和图5-1D黄色箭头)。肾小管萎缩、间质纤维化及淋巴、单核细胞浸润。肾活检结果符合足细胞折叠病(podocyte infolding glomerulopathy，PIG)，不典型膜性肾病。

💬 问题2：电镜下GBM内超微结构的来源和发生机制是什么？

复习文献，PIG病例中GBM内的超微结构经免疫电镜分析显示，表达补体C5b-9(膜攻击复合物)以及波形蛋白，说明是足细胞或内皮细胞来源。这些病例的肾脏病理通常都有足细胞损伤的证据，表现为足细胞胞浆空泡形成伴足突广泛融合及微绒毛化，内陷的足突顶端可呈空泡变性；结合GBM内的超微结构出现的部位通常在上皮侧而非内皮侧，并聚集在内陷的足突周围，提示这些GBM内的超微结构来源可能是，受损伤的足细胞足突蜕变脱落导致微管或微球结构形成并迁移至GBM内。这些超微结构的直径通常在50~150nm之间，由三层膜结构构成，由此区别于膜性肾病中常见的细颗粒碎片结构。

PIG发生的具体机制目前尚未明了，免疫电镜发现GBM内的超微结构表面结合了C5b-9，说明补体活化在超微结构的形成中发生作用，可能启动了足突蜕变脱落过程；此外，由于多数病例同时合并自身免疫性疾病，给予激素和免疫抑制治疗有效，故推测免疫机制在PIG发生中起了重要作用。但是也有病例肾活检免疫荧光阴性，电镜下未见到电子致密物沉积，尚不能完全用免疫机制解释PIG的发生。除了足细胞损伤外，GBM异常改变在PIG的发生中可能也起了辅助作用，例如，在遗传性肾炎的肾活检病例标本中，也可以见到类似超微结构出现在"花篮状"GBM中。但是，由于PIG是一种非常罕见的肾小球疾病，迄今为止全世界范围仅有30多例病例报道，具体的发病机制还待进一步研究。

💬 问题3：该病的临床和病理特点为何？

2008年，日本肾脏病学会总结了25例临床表现为肾小球病，电镜以足细胞内陷入GBM形成微球或微管样结构为特征的病例，建议将该类疾病作为一类新的疾病并命名为足细胞折叠病。但是学术界对于该种病理表现究竟是一类新的疾病还是一种短期的形态学改变尚无定论。

这类疾病的光镜和荧光表现差异很大,免疫荧光可以为全阴性,也可以表现为"满堂亮";光镜下狼疮性肾炎,膜性肾病和肾小球轻微病变是最常见的表现,局灶节段性肾小球硬化、膜增生性肾小球肾炎,慢性间质性肾炎以及缺血性肾损害也有报道;电镜下绝大多数病例可见微球样结构伴或不伴微管样结构,仅有少数病例只有微管样结构而没有微球结构。

临床表现方面,迄今为止报道的 37 例病例中以女性患者为主(78.4%),男女比例为 8:29,仅有 1 例儿童患者,患者年龄的中位值为 42(29.5,52.5)岁。64.9% 的患者有自身免疫病基础,其中最常见的是系统性红斑狼疮,其次为干燥综合征。24 小时尿蛋白定量中位数是 2.12(1.4,3.7)g,血白蛋白中位数 31(23,35.5)g/L,8 例患者(21.6%)表现为肾病综合征,9 例(26.5%)患者血肌酐高于正常。10 例(32.2%)患者出现镜下血尿,11 例(33.3%)患者合并高血压(表 5-1)。

本例患者为育龄期女性,临床上表现为肾病综合征伴血压升高,肾功能正常,无明显镜下血尿,也没有皮疹、脱发、口腔溃疡、关节痛等自身免疫性疾病的临床表现,免疫学指标均阴性,故临床上虽然需要警惕结缔组织病可能,但目前没有证据支持。

💬 问题 4:该患者应如何治疗,预后如何?

由于 PIG 的临床意义未明,所以目前报道的绝大多数病例都是依据肾活检光镜结果以及相关的临床特征进行治疗。除了 5 例无治疗相关信息的病例,剩下的 32 例患者中有 26 例(81.3%)采用了激素和 / 或免疫抑制剂治疗,联合的免疫抑制剂包括吗替麦考酚酯、钙调蛋白抑制剂、羟氯喹以及生物制剂利妥昔单抗。在可评估疗效的 24 例患者中,完全缓解或部分缓解的比例为 83.3%。免疫抑制治疗在有结缔组织病的患者中,达到完全缓解或部分缓解的比例为 93.8%,而在临床上表现为肾病综合征的患者中该比例为 71.4%。虽然,免疫抑制治疗的缓解率在不同患者分组中均高于非免疫抑制治疗组,但是由于总体病例数太少,组间差异没有统计学意义(表 5-2)。

针对本例患者,虽然没有自身免疫病证据,但是临床上表现为肾病综合征,肾活检结果不除外不典型膜性肾病,免疫荧光可见 IgM 和 C4 阳性,电镜下可见上皮下、基底膜内少量电子致密物沉积,故笔者认为该患者可考虑免疫抑制治疗。结合该患者为育龄期女性,后续有生育要求,初始治疗方案为泼尼松联合环孢素。

患者治疗 1 个月后复查 24 小时尿蛋白定量减少至 5.5g,血白蛋白 22g/L,血肌酐 77μmol/L。后续因为新型冠状病毒疫情原因,未随诊,半年后复诊时 24 小时尿蛋白 6.41g,血肌酐 100μmol/L,血白蛋白 27g/L,调整为泼尼松联合他克莫司治疗,24 小时尿蛋白最低为 3.7g,血白蛋白最高至 28g/L,血肌酐 90μmol/L 左右。1 年后更换为泼尼松联合复方环磷酰胺治疗,疗效尚在观察中。

表 5-1 37 例 PIG 患者临床表现总结

编号	国家	性别	年龄	合并症	24h UP/g	血尿	ALB/(g·L⁻¹)	Scr/(mg·dl⁻¹)	血压/mmHg	光镜诊断	治疗	预后
1	日本	男	31	SLE	0.5	0~1个/HPF	N/A	1.9	154/99	LN	泼尼松20mg 每日1次	N/A
2	日本	女	37	SLE	1	0~1个/HPF	31	1.2	124/71	LN	泼尼松20mg 每日1次,MMF	蛋白尿半年后消失,缓解持续超过2年
3	日本	女	40	SLE	1.5	0~1个/HPF	38	0.5	104/70	LN	N/A	N/A
4	日本	女	30	SLE	N/A	3~5个/HPF	27	0.5	N/A	LN	泼尼松40mg 每日1次	蛋白尿逐渐缓解
5	日本	女	61	SLE,大动脉炎	1.7	0~1个/HPF	N/A	0.9	142/82	LN	泼尼松10~20mg 每日1次,CsA	蛋白尿减少至<1g/d
6	日本	女	29	SLE	1.6	1~4个/HPF	32	0.7	132/78	LN	泼尼松20mg 每日1次	5年后尿蛋白增加至3.8g/d,肾功能稳定
7	日本	女	46	SLE	0.6	1~4个/HPF	34	0.5	132/74	LN	泼尼松15mg 每日1次	3年后蛋白尿0.7g/d,Scr 0.42mg/dl
8	日本	女	27	SLE,肾结石,间质性肺炎	2.7	1~3个/HPF	33	0.4	120/70	LN	泼尼松30mg 每日1次,MMF	6个月后蛋白尿0.4g/d
9	日本	男	53	SLE	3.1	100个/HPF	40	0.9	150/82	LN	泼尼松20mg 每日1次	6个月时尿蛋白无减少,加用咪唑立宾,3个月后尿蛋白转阴,1年后复发
10	日本	女	23	SLE	1.8	50~99个/HPF	26	0.5	130/70	LN	泼尼松40mg 每日1次	症状及尿检异常迅速缓解,随访5年无复发
11	日本	女	31	SLE	0.5	<1个/HPF	N/A	0.9	100/60	LN	泼尼松20mg 每日1次	N/A

续表

编号	国家	性别	年龄	合并症	24h UP/g	血尿	ALB/(g·L⁻¹)	Scr/(mg·dl⁻¹)	血压/mmHg	光镜诊断	治疗	预后
12	日本	女	24	SLE	6	±	20	0.6	114/70	LN	MP1g×3d,序贯泼尼松60mg每日1次	5周内尿蛋白减少至<1g/d,9周内转阴
13	日本	男	49	SLE,PBC,干燥综合征	2.2	0~1个/HPF	35	1.1	140/90	MPGN	ARB	蛋白尿减少至<1g/d,后期加用泼尼松60mg每日1次,蛋白尿转阴,随访10年肾功能稳定
14	日本	女	20	狼疮样疾病	1.4	<1个/HPF	N/A	1.6	140/80	MGA	N/A	N/A
15	日本	女	51	干燥综合征	3.7	<1个/HPF	27	0.6	120/65	MGA	泼尼松40mg每日1次	6天后蛋白尿消失,激素1年内减量,无复发
16	日本	女	54	VUR,肾积水	6	<1个/HPF	37	2.6	160/100	FSGS	留置尿管	尿蛋白降至2g/d,Scr逐渐稳定在1.0mg/dl
17	日本	女	57	慢性甲状腺炎	0.32	<1个/HPF	27	0.6	100/60	MN	N/A	N/A
18	日本	男	45	无	2.61	<1个/HPF	40	0.7	118/76	FSGS	泼尼松50mg每日1次	尿蛋白逐渐减少至1g/d左右
19	日本	女	42	卵巢畸胎瘤	7.5	3+	19	0.77	134/80	FSGS	ARB,拒绝激素	尿蛋白4.8g/d
20	日本	女	69	无	1.6	0~1个/HPF	37	0.9	145/80	MN	ARB	尿蛋白0.5~0.8g/d,Scr 0.95mg/dl。4年后出现风湿性多肌痛和甲状腺功能减低
21	日本	男	46	HBsAg(+)	4	1个/HPF	32	0.8	130/86	MN	NP	尿蛋白2g/d左右,Scr1.6mg/dl

续表

编号	国家	性别	年龄	合并症	24h UP/g	血尿	ALB/(g·L⁻¹)	Scr/(mg·dl⁻¹)	血压/mmHg	光镜诊断	治疗	预后
22	日本	男	59	胃神经内分泌肿瘤	0.06	<1个/HPF	27	5.1	140/86	MN	MP500mg×3d 序贯30mg 每日1次 别嘌醇	2周内Scr降至4.8mg/dl。由于肺结核停MP，进展至ESRD
23	日本	女	45	NP	1.5	<1个/HPF	38	0.8	108/80	MN	泼尼松30mg每日1次	2个月后尿蛋白减至0.3g/d
24	日本	女	17	NP	3.06	<1个/HPF	34	0.55	N/A	FSGS	泼尼松40mg每日1次	9个月后尿蛋白<0.5g/d
25	日本	男	79	MM	1.42	<1个/HPF	33	1.28	140/67	慢性缺血性肾病	泼尼松20mg每日1次	蛋白尿有减少但2个月后死于严重肺部感染
26	韩国	女	44	狼疮样疾病	PCR 0.76mg/mg	N/A	36	0.45	100/70	MN?	泼尼松10mg每日1次,ARB	3个月后PCR 0.16mg/mg
27	印度	女	45	UCTD	5.8	20个/HPF	15	1.65	130/80	MN	泼尼松,MMF,RTX	7个月后尿蛋白1g/d,Scr 0.98mg/dl
28	中国	女	27	干燥综合征	0.63	<1个/HPF	N/A	1.9	112/54	CIN	泼尼松40mg每日1次,HCQ	8个月后24hUP 1.32g,Scr 3.3mg/dl
29	中国	女	23	SLE	16.8	1+	24	0.5	118/94	MN	泼尼松40mg每日1次,TAC,HCQ	6个月后ACR 333mg/g,Scr 0.7mg/dl
30	中国	女	52	干燥综合征,桥本甲状腺炎	N/A	N/A	N/A	N/A	N/A	N/A	N/A	N/A
31	德国	女	56	RA	ACR 6200mg/g	35个/μl	18	4.37	130/75	ATI	大剂量泼尼松,RTX	4周内ACR降至2630mg/g,Scr 2.81mg/dl；2个月后尿蛋白转阴,Scr 1mg/dl

续表

编号	国家	性别	年龄	合并症	24h UP/g	血尿	ALB/(g·L⁻¹)	Scr/(mg·dl⁻¹)	血压/mmHg	光镜诊断	治疗	预后
32	美国	女	60	NP	2.29	N/A	21	0.7	102/60	MN	RTX	10个月后蛋白尿 1g/d
33	中国	女	33	UCTD	2.12	<1个/HPF	26	0.4	120/80	局灶性肾小球肾炎	ARB,拒绝泼尼松+CTX	尿蛋白 2+
34	美国	女	32	SLE,妊娠	PCR 1.1mg/mg	N/A	N/A	0.6	120/73	N/A	维持泼尼松 20mg 每日 1 次	分娩后 1 个月尿蛋白消失 PCR<0.2mg/mg
35	中国	男	4	Schimke 免疫-骨发育不良	3.67	N/A	9.8	N/A	N/A	FSGS	MP100mg×3d 序贯泼尼松+TAC	尿蛋白无改善
36	阿根廷	女	38	SLE	N/A	N/A	N/A	N/A	N/A	FSGS	N/A	N/A
37（本例）	中国	女	31	NP	11.68	6个/μl	22	0.83	130/94	MN	泼尼松 25mg 每日 1次+CsA	1 个月后 24hUP 5.5g

注：PIG,足细胞折叠病；SLE,系统性红斑狼疮；PBC,原发性胆汁性肝硬化；VUR,膀胱输尿管反流；NP,无特殊；MM,多发性骨髓瘤；UCTD,未分类结缔组织病；RA,类风湿关节炎；LN,狼疮性肾炎；N/A,未提及；MPGN,膜增生性肾小球肾炎；MGA,肾小球轻微病变；FSGS,局灶节段性肾小球硬化；MN,膜性肾病；CIN,慢性肾间质性肾炎；MMF,吗替麦考酚酯；CsA,环孢素 A；MP,甲泼尼龙；ARB,血管紧张素受体拮抗剂；RTX,利妥昔单抗；TAC,他克莫司；HCQ,羟氯喹；UP,尿蛋白；ACR,白蛋白/肌酐比值；PCR,蛋白/肌酐比值；ALB,白蛋白；Scr,血清肌酐；HPF,高倍视野；ESRD,终末期肾病；ATI,急性肾小管损伤。

表 5-2　足细胞折叠病治疗疗效分析

组别	缓解率 /%		P 值
	免疫抑制治疗	非免疫抑制治疗	
总体	83.3	66.7	0.571
CTD 患者	93.8	50.0	0.216
NS 患者	71.4	0	0.375

注：CTD，结缔组织病；NS，肾病综合征。

最终诊断：足细胞折叠病；肾病综合征

（作者　王颖，审稿　李航）

专家点评

　　足细胞折叠病（PIG）是一类新定义的罕见的肾小球疾病，以相同的电镜表现（足细胞足突内陷，肾小球基底膜内微球和 / 或微管结构形成）为特征。超微结构来源于足细胞，免疫机制在疾病的发生中可能起了重要作用。临床表现，包括肾脏病理的荧光和光镜表现，异质性很大。究竟是一类新的疾病还是不同疾病病理发展过程中的一过性表现，还需要更多的病例和研究进一步证实。诊疗方面，当肾脏病理电镜发现上述特征性超微结构，需要考虑 PIG 的诊断；治疗方面目前尚无共识，主要需结合患者的临床特征，基础疾病等进行考量，对多数患者而言激素和 / 或免疫抑制剂治疗是有效的。鉴于自身免疫病在 PIG 中高发，在此类患者的诊疗和随访过程中需要警惕并做相应监测。

参考文献

［1］FUJIGAKI Y, MURANAKA Y, SAKAKIMA M, et al. Analysis of intra-GBM microstructures in a SLE case with glomerulopathy associated with podocytic infolding [J]. Clin Exp Nephrol, 2008, 12 (6): 432-439.

［2］JOH K, MAKINO H. Proposal of podocytic infolding glomerulopathy as a new disease entity [J]. Clin Exp Nephrol, 2008, 12 (6): 417-418.

［3］MATTHAI S M, MOHAPATRA A, MATHEW A J, et al. Podocyte infolding glomerulopathy (PIG) in a patient with undifferentiated connective tissue disease: a case report [J]. Am J Kidney Dis, 2018, 72 (1): 149-153.

［4］PANDIT A P, RENNKE H G, DENKER B M. Podocytic infolding glomerulopathy in a patient with phospholipase A2 receptor-positive membranous nephropathy and review of the literature [J]. Nephron, 2021, 145 (5): 496-502.

病例 **6** 少年起病的大量蛋白尿

/// **专家导读** ///

青少年起病局灶节段性肾小球硬化,伴有家族史,同时存在肥胖、高血压、高尿酸血症,如何鉴别遗传性肾脏病和肥胖相关性肾病? 遗传性局灶节段性肾小球硬化的诊疗进展如何?

患者男性,15 岁,因"发现血压升高 2 个月余,蛋白尿伴肌酐升高 1 个月"于 2017 年 1 月 22 日入院。

【病情概述】患者 2016 年 11 月体检测血压 150/100mmHg,无头晕头痛、胸痛、视物模糊、无尿色、尿量异常,无水肿、腰痛等不适。2016 年 12 月 19 日因血压升高进一步当地医院查尿常规:蛋白 3+、潜血(-),血生化:白蛋白 34g/L、血肌酐 159μmol/L、尿酸 676μmol/L;立位醛固酮、血管紧张素Ⅱ、肾素活性正常。2017 年 1 月 17 日就诊于我院门诊,查体:血压 150/100mmHg,双下肢不肿;血常规大致正常;尿常规:蛋白 1.0g/L,红细胞(潜血)25cells/μl;24 小时尿蛋白 6.9g;血生化:白蛋白 42g/L,乳酸脱氢酶 305U/L,血肌酐 170μmol/L,尿酸 643μmol/L,血钾 4.8mmol/L,总胆红素 5.55mmol/L,甘油三酯 1.95mmol/L,低密度脂蛋白胆固醇 3.48mmol/L。超声检查:右肾长径 10.1cm,左肾长径 10.2cm,双肾、膀胱、输尿管未见明显异常;肾动脉、肾上腺未见明显异常。眼底检查(当地医院):眼底动脉硬化,A:V(动脉:静脉)=1:2,未见明显出血及渗血,予"硝苯地平控释片 30mg 每日 1 次",为进一步诊治收住入院。自 2016 年 8 月起至今,体重增加 10kg,否认多饮、易饥饿等。既往史:4 岁时行"包皮环切术";12 岁时患"腮腺炎"。个人史:双胎早产(32 周),出生体重 3kg;运动及智力发育与同龄儿童相比无明显异常。家族史:双胞胎弟弟同期出现类似症状,其祖母可疑患"尿毒症"。入院查体:脉搏 69 次/min,血压 120/88mmHg,体重指数 32.09kg/m²,体型肥胖,心肺腹(-),双下肢不肿。

💬 问题 1:该患者的诊治思路?

患者青少年男性,隐匿起病,慢性病程;临床主要表现为大量蛋白尿不伴低白蛋白血症、高血压、肾功能下降,高脂血症,高尿酸血症;超重。其双胞胎弟弟同期发现类似病情,其祖母因可疑"尿毒症"去世。肾脏病变定位为肾小球疾病。病因方面,需考虑以下病因:①遗传性及先天性肾脏病:患者似有家族发病倾向,首先应考虑先天遗传性疾病。Alport 综合征是最常见的遗传性肾小球疾病,由Ⅳ型胶原基因突变所致,主要累及肾脏、耳及眼,肾脏以血尿及肾功能进行性减退为主要特征。X 连锁显性遗传型预后极差,尤其是男性患者,几乎全部发展至终末期肾病,但遗传特征与本例患者有不符之处;常染色体显性遗传型患者临床表现相对轻。需进行肾活检、电测听和眼部检查以明确诊断,必要时进行相关基因检测。②代谢性疾病肾损害:a.肥胖相关肾脏病:患者 BMI 32.09kg/m^2,肾病范围蛋白尿,白蛋白不低、高血压、高脂血症和高尿酸血症需要警惕,可筛查是否存在胰岛素抵抗。肾活检,肾脏病理如表现为特征性肾小球体积增大伴或不伴局灶节段性肾小球硬化(focal segmental glomerulosclerosis,FSGS)有助于确诊。b.慢性尿酸肾病:患者存在尿酸升高,肾功能不全和高血压,需要鉴别,但尿酸肾病主要导致肾小管间质损害,难以解释大量蛋白尿,青少年高尿酸血症需要考虑遗传因素,血尿酸水平过高,难以用肾功能不全继发高尿酸血症解释。③其他免疫相关疾病,如系统性红斑狼疮等;感染相关疾病等,患者无相关症状及检验支持,故不考虑。④如能除外继发性疾病,原发性肾小球疾病主要考虑微小病变肾病和局灶节段性肾小球硬化。但不支持的地方是该两种疾病多数伴明显低蛋白血症,与本患者的表现不符。

患者入院后完善肾活检,具体病理结果(图 6-1)如下。免疫荧光:1 个小球,IgM +~++,C1q ±~+,均沿系膜区颗粒样沉积。光镜:9 个小球,1 个球性硬化,2 个节段硬化。单位肾组织中肾小球数量较少。系膜细胞节段性增生。肾小球基底膜未见增厚。硬化节段见足细胞增生及球囊粘连。大部分肾小球体积增大,鲍曼囊的囊腔变窄。肾小管小灶状萎缩,伴间质纤维化及炎症细胞浸润。肾内小血管未见明显异常。电镜:系膜细胞轻度增生。上皮细胞足突节段融合。肾小球基底膜致密层节段性均质增厚,部分毛细血管袢腔明显扩张。未见电子致密物及其他异常沉积。诊断考虑局灶节段性肾小球硬化。

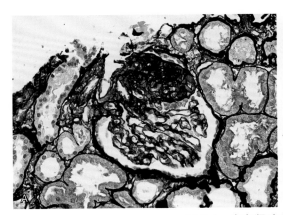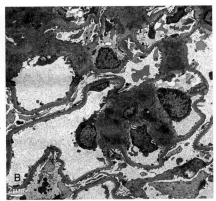

图 6-1 患者肾脏病理结果

注:A.光镜:肾小球节段硬化(PASM,×400);B.电镜:上皮细胞足突节段融合,
未见电子致密物及其他异常沉积(TEM,×3 000)。

💬 问题 2:肾脏病理是否能解释病程全貌? 需要进一步做哪些检查?

FSGS 仅为病理诊断,背后可能潜在各种病因,如遗传性、病毒感染相关、药物或高血流动力学等因素引起的适应性改变,故需进一步筛查继发因素。肥胖相关性肾病也可表现为 FSGS,一般亦不会出现白蛋白下降,但多数肥胖相关性肾病患者为中年起病,蛋白尿及肾功能不全进展缓慢,此患者起病年龄和临床表现为不支持点;考虑肥胖可能对本例患者病情发展存在贡献,但不能解释全貌。而且患者单位肾组织中肾小球数量少,肾小球肥大,该患者同胞弟弟存在类似表现,需高度警惕遗传相关 FSGS。多种基因的突变均可以导致 FSGS,且异质性明显,不同基因突变引起的足细胞病变机制不同:①裂孔隔膜相关分子的突变,如 *NPHS1*、*NPHS2*、*CD2AP*、*TRPC6* 等;②足细胞骨架相关分子突变:*ACTN4*,*INF2* 和 *ANLN* 等;③足细胞转录因子,如 *LMX1B*、*PAX2* 和 *WT1*;④黏附与细胞外基质分子异常:*LAMB2* 等。目前,已证实的基因变异包括 *PAX2* 等。*INF2*、*PAX2*、*TRPC6* 和 *ACTN4* 的突变分别占 9%、4%、3% 和 2%。其他如病毒感染、药物因素等目前证据不足。

全外显子测序检查提示:患者及其弟弟 *PAX2* 的外显子 2 中存在 c.76_77insG 纯合突变。根据美国医学遗传学与基因组学学会(The American College of Medical Genetics and Genomics,ACMG)指南的致病性计算方法,该变异被判定为致病变异,PS1+PS2+PM4,符合证据项如下。

PS1:与先前已确定为致病性的变异有相同的氨基酸改变。

PS2:患者的新发变异,且无家族史(经双亲验证)。

PM4:非重复区框内插入 / 缺失或终止密码子丧失导致的蛋白质长度变化。

该突变导致的临床表现不一而足,泌尿系统方面可表现为单或双肾发育不良、膀胱输尿管反流、慢性肾功能不全或肾小管酸中毒等,本患者肾脏病理上可见肾小球减少,考虑与该基因突变相关。该突变的其他脏器受累可能存在高频听力下降及视神经发育异常、肥厚型心肌病等,故同时也完善了相关系统的筛查,暂无异常发现。

💬 **问题 3:遗传性 FSGS 的诊断与鉴别诊断思路?**

原发性和继发性 FSGS 可存在一定的临床特征差异。原发性 FSGS 患者与继发性 FSGS 患者相比具有如下有统计学意义的差异:蛋白尿程度较重、肾病综合征患病率较高、血清白蛋白较低,血清胆固醇较高和水肿率较高。故当 FSGS 患者出现肾病范围蛋白尿但无明显低白蛋白时,继发因素需要被考虑。

但遗传性 FSGS 与原发性 FSGS 的鉴别可能极为困难,甚或不利用综合基因组分析就无法鉴别。遗传性 FSGS 患者可能存在各种临床特征,具体取决于所涉及的特定基因突变。儿童期发病的遗传性 FSGS 患者大多存在常染色体隐性遗传基因突变,此类患者一般是完全外显,可进展为重度肾病综合征。而成人期发病的遗传性 FSGS 一般是外显率不一的常染色体显性遗传病,患者通常存在 <5g/d 的蛋白尿和进展较为缓慢的慢性肾脏病。

💬 **问题 4:患者的治疗方案及预后?**

患者大量蛋白尿,肾脏病理提示肾单位减少,继发性体积增大、高灌注、高压力、高滤过改变。治疗以减少肾脏负担、减低肾小球灌注压以保护肾脏、延缓进展为主。应该予以生活方式改变,饮食调整及减重指导,建议患者每日热量摄入为 20~25kcal/kg 标准体重,同时适当低蛋白饮食 0.6~0.8g/kg 标准体重,忌碳水饮料、零食等;积极控制血压,首选肾素 - 血管紧张素系统抑制剂降低肾小球内"三高"延缓肾脏病进展;同时非布司他降尿酸治疗。

目前,针对遗传性 FSGS 不同的基因突变,各种纠正或改善基因突变对足细胞或肾小球基底膜结构、功能影响的药物正在临床试验中。采用基因沉默策略是一种方案。例如,G1和 G2 变异体是 APOL1 肾病的致病基因,目前已有诊断 G1 和 G2 突变的口服 APOL1 抑制剂 VX-147,其正处于评价有效性和安全性的临床试验中。其他包括保护足细胞、促进再生的制剂,如阿巴西普是一种选择性 T 细胞共刺激调节因子,它能阻断 T 细胞活化共刺激通路的关键信号,抑制和逆转炎症过程;目前在难治性 FSGS 患者中已完成 Ⅱ 期临床试验,尚需等待结果揭晓。

本患者通过上述治疗,随访 3 年,体重减少 10kg,24 小时尿蛋白下降至 1~1.7g,血肌酐维持在 180μmol/L 左右,尿酸维持在 400~500μmol/L。其胞弟同时完成了肾活检与基因检测,结果与本例一致,但其未能积极改善生活方式,虽然接受了类似的肾素 - 血管紧张素系统抑制剂,尿蛋白减低不明显,血肌酐 3 年内逐渐升高至 230μmol/L 左右。

> 最终诊断:继发性局灶节段性肾小球硬化;慢性肾功能不全;肾性高血压;高尿酸血症

（作者　胡蓉蓉,审稿　郑可　陈丽萌）

专家点评

局灶节段性肾小球硬化是肾穿刺病理常见的诊断之一,但该病理诊断背后常可存在继发因素,需要进一步排查。本患者起病年龄小,虽有大量蛋白尿,但血白蛋白不低;肥胖同时高血压,需考虑高血流动力学因素。除此以外,同胞兄弟亦有类似表现,而且病理提示肾小球数量减少,仍需要考虑背后潜在的遗传相关疾病,进一步完善基因检查等明确。

PAX2 在肾脏早期发育中发挥重要的作用。*PAX2* 的表达促进输尿管芽和后肾间质的融合。*PAX2* 的表达异常可导致先天性肾脏及输尿管发育异常,如膀胱输尿管反流、肾发育不良等。通过肾脏病理提供的线索,层层分析,方能全面理解患者的病因。

参考文献

[1] BOYER O, NEVO F, PLAISIER E, et al. INF2 mutations in Charcot–Marie–Tooth disease with glomerulopathy [J]. N Engl J Med, 2011, 365 (25): 2377-2388.

［2］ HARSHMAN L A, BROPHY P D. PAX2 in human kidney malformation and disease [J]. Pediatr Nephrol, 2012, 27 (8): 1265-1275.

［3］ MAK R H, KUO H J. Primary ureteral reflux: emerging insights frommolecular and genetic studies [J]. Curr Opin Pediatr, 2003, 15 (2): 181-185.

［4］ SCHIMMENTI L A. Genetic and developmental basis of renal coloboma (papillorenal) syndrome [J]. Expert Rev Ophthalmol, 2009, 4 (2): 135-144.

［5］ DE VRIESE A S, WETZELS J F, GLASSOCK R J, et al. Therapeutic trials in adult FSGS: lessons learned and the road forward [J]. Nat Rev Nephrol, 2021, 17 (9): 619-630.

第二章

肾小管间质、水电解质紊乱疾病

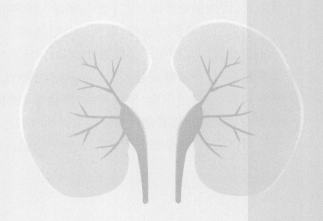

病例 **7** 肾脏起因的反复癫痫发作

║ **专家导读** ║

镁是体内第 4 位的组成性矿物质,参与了体内超过 300 种代谢过程并发挥重要作用。长期以来,因为临床不常规检测血镁,低镁血症常常被忽视,其临床表现常被低钾血症所掩盖。近年来,低血镁在传统肾脏病水盐代谢、慢性肾脏病预后中的重要作用逐渐受到关注。通过这个病例展示了低镁血症的诊治思路、遗传性肾性低镁血症的临床表现、治疗原则等,为读者提供一个低镁血症的典型病例。

患者男性,14 个月,因"反复癫痫发作 4 个月余"于 2019 年 10 月入院。

【病情概述】患者于 2019 年 6 月无明显诱因发作四肢僵直、双眼凝视、呼之不应,持续 5~15min 可自行缓解。此后反复出现类似症状。当地医院予左乙拉西坦治疗。2019 年 9 月至 10 月查血常规基本正常;血生化:谷丙转氨酶 14U/L,白蛋白 42g/L,肌酐 31μmol/L,钾 4.5mmol/L,镁 0.6mmol/L(0.7~1.0mmol/L),钠 138mmol/L,氯 106mmol/L,钙 2.6mmol/L;血气无明显酸碱代谢紊乱;24 小时尿电解质:镁 1.75mmol/d,钙 0.88mmol/d;查头颅磁共振、脑电图(发作间期)均未见明显异常。自发病以来,患者精神、食欲、睡眠尚可,二便如常。个人史:足月剖宫产,小于胎龄儿,智力发育落后,母亲妊娠过程无羊水增多。家族史:父亲、母亲及其他亲属无类似疾病史。查体:身高 74cm,体重 11kg,生命体征平稳,心肺腹查体无特殊。

💬 问题 1:低镁血症的病因鉴别诊断思路?

低镁血症在临床上并不少见,文献报道在住院患者中的发生率为 12%。整体上可将镁丢失分为经胃肠道丢失或肾脏丢失。不论是何种途径,引发低镁血症都只需要比较轻微的镁缺乏,因为细胞外镁几乎不能与储量大得多的骨骼和细胞镁快速交换。

患者可诊断低镁血症,鉴别诊断思路如下(图 7-1):①首先根据病史可除外消化道镁摄入不足或腹泻等情况。②根据 24 小时尿镁水平,考虑符合肾性失镁;肾性失镁标准为存在低镁血症时,尿镁排泄量大于 24mg/d,或排泄分数大于 2%。③需进一步鉴别其他原因继发肾性失镁(结缔组织病、浆细胞病、药物等)、遗传性低镁血症,给予酌情完善自身抗体检测、M 蛋白检测以除外其他继发肾性失钾的原因。

对该患者,结合病史及辅助检查结果,临床考虑诊断遗传性低镁血症可能性大。

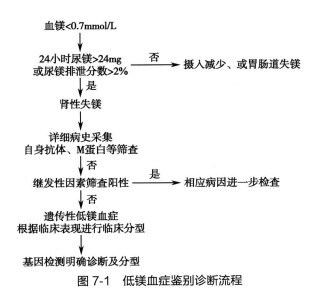

图 7-1 低镁血症鉴别诊断流程

问题 2：遗传性低镁血症的临床表现和拟完善的检查？

遗传性低镁血症是一组罕见的表现为血镁降低，伴或不伴其他电解质代谢异常的基因缺陷性疾病，目前已知的致病基因达十余种，主要类型见表 7-1。

表 7-1 遗传性低镁血症主要疾病类型

疾病	致病基因	编码蛋白	遗传方式
Gitelman 综合征	*SLC12A3*	NCC	AR
家族性低镁血症合并高钙尿和肾钙沉着症	*CLDN16*	Claudin-16	AR
	CLDN19	Claudin-19	
常染色体显性遗传低镁血症合并低尿钙	*FXYD2*	Na^+/K^+-ATP 酶的 γ 亚单位	AD
家族性低镁血症伴继发性低钙血症	*TRPM6*	TRPM6	AR
孤立性常染色体隐性遗传低镁血症	*EGF*	EGF	AR
常染色体显性遗传低镁血症	*KCNA1*	电压门控钾通道（Kv1.1）	AD
	CNNM2	CNNM2	AD，AR
常染色体显性遗传低镁血症合并 CAKUT	*HNF1B*	肝细胞核因子 -1-β	AD
Bartter 综合征Ⅲ型	*CLCNKB*	ClC-Kb	AR
常染色体显性低钙血症	*CASR*	钙敏感受体	AD
EAST 综合征	*KCNJ10*	Kir4.1	AR

注：AR，常染色体隐性；AD，常染色体显性；NCC，钠 - 氯协同转运蛋白；Claudin-16，密封蛋白 -16；Claudin-19，密封蛋白 -19；TRPM6，瞬时受体电位阳离子通道亚家族 M 成员 6；EGF，表皮生长因子；CNNM2，细胞周期蛋白 M2；ClC-Kb，氯离子通道 Kb；Kir4.1，内向整流钾离子通道 4.1；CAKUT，先天性肾脏泌尿道畸形；EAST，癫痫、共济失调、感音神经性聋和肾小管病变。

总体而言,遗传性低镁血症患者主要表现为低血镁,以及可能伴发的低血钾、低血钙、高尿钙等相关的临床表现。①神经 - 肌肉系统:镁缺乏可引起神经系统异常,如癫痫、惊厥、昏迷、共济失调、甚至精神症状;也可出现肌肉症状,包括腱反射亢进、震颤、手足搐搦、肌无力等。②心血管系统:镁缺乏可引起心电图的改变,可见 PR 间期延长、QRS 波增宽等,严重者可引起室性心律失常。③肾脏:尿钙排泄增加可引起肾结石、肾钙质沉着、肾功能不全;合并长期低血钾者,可引起低钾性肾病。④骨关节系统:长期低血镁可引起软骨钙质沉着,低血钙可引起骨质疏松、骨软化。⑤消化系统:镁缺乏时可引起肠梗阻表现。⑥内分泌:长期低血钾、低血镁的患者可见糖尿病或者糖耐量减低。⑦眼部症状:部分类型如家族性低镁血症合并高钙尿和肾钙沉着症患者,可合并眼部病变,包括眼球震颤、视野缺损、近视等。该组疾病通常为慢性病程,其中新生儿期、婴儿期起病的类型,往往病情重、预后差。

遗传性低镁血症重要的辅助检查包括血、尿生化指标、头部影像学、心电图、超声、眼科检查等,确诊需要基因检测,明确遗传性低镁血症的具体分型。二代测序可同时完成多个基因检测,提高临床表型类似的遗传性低镁血症病因的诊断效率。

💬 问题 3:如何解读基因检测结果?

检测到遗传性低镁血症相关的致病性基因变异,结合家族史和疾病遗传方式,可对疾病进行确诊。发现变异之后,可在 GnomAD 等数据库中查询该变异在正常人群中的频率,在人类基因突变数据库(HGMD)查阅或者检索文献明确是否为已报道变异,并根据 ACMG 基因变异致病性,解读指南对变异进行分类。必要时可开展体外功能试验,为确定变异致病性提供证据。

该患者全外测序结果:*CNNM2* 单杂合突变,p.Phe272Leu,为 denovo 变异。分析变异致病性:p.Phe272Leu 在 HGMD 中尚无报道,人群频率未知(GnomAD),依据 ACMG 指南,该变异被判断为可能致病。综上,结合临床表现和辅助检查,考虑患者遗传性低镁血症(*CNNM2* 变异相关)诊断明确。

💬 问题 4:如何治疗?

不同类型的遗传性低镁血症,目前暂无根治疗法,可根据不同的病因和临床表现予以对症治疗,保持电解质平衡,以期达到缓解症状、提高生活质量、避免严重并发症的目标。总体治疗原则如下:①患者管理和宣教:强调个体化的疾病管理,加强患者及家庭对所患疾病的正确认识,重视患者及家庭成员的心理健康。②替代治疗:鼓励多进食含镁丰富的食物,并予补镁治疗,可通过口服有机酸盐制剂(如门冬氨酸盐等)进行补镁,生物利用度更高。紧急或严重情况下可静脉输注镁制剂,但需注意缓慢输注,且在此过程中监测血镁及膝腱反射,避免发生镁中毒。③高尿钙的治疗:多饮水,噻嗪类利尿剂可以减少尿钙排泄,应用过程中注意监测血钾,补充枸橼酸盐可增加尿中枸橼酸量,有助于减少草酸钙结石形成的风险。④其他对症支持治疗:包括对症处理癫痫发作,针对精神发育迟滞的管理和康复训练,出现慢性肾功能不全时需要予以延缓肾脏病进展和并发症的治疗,进展至终末期肾病阶段需要进行肾脏替代治疗等。

本例患者临床上存在持续低镁血症,癫痫发作、精神发育迟滞,治疗上予对症口服补镁、左乙拉西坦控制癫痫治疗以及康复训练。

最终诊断:遗传性低镁血症(*CNNM2* 变异相关);癫痫

(作者　张磊　马明圣,审稿　陈丽萌)

专家点评

低镁血症在临床并不少见,在住院患者中的发生率高达 12%。营养状态、药物、低白蛋白血症、遗传性因素等可能都参与其中。镁离子在体内参与多种生化代谢反应,对于神经传导、肌肉收缩、钾和钙的转运等有重要意义。

遗传性低镁血症的病因是调控肾脏对镁离子(可同时合并其他离子如钠、氯、钙等)重吸收的基因发生致病缺陷,导致相应蛋白产物全部或部分丧失功能,从而产生因镁离子缺乏,以及可能合并存在的低血钾、低血钙、高尿钙等相应疾病类型。不同的遗传性低镁血症致病基因、遗传方式、起病年龄、临床表现和预后各不相同。目前已知的致病基因达十余种,主要包括 *SLC12A3*,*CLDN16*,*CLDN19*,*FXYD2*,*TRPM6*,*EGF*,*KCNA1*,*CNNM2*,*HNF1B*,*CLCNKB*,*CASR*,*KCNJ10* 等。不同类型遗传性低镁血症的发病率/患病率各不相同,均属于罕见病。

遗传性低镁血症症状与低钾血症相似,常常被忽略。伴随症状和严重程度主要与血镁水平、可能伴发的低血钾、低血钙和高尿钙等相关。基因检测是诊断的金标准,目前尚无根治疗法,以对症治疗和电解质替代治疗为主。

参考文献

[1] 张抒扬. 中国第一批罕见病目录释义 [M]. 北京: 人民卫生出版社, 2018: 199-204.
[2] 张抒扬. 罕见病诊疗指南 (2019 版)[M]. 北京: 人民卫生出版社, 2019: 203-207.
[3] HORINOUCHI T, NOZU K, KAMIYOSHI N, et al. Diagnostic strategy for inherited hypomagnesemia [J]. Clin Exp Nephrol, 2017, 21 (6): 1003-1010.
[4] WOLF M T. Inherited and acquired disorders of magnesium homeostasis [J]. Curr Opin Pediatr, 2017, 29 (2): 187-198.
[5] WONG E T, RUDE R K, SINGER F R, et al. A high prevalence of hypomagnesemia and hypermagnesemia in hospitalized patients [J]. Am J Clin Pathol, 1983, 79 (3): 348-352.

病例 **8** 骨痛、肾功能不全

//// **专家导读** ////

　　尿检异常（血尿、蛋白尿）、血肌酐等生化指标升高求治的患者较多，但低血磷、低血尿酸、低二氧化碳结合力不仅常常为患者忽视，还常常被临床医生忽略。本例患者的诊治经过，不仅提供了完整的近端肾小管功能障碍的诊断思路，还提示肾脏功能试验和病理的重要意义；完成了病因的筛查诊断和针对性治疗，用一元论解释了病程全貌；并在近端肾小管损伤评价、干燥综合征肾活检指征和治疗方面提出了"协和"思考。

　　患者女性，43 岁，因"骨痛 5 个月，发现血肌酐升高 2 个月"于 2018 年 5 月入院。

　　【病情概述】2017 年 12 月患者无明显诱因出现季肋部、耻骨联合、左侧髋关节、双足疼痛，活动时明显，伴尿中泡沫增多。2018 年 3 月当地医院查尿常规：比重 1.010，pH 6.5，白细胞（+），亚硝酸盐（−），潜血（+），蛋白尿 2+，葡萄糖 4+；24 小时尿蛋白 0.487g。血常规大致正常。血生化：肌酐 164μmol/L，总二氧化碳结合力 14.2mmol/L（参考范围 20~34mmol/L），葡萄糖 4.7mmol/L，钾 3.24mmol/L（参考范围 3.5~5.5mmol/L），镁 1.07mmol/L（参考范围 0.7~1.1mmol/L），磷 0.58mmol/L（参考范围 0.81~1.45mmol/L），尿酸 107μmol/L（参考范围 150~357μmol/L），碱性磷酸酶 210U/L（参考范围 35~100U/L）。动脉血气：pH 7.36，二氧化碳分压 31.7mmHg，氧分压 102mmHg，碳酸氢钠 17.4mmol/L。血 IgG 19.62g/L（参考范围 7~17g/L）。补体 C3、C4 正常。骨盆正位 X 线：双侧耻骨下支陈旧骨折。胸部 CT：多发肋骨骨折。予补钾、碳酸氢钠治疗后症状稍减轻。自发病以来，患者精神、饮食、睡眠可，大便 2~3 天 1 次，体重无明显变化。否认口干、眼干、牙齿片状脱落、关节肿痛等不适。既往史：2009 年因子宫腺肌症切除子宫。2015 年体检发现"胆结石、脾大"，间断口服"消炎利胆片"，同期发现甲状腺结节（直径约 2.0cm）及乳腺增生。2017 年 6 月因"更年期"口服中药 1 周（具体不详）。家族史：父亲患冠心病，母亲患高血压、2 型糖尿病及冠心病。入院查体：血压 128/78mmHg，脉搏 68 次/min，一般状况可，双侧肋骨压痛，心肺腹查体无特殊，双下肢无水肿。

💬 **问题 1：本例患者病例特点？ 如何早期识别近端肾小管功能损伤？**

　　本例患者中年女性，慢性病程，临床主要表现为骨痛、多发隐匿性骨折，实验室检查提示少量蛋白尿，血尿不突出，伴肾功能不全，同时存在代谢性酸中毒、低钾血症、低磷血症、低尿酸血症、肾性糖尿（尿糖阳性且血糖正常）。以上提示该患者存在近端肾小管功能损伤可能性大。另外，患者存在肾功能不全，后续监测血肌酐稳定在 160μmol/L 左右，无急性加重表现,肾脏超声提示双肾大小正常但皮髓质分界不清,倾向于慢性肾功能不全,进一步鉴别肾功能不全原因:①肾前性因素:无明确入量不足、腹泻、心力衰竭等证据,不支持;②肾后性因素:超声未见泌尿系梗阻,可排除肾后性因素;③肾血管性因素:肾动脉超声未见肾动脉狭窄,血压不高、无贫血和血小板减低,不支持血栓性微血管病,可除外该因素;④肾性因素中,蛋白尿和血尿均不明显,不支持肾小球性疾病,更符合肾小管性疾病所致,结合上述存在诸多近端肾小管功能损伤表现,提示为肾小管间质疾病,尤其是近端肾小管疾病引起的肾功能不全可能性大。

近端肾小管主要参与多种物质重吸收,包括葡萄糖、氨基酸、磷酸盐、尿酸、碳酸盐、小分子蛋白质等。近端肾小管损伤可导致部分或全部上述物质重吸收障碍,使其从尿液中丢失增加,从而血液和机体内水平下降,临床可表现为肾性糖尿、氨基酸尿、低磷血症和尿磷排泄增多、低尿酸血症和尿尿酸排泄增多、近端肾小管酸中毒(proximal renal tubular acidosis,pRTA)和低钾血症、小分子蛋白尿等。

近端肾小管功能损伤大多起病隐匿、临床症状不特异,容易被忽视。但如果接诊医师能提高对它的识别能力,结合临床表现和尿常规、肾功能、电解质这类常规实验室检测,仍可实现对近端肾小管功能损伤的尽早识别。具体地,当患者出现以下症状或异常化验结果时,需高度警惕近端肾小管功能损伤可能:①症状及病史:发作性肢体无力乃至弛缓性瘫痪,骨痛、难以用外伤解释的骨折,反复发作或严重的泌尿系结石;②尿糖阳性,同步血糖正常且无糖尿病史;③反复低钾血症,无明确进食减少、呕吐或腹泻病因;④血总二氧化碳结合力下降或升高;⑤低磷血症;⑥低尿酸血症;⑦少量蛋白尿(<1g/d)。

💬 问题 2:如何详细评估近端肾小管功能及诊断肾脏范科尼综合征?

肾脏范科尼综合征(Fanconi syndrome,FS)指近端肾小管重吸收功能的广泛异常。目前国内外尚无统一的 FS 诊断标准,结合文献报道,笔者团队提出肾脏 FS 的诊断标准,具体包括如下两部分。

1. 近端肾小管功能障碍 5 项标准包括。

(1)肾性糖尿,即尿糖阳性且血糖正常;或肾糖阈试验测定提示肾糖阈下降。

(2)氨基酸尿。

(3)低磷血症和尿磷排泄增多(即肾性失磷),需满足以下至少一项。

a. 尿磷排泄分数增加:FE-P>20%,计算方法:FE-P =(尿[P]×血[Cr])/(血[P]×尿[Cr])×100%。

b. 在低磷血症情况下,24h 尿磷定量增加(>100mg/d)。

c. 磷廓清试验测得磷廓清指数降低(TmP/GFR<0.77mmol/L)。

(4)低尿酸血症和尿尿酸排泄增多,需满足以下至少一项。

a. 尿尿酸排泄分数增加:FE-UA>15%,计算方法:FE-UA =(尿[UA]×血[Cr])/(血[UA]×尿[Cr])×100%。

b. 在低尿酸血症情况下, 24h 尿尿酸定量增加(>800mg/d)。

(5)pRTA: 存在 RTA, 同时碳酸氢钠重吸收试验计算尿碳酸氢根排泄率>10%~15%。

注: 肾糖阈试验、磷廓清试验、碳酸氢钠重吸收试验方法详见本病例末的"附"。

2. 肾脏 FS 诊断标准。

完全型 FS 诊断需同时满足上述(1)~(5)项。

不完全型 FS 的诊断标准如下: 上述近端肾小管功能障碍标准满足 ≥3 项, 或满足 ≥2 项且同时经肾脏病理证实存在近端肾小管损伤。

本例患者经进一步评估提示存在肾性糖尿(尿糖 28mmol/L, 同步血糖正常)、尿氨基酸定性测定阳性、尿磷排泄增多(尿磷排泄分数 33.68%, 低血磷时 24 小时尿磷 25.81mmol/d, 磷廓清试验计算磷廓清指数 TmP/GFR 为 0.37mmol/L)、尿尿酸排泄增多(尿尿酸排泄分数 43.74%, 低尿酸血症时 24 小时尿尿酸 4.35mmol/d)和 pRTA(尿碳酸氢根排泄率 19.66%), 可诊断完全型 FS。

💬 问题 3: 如何鉴别肾脏范科尼综合征病因?

多种疾病可导致肾脏 FS, 包括先天遗传性及后天获得性。先天遗传性病因方面, 目前认为可分为两大类: ①肾脏孤立性的范科尼肾小管综合征(Fanconi renotubular syndrome, FRTS), 可分为 5 型(见表 8-1), 该分类伴随新的基因突变的发现和机制研究深入仍在不断完善中, 以 FRTS 2 型为例, 其由钠磷转运子 Ⅱa(NaPi-Ⅱa)单基因突变导致, 但仅有部分类型的基因突变可引起其他近端小管转运子功能异常, 从而出现肾脏 FS 表现, 且具体机制尚不明确。②系统性遗传性疾病: 如 Dent 病、胱氨酸病、糖原贮积症、遗传性半乳糖血症 1 型、遗传性果糖不耐受症、Wilson 病、线粒体病等均可能导致肾脏 FS, 其遗传和临床特点详见表 8-1。后天获得性病因主要包括自身免疫性疾病、单克隆免疫球蛋白相关疾病、药物及毒物因素、感染性间质性肾炎(主要鉴别要点详见表 8-2), 其他如肾小管间质性肾炎-葡萄膜炎综合征、肿瘤诱导的低磷性骨软化症、肾病综合征等亦可引起肾脏 FS。

表 8-1 肾脏 FS 常见先天遗传性病因及临床特点

先天遗传性疾病名称	常见突变基因	遗传方式	常见临床表现(除 FS 相关表现外)
孤立性			
FRTS1	*GATM*	AD	多数进行性肾衰竭
FRTS2	*SLC34A1*	AR	多数进行性肾衰竭, 无肾小管酸中毒、低血钾
FRTS3	*EHHADH*	AD	肾功能正常
FRTS4	*HNF4A*	AD	血镁升高, 多有肾功能不全, 巨大儿, 高胰岛素血症
FRTS5	*NDUFAF6*	AR	肺间质纤维化

续表

先天遗传性疾病名称	常见突变基因	遗传方式	常见临床表现(除 FS 相关表现外)
系统性			
Dent 病	CLCN5,OCRL	X 连锁	高尿钙症,肾结石或肾钙化,部分出现进行性肾衰竭
Lowe 综合征(即眼脑肾综合征)	OCRL	X 连锁	易出现进行性肾衰竭,多数有高尿钙症,白内障,精神发育异常(智力低下、肌张力低下等)
胱氨酸病(婴儿型或青少年型)	CTNS	AR	生长迟滞,眼部病变,进行性肾衰竭,部分有肝大、甲状腺功能减退、神经肌肉病变、骨病
Fanconi-Bickel 综合征(糖原贮积症亚型)	GLUT2	AR	严重生长迟滞,肝大,空腹低血糖和餐后高血糖,部分出现新生儿糖尿病
遗传性半乳糖血症 1 型	GALT	AR	肝功能异常,易感染,生长迟滞,神经发育异常,白内障等
遗传性果糖不耐受症	ALDOB	AR	果糖摄入后发作呕吐、低血糖,肝大,乳酸酸中毒,生长迟滞,严重者肝衰竭
遗传性酪氨酸血症 1 型	FAH	AR	肝大、肝功能异常乃至衰竭,肝癌风险增加,生长迟滞,部分有神经系统病变(多无智力障碍)、心肌病变
Wilson 病(肝豆状核变性)	ATP7B	AR	肝功能异常,神经系统异常,角膜 K-F 环
关节拳缩 - 肾小管功能不全 - 胆汁淤积综合征(ARC 综合征)	VPS33B,VIPAS39	AR	关节拳缩,胆汁淤积,严重生长迟滞,鱼鳞病,中枢神经系统异常,部分存在心脏缺陷、反复感染、腹泻
线粒体疾病	线粒体 DNA 或核 DNA 突变	AD、AR 或母系遗传	脑、肌肉、肝脏、心脏多脏器受累

注:FS,范科尼综合征;FRTS,范科尼肾小管综合征;AD,常染色体显性;AR,常染色体隐性。

表 8-2　肾脏 FS 常见后天获得性病因及鉴别要点

常见后天获得性病因		临床特点	病因诊断相关检查
自身免疫性疾病	pSS,SLE,IgG4-RD,PBC 等	女性多见; 多有口干、眼干、腮腺肿大等自身免疫病表现; 可有肾外脏器受累(如紫癜、血细胞减少、肺间质病变等)	IgG 定量、IgG4 亚型、补体; 自身抗体(包括抗核抗体、抗双链 DNA、抗 Sm、抗 SSA、抗 SSB、抗线粒体 M2 型抗体等); 口腔科评估唾液流率、腮腺造影,必要时唇腺活检; 眼科评估泪液流率、泪膜破裂时间、角膜荧光染色

常见后天获得性病因		临床特点	病因诊断相关检查
单克隆免疫球蛋白相关疾病	多发性骨髓瘤,轻链近端肾小管病等	中老年多见;骨痛、骨折较常见;可有肾外脏器受累(如贫血、自主神经病变等)	M蛋白筛查:如血清蛋白电泳、血和尿免疫固定电泳、血和尿游离轻链等;骨髓涂片及活检病理
药物	氨基糖苷类、阿德福韦酯、替诺福韦、顺铂、异环磷酰胺、丙戊酸、雷尼替丁等	特殊药物使用史	/
毒物	重金属等	毒物暴露史	毒物测定
感染	细菌、真菌、病毒、螺旋体、立克次氏体等	发热,感染灶相关症状;部分可出现肾区疼痛、泌尿系刺激征	细菌感染相关者肾脏病理可见肾间质较多中性粒细胞浸润

注:pSS,原发干燥综合征;SLE,系统性红斑狼疮;IgG4-RD,IgG4相关性疾病;PBC,原发性胆汁性肝硬化;M蛋白,单克隆免疫球蛋白。

患者中年女性,血IgG升高,抗核抗体斑点型阳性,滴度1:80,抗SSA抗体阳性,抗SSB抗体阴性;虽无明确口眼干症状,但眼科评估双眼Schirmer试验阳性(泪液流率≤5mm/5min),角膜荧光染色阳性,存在干眼症;口腔科评估提示唾液流率≤1.5ml/15min,腮腺造影可见末梢导管排空功能延迟,存在口干症;唇腺活检病理提示唇腺腺泡间及导管周间质内灶性淋巴细胞、浆细胞浸润,其中淋巴细胞浸润灶(每4mm²组织内至少50个淋巴细胞聚集)≥1个;筛查无明确系统性红斑狼疮等其他结缔组织病,符合2002年SS国际分类标准(AECG标准),故诊断原发性干燥综合征(primary Sjögren's syndrome,pSS)明确。

值得注意的是,不同病因的FS其近端肾小管功能受损表现并不完全一致,北京协和医院回顾性比较pSS继发FS(pSS-FS,n=25)和单克隆免疫球蛋白轻链相关FS(LC-FS,n=26)的临床特点,观察到LC-FS患者骨痛和肾性糖尿发生率更高,蛋白尿更严重,而低钾血症发生率较低。提示不同病因FS具有不同的近端肾小管受累表型,其机制仍有待进一步研究。

💬 问题4:该例患者是否需要肾活检,有何临床意义?

pSS是一种慢性多系统自身免疫性疾病,其特征为自身免疫性上皮炎,可出现多种外分泌功能障碍。pSS所致肾小管间质损伤的临床表现,以远端RTA最为常见,而近端肾小管受累如肾脏FS仅有少数报道。肾脏病理最常见表现为肾小管间质病变,以肾间质中淋巴细胞和浆细胞灶状浸润为相对特征表现,可有异位生发中心形成,病变急性者伴有肾小管上皮细胞浊肿变性、肾间质水肿,病变慢性化者可有不同程度的肾小管萎缩和间质纤维化。另可表现为肾小球病变,文献报道病理类型以膜性肾性、膜增生性肾小球肾炎(常继发于冷球蛋白血症)和 IgA 肾病多见。北京协和医院曾报道 2005—2015 年期间 103 例肾活检证实的干燥综合征肾损伤患者,其中 53 例(51.5%)以肾小管间质病变为主要表现,50 例(48.5%)存在肾小球病变,后者具体包括膜性肾病(37 例,35.9%)、系膜增生性肾小球肾炎(6 例,5.8%,其中包含 3 例 IgA 肾病)、微小病变肾病(4 例,3.9%)和局灶节段肾小球硬化症(3 例,2.9%)。pSS 肾活检指征目前尚无统一标准,传统观点认为,pSS 患者出现大量蛋白尿或肾功能损害时,推荐行肾活检;而对于单纯肾小管损伤,尤其是单纯远端肾小管酸中毒,是否需行肾活检存在争议,目前更倾向于建议有条件肾活检者均进行肾活检,可明确肾脏病变性质、活动程度,以更好地制订治疗方案和判断预后。

本例患者住院期间(2018 年 5 月)行肾活检,病理结果如下。免疫荧光:均阴性。光镜:12 个肾小球,8 个球性硬化;肾小球固有细胞未见增生,毛细血管袢开放良好,肾小球基底膜未见明显增厚;肾小管上皮细胞刷状缘脱落并扁平化,片状分布的轻度肾小管萎缩,伴间质轻度纤维化及大量密集的淋巴细胞、浆细胞浸润;肾内小血管未见明显异常。诊断:急性间质性肾炎伴慢性化表现,结合临床,符合干燥综合征所致肾损伤(图 8-1)。

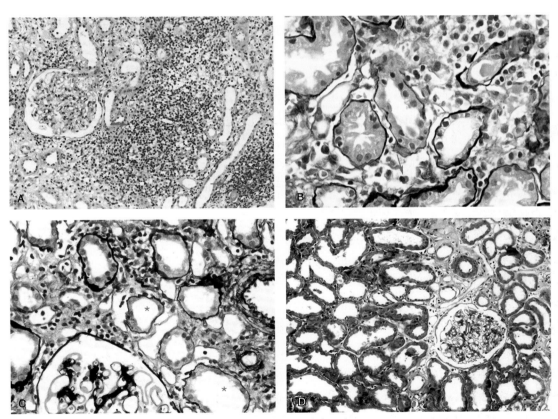

图 8-1　本例患者肾脏病理表现

注:A. 间质大量密集的炎症细胞浸润(红色箭头)(HE,×100);B. 浸润的炎症细胞以淋巴细胞、浆细胞为主(红色箭头)(HE,×400);C. 近端肾小管萎缩和刷状缘脱落(红色星号)(PASM,×200);D. Masson 染色示肾间质纤维化(MASSON,×100)。

💬 问题 5：pSS 所致肾小管间质损伤治疗？

针对 pSS 所致肾小管间质损伤的治疗，主要包括原发病治疗和补充治疗。其中原发病治疗通常包括糖皮质激素、免疫抑制剂或生物制剂使用，补充治疗则包括补磷（中性磷溶液，配制方法：磷酸二氢钾 6.4g+ 磷酸氢二钠 29g 或 + 二水磷酸氢二钠 73.1g，用蒸馏水 1 000ml 配制）、补钾（优选枸橼酸钾溶液）、纠正酸中毒［如，碳酸氢钠、枸橼酸合剂（配制方法：枸橼酸钾 96g+ 枸橼酸钠 98g+ 枸橼酸 140g，用蒸馏水 1 000ml 配制，如无低钾血症可不加枸橼酸钾）］等。

鉴于目前关于 pSS 肾损伤治疗的研究较为有限，激素及免疫抑制剂治疗的启动时机及最佳治疗方案仍存在较大争议。2019 年欧洲抗风湿病联盟（European league against rheumatism，EULAR）干燥综合征指南曾推荐根据干燥综合征疾病活动指数（EULAR Sjögren's syndrome disease activity index，ESSDAI）选择治疗方案（表 8-3）。北京协和医院报告 pSS-FS 患者在接受糖皮质激素治疗 3 个月后（n=19 例），分别有 47.1% 和 88.2% 患者达到肾功能缓解（eGFR 改善 ≥30%）和肾小管功能缓解（满足 ≥2 项肾小管功能恢复正常或改善 ≥50%），提示糖皮质激素治疗可有效改善肾小管功能。因此，在治疗 pSS-FS 时不能拘泥于 ESSDAI 评分，有时可能需更积极的糖皮质激素和免疫抑制剂治疗。此外，肾脏病理中急慢性病变的程度，也可能有助于预测激素及免疫抑制剂治疗的效果，这些均有待未来更多的研究证实。对于 pSS-FS 患者，无论选择何种治疗方案，定期随访和评估肾功能及肾小管功能、及时调整补充治疗亦至关重要，有效并持续改善低磷血症、低钾血症和代谢性酸中毒状态，可大大改善患者的骨骼损伤和生活质量。

表 8-3　2019 年 EULAR 干燥综合征局部和全身治疗建议（肾脏损伤部分）

肾脏活动度	肾脏损伤具体表现	推荐治疗
轻度	肾小管酸中毒且 GFR ≥60ml/min； 或肾小球病变满足尿蛋白 0.5~1g/d 且无血尿、GFR ≥60ml/min	仅采取纠正酸中毒、补钾等对症补充治疗
中度	肾小管酸中毒伴 GFR<60ml/min； 或肾小球病变满足尿蛋白 1~1.5g/d 且无血尿、GFR ≥60ml/min； 或肾脏病理提示非膜性肾病类型的肾小球肾炎或严重的肾间质淋巴细胞浸润	一线方案：单用糖皮质激素 0.5mg/（kg·d）； 二线方案（无法使用糖皮质激素时）：免疫抑制剂如硫唑嘌呤、环孢素、霉酚酸酯
高度	肾小球病变满足尿蛋白>1.5g/d 或伴有血尿或 GFR<60ml/min； 或肾脏病理提示增生性肾小球肾炎或冷球蛋白相关肾损害	一线方案：糖皮质激素 0.5~1mg/（kg·d）； 二线方案：利妥昔单抗或环磷酰胺

注：EULAR，欧洲抗风湿病联盟；GFR，肾小球滤过率。

本例患者属于中度肾脏活动性病变(肾小管酸中毒伴肾小球滤过率<60ml/min),结合肾脏病理提示间质性肾炎有急性表现,采取糖皮质激素联合免疫抑制剂治疗,具体为泼尼松50mg 每日 1 次[约 0.8mg/(kg·d)]、环磷酰胺 50mg 每日 1 次及羟氯喹 0.2g 每日 2 次,并予以枸橼酸钾溶液 10ml 每日 4 次、碳酸氢钠 2g 每日 3 次、中性磷溶液 10ml 每日 3 次、骨化三醇 0.25μg 每日 1 次补充治疗。规律随访 2 年,环磷酰胺累积满 200mg/kg 后停用,序贯硫唑嘌呤 50mg 每日 1 次维持治疗,泼尼松逐渐减量至 10mg 每日 1 次维持,监测血 IgG 水平降至正常,逐渐停用中性磷溶液和补钾药物,血磷、血钾、血尿酸水平持续正常,血肌酐下降并稳定在 140~150μmol/L。

最终诊断:原发性干燥综合征;肾脏范科尼综合征;慢性肾功能不全(慢性肾脏病 3 期)

(作者　施潇潇　李佳颖,审稿　陈丽萌)

专家点评

近端肾小管主要参与多种物质重吸收,部分或全部物质重吸收障碍表现为完全和不完全肾脏范科尼综合征(FS)。其诊断很大程度上取决于临床医生对血和尿检异常的敏感性,如肾性糖尿、氨基酸尿、低磷血症和尿磷排泄增多、低尿酸血症和尿尿酸排泄增多、近端肾小管酸中毒和低钾血症、小分子蛋白尿等。FS 的病因诊断直接关系到患者治疗和预后,获得性 FS 要重点筛查自身免疫性疾病、单克隆免疫球蛋白相关疾病、药物相关小管间质损害、感染性间质性肾炎等。对于干燥综合征相关 FS,选择合适时机肾活检,针对间质性肾炎及时应用激素及免疫抑制剂治疗,有助于改善肾小球功能和肾小管功能,同时积极纠正酸中毒、补钾、补磷(中性磷),可大大改善患者的骨骼损伤和生活质量。

参考文献

[1] 郑法雷,赵素梅,李雪梅,等. 范可尼综合征的临床特点与生化异常 [J]. 中华内科杂志, 2000, 39 (11): 14-17.

[2] SHI X, CHEN Z, WANG J, et al. Primary Sjögren's syndrome with renal Fanconi syndrome: good responses to treatment with glucocorticoids [J]. Semin Arthritis Rheum, 2020, 50 (6): 1326-1332.

[3] CHEN Z, LI J, SHI X, et al. Clinicopathological characteristics and long-term prognosis of monoclonal immunoglobulin light chain associated Fanconi syndrome [J]. Ther Adv Hematol, 2021, 12: 2040620720983127.

[4] PAYNE R B. Renal tubular reabsorption of phosphate (TmP/GFR): indications and interpretation [J]. Ann

Clin Biochem, 1998, 35 (Pt 2): 201-206.

[5] LEMAIRE M. Novel Fanconi renotubular syndromes provide insights in proximal tubule pathophysiology [J]. Am J Physiol Renal Physiol, 2021, 320 (2): F145-F160.

[6] KLOOTWIJK E D, REICHOLD M, UNWIN R J, et al. Renal Fanconi syndrome: taking a proximal look at the nephron [J]. Nephrol Dial Transplant, 2015, 30 (9): 1456-1460.

[7] FOREMAN J W. Fanconi syndrome [J]. Pediatr Clin North Am, 2019, 66 (1): 159-167.

[8] FRANÇOIS H, MARIETTE X. Renal involvement in primary Sjögren syndrome [J]. Nat Rev Nephrol, 2016, 12 (2): 82-93.

[9] GOULES A V, TATOULI I P, MOUTSOPOULOS H M, et al. Clinically significant renal involvement in primary Sjogren's syndrome: clinical presentation and outcome [J]. Arthritis Rheum, 2013, 65 (11): 2945-2953.

[10] MARIPURI S, GRANDE J P, OSBORN T G, et al. Renal involvement in primary Sjogren's syndrome: a clinicopathologic study [J]. Clin J Am Soc Nephrol, 2009, 4 (9): 1423-1431.

[11] YANG H X, WANG J, WEN Y B, et al. Renal involvement in primary Sjogren's syndrome: a retrospective study of 103 biopsy-proven cases from a single center in China [J]. Int J Rheum Dis, 2018, 21 (1): 223-229.

[12] 张文, 厉小梅, 徐东, 等. 原发性干燥综合征诊疗规范 [J]. 中华内科杂志, 2020, 59 (4): 269-276.

[13] 王婧, 陈丽萌. 原发干燥综合征肾脏损害临床病理特点及治疗进展 [J]. 中国医学科学院学报, 2018, 40 (2): 268-278.

[14] RAMOS-CASALS M, BRITO-ZERÓN P, BOMBARDIERI S, et al. EULAR recommendations for the management of Sjögren's syndrome with topical and systemic therapies [J]. Ann Rheum Dis, 2020, 79 (1): 3-18.

[15] SEROR R, BOWMAN S J, BRITO-ZERON P, et al. EULAR Sjogren's syndrome disease activity index (ESSDAI): a user guide [J]. RMD open, 2015, 1 (1): e000022.

附：

肾糖阈测定试验（口服葡萄糖 - 积分法）

1. 试验前准备：患者空腹,排空小便弃去,测量身高、体重并记录,备 300ml 温水,抽 0h 血标本送检血糖、血肌酐。

2. 将无水葡萄糖粉 75g（1 水合葡萄糖 82.5g）溶于 300ml 温水内,5 分钟之内服完,从服用葡萄糖溶液第一口开始计时。

3. 试验 0.5h、1h、1.5h、2h、3h、4h 各采集血标本送检血糖。

4. 从 0h 开始,每次小便均使用清洁容器留取,测定尿量并记录,并尽快送检测定尿糖浓度。第 4h 时排空小便,作为最后一次标本。

5. 计算肾糖阈值（RTG）,根据以下 RTG 定义：

$$\text{UGE rate (mmol/min)} = \begin{cases} 0, & \textit{if}\,PG \leqslant RTG \\ \text{GFR (L/min)} \times [PG\,(\text{mmol/L}) - RTG\,(\text{mmol/L})], & \textit{if}\,PG > RTG \end{cases}$$

由 $\int_0^{240\text{min}}$ UGE rate $\times$ dt $=$ UGE$_{240\text{min}}$

其中，UGE rate，尿糖排出速率；GFR，肾小球滤过率（根据试验当日血肌酐计算获得）；PG，血糖；UGE$_{240\text{min}}$，4 小时内尿糖排出总量（根据尿量及尿糖浓度计算获得）。

磷廓清试验

1. 晨起空腹，8am 排空膀胱，饮用蒸馏水 300ml。

2. 10am 抽血标本送检血肌酐和血磷浓度，同时留尿送检尿标本测尿肌酐和尿磷浓度。

3. 计算肾小管磷重吸收（TRP）= 1-（血肌酐 × 尿磷）/（血磷 × 尿肌酐）。

4. 计算磷廓清指数（TmP/GFR，即肾小管最大磷吸收 / 肾小管滤过率，正常值 0.80~1.35mmol/L）：将血磷浓度、TRP 数值分别在 Walton-Bijvoet 图中（附图 8-1）标在左侧纵坐标与中间斜坐标上，二点连线与右侧纵坐标的交点即 TmP/GFR 数值（注：血磷坐标的单位左侧为 mg/dl，右侧为 mmol/L；TmP/GFR 坐标的单位右侧为 mg/dl，左侧为 mmol/L）。

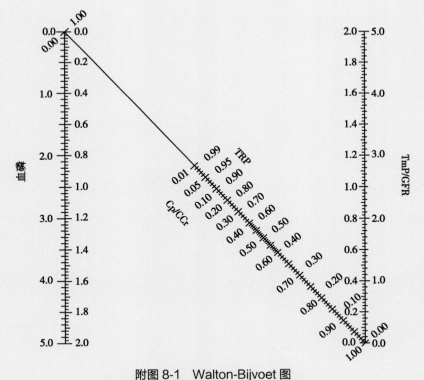

附图 8-1　Walton-Bijvoet 图

注：TRP，肾小管磷重吸收率；Cp/CCr，尿磷排泄分数；TmP/GFR，磷廓清指数。

碳酸氢钠重吸收试验

1. 予以 $NaHCO_3$ 溶液静脉输注,输注速度 0.3~0.6mmol/min［例如:5% $NaHCO_3$ 溶液 0.5~1ml/min,或提前 3 日每日口服 1~2mmol/(kg·d)碳酸氢钠,连服 3 日］。

2. 数小时后送检血气,若血［HCO_3^-］≥26mmol/L 为达标,继续 $NaHCO_3$ 溶液静脉输注。

3. 达标后 0.5~1 小时后同时送检测血气、尿气、静脉血(检测血肌酐)、次尿(检测尿肌酐),终止试验。

4. 计算 碳酸氢根排泄分数 $FEHCO_3$(%)=(尿［HCO_3^-］×血肌酐)/(血［HCO_3^-］×尿肌酐)×100%(注意单位均为 mmol/L)。

判读标准:$FEHCO_3$>15% 时,符合近端肾小管酸中毒。

病例 9 发作性四肢无力、手足抽搐

专家导读

　　从神经肌肉症状联想到低钾血症并不难,常常被忽略的是低镁血症。本例罕见肾脏病为我们提供了经典的失盐性肾病的诊断和鉴别诊断思路,从基因突变到转运子蛋白功能,再到利尿剂作用位点,以及由此而发展的生理功能试验,发挥了定性、定位和定量的临床诊断能力。本病例不仅帮助我们更加深入地理解肾小管不同部位的转运子,如何精准调控肾脏水盐平衡,并通过管球反馈影响球旁器区域肾素分泌来调节血压的病理生理机制,提示我们针对机制拓展治疗策略,而且较好地体现了罕见肾脏病诊疗思路、相关研究、治疗甚至新药研发的完整过程。

　　患者女性,20 岁,因"发作性四肢无力、手足抽搐 2 年"于 2020 年 3 月入院。

　　【病情概述】患者于 2018 年 2 月无明显诱因发作四肢无力,10 分钟后出现手足抽搐、伴心悸,约 1 小时后症状自行缓解,间隔 2~3 小时后上述症状再次出现,无痛性痉挛、头晕、胸痛等。就诊于当地医院,查血钾 2.2mmol/L、血镁 0.51mmol/L,予"氯化钾、螺内酯"口服。此后患者仍在无明显诱因下发作 4 次类似症状,将补钾补镁增加至"氯化钾 2.5g 每日 3 次、门冬氨酸钾镁 4 片每日 3 次",症状可缓解。2020 年 3 月就诊于我院门诊,测血压 100/65mmHg,查血常规基本正常;血生化:肌酐 64μmol/L,钾 2.8mmol/L,镁 0.58mmol/L,钠 135mmol/L,氯 91mmol/L,钙 2.52mmol/L;血气:pH 7.51,二氧化碳分压 38mmHg,氧分压 97mmHg,碳酸氢钠 29.6mmol/L;同时 24 小时尿电解质:钾 152.6mmol,钙 0.68mmol;立位肾素、血管紧张素、醛固酮评估:肾素 4.5ng/(ml·h)、血管紧张素 II 394.2pg/ml↑、醛固酮 39.8ng/dl↑;甲状腺功能:正常。自发病以来,患者精神、食欲、睡眠可,二便如常,否认夜尿增多。既往史:否认长期服用中药、止痛剂、无食用棉籽油史。个人史:足月顺产,非低体重儿,母亲妊娠中无羊水增多,生长发育无异常,智力可。婚育史、家族史:无特殊。入院查体:血压 105/70mmHg,脉搏 90 次/min,一般状况可,心肺腹查体无特殊,双下肢无水肿。

💬 问题 1:低钾血症的病因鉴别诊断思路?

　　患者青年女性,主要表现为发作性四肢无力、手足抽搐 2 年,补钾补镁后症状可缓解。查体血压不高,辅助检查提示低血钾、低血镁、低尿钙、代谢性碱中毒、肾素 - 血管紧张素系统(renin-angiotensin system,RAS)活化。诊断低钾血症,鉴别诊断思路如下(图 9-1):①首先根据病史可除外消化道钾摄入不足或腹泻等情况。②比较 24 小时尿钾与血钾水平,根据肾性失钾标准:血钾小于 3.0mmol/L 时,尿钾排泄量大于 20mmol/24h;或血钾小于 3.5mmol/L 时,尿钾排泄量大于 25mmol/24h。因此,符合肾性失钾表现。③根据动脉血气分析,患者存在代谢性碱中毒。④患者无高血压,需进一步鉴别利尿剂使用、其他原因继发肾性失钾(结缔组织病、浆细胞病、药物)、Gitelman 综合征(Gitelman syndrome,GS)和 Bartter 综合征(Bartter syndrome,BS)。⑤根据病史可除外利尿剂及其他导致肾损伤药物的使用。经完善自身抗体检测、M 蛋白检测,结果均为阴性,可除外其他继发肾性失钾的原因。

因此对该患者,临床考虑失盐性肾病 GS 或 BS 可能性大。患者青少年发病,且伴有低镁血症、低尿钙,首先考虑 GS。

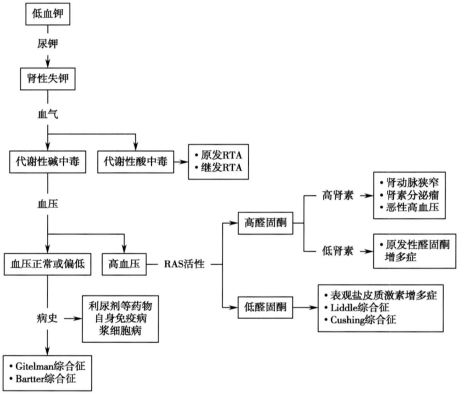

图 9-1　低钾血症鉴别诊断流程
注:RTA,肾小管性酸中毒;RAS,肾素 - 血管紧张素系统。

💬 问题 2:如何鉴别 GS 和 BS?

GS 是由编码肾脏远曲小管钠 - 氯协同转运蛋白(Na$^+$-Cl$^-$ cotransporter,NCC)的 *SLC12A3* 基因突变所致的一组常染色体隐性遗传病。经典 BS(Ⅲ型)由编码氯离子通道 ClC-Kb 的 *CLCNKB* 基因突变所致。GS 和 BS 均可表现为低血钾、代谢性碱中毒、RAS 激活但血压不高,肾脏病理经典表现为球旁器增生(图 9-2)。

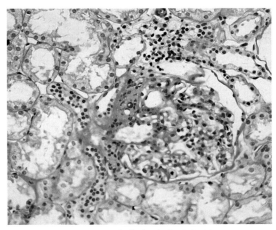

图 9-2　患者肾脏病理表现

注：球旁器增生，球外系膜细胞明显增生（PAS，×400）。

PAS，过碘酸希夫染色。

但 BS 发病相对较早（多 3 岁以前），更易出现生长发育迟滞，血镁水平多正常，尿钙水平正常或偏高（表 9-1）。结合患者发病年龄较大、低血镁、低尿钙的特点，目前临床考虑 GS 可能性大。接下来可通过生理功能试验进一步鉴别，确诊需要基因诊断。

表 9-1　Gitelman 综合征与经典型 Bartter 综合征（Ⅲ型）鉴别诊断要点

因素	Gitelman 综合征	经典型 Bartter 综合征
发病时间	青少年或成年	多 3 岁以前
低血镁	常见	少见
低尿钙	常见	少见
病变部位	远曲小管钠 - 氯协同转运蛋白	髓袢升支粗段氯离子通道
功能试验	对氢氯噻嗪反应性降低	对呋塞米反应性降低
突变基因	*SLC12A3*	*CLCNKB*

应用小剂量能直接抑制 NCC 和 Na-K-2Cl 共转运蛋白功能的药物——氢氯噻嗪和呋塞米，进行氯离子清除试验（临床生理功能试验），有助于鉴别 GS 和 BS。试验原理和方法：通过小剂量氢氯噻嗪（成人 50mg）和呋塞米（成人静脉注射 20mg）直接阻断 NCC 和 Na-K-2Cl，观察服药前后氯离子排泄分数的变化程度，来评估 NCC 和 Na-K-2Cl 转运蛋白功能。GS 患者由于 NCC 功能缺陷，氢氯噻嗪试验结果通常表现为对氢氯噻嗪反应性降低，而对呋塞米反应良好；BS 相反。试验前需停用补钾、补镁治疗 1 日，且保证患者试验前血钾水平不低于 3mmol/L，试验过程中需定时饮水、留尿、采血。以基因诊断为金标准，中国人群中氯离子排泄分数的变化程度（ΔFECl）<2.86% 时诊断 GS 的灵敏度和特异度分别为 95.7% 和 95.8%。

该患者试验结果为 0.58%，属于对氢氯噻嗪无反应型（<2.86%），支持临床 GS 诊断。

该患者遗传学检测结果：

该患者基因检测结果（Sanger 测序）：*SLC12A3* 复合杂合突变，p.Thr60Met，p.Cys16X。

问题 3：如何解读基因检测结果？

检测到 *SLC12A3* 纯合突变或复合杂合突变可确诊，单杂合突变的患者需结合临床。发现变异之后，可在 1000Genomes、GnomAD 等数据库中查询该变异在正常人群中的频率，在人类基因突变数据库（HGMD）查阅或者检索文献明确是否为已报道变异，并根据 ACMG 基因变异致病性解读指南对变异进行分类。必要时可开展体外功能试验，为确定变异致病性提供证据。爪蟾卵母细胞表达体系，是目前国际公认最好的验证错义变异对 NCC 功能影响的体外模式细胞方法。

分析变异致病性：① p.Thr60Met 在 HGMD 中已有报道，人群频率 4.3×10^{-5}（GnomAD），依据 ACMG 指南，该变异被判断为致病变异。② p.Cys16X 在 HGMD 中尚无报道，人群频率未知（GnomAD），依据 ACMG 指南，该变异被判断为致病变异。我中心通过爪蟾卵母细胞表达体系行 p.Thr60Met 的体外功能检测，提示该突变导致 NCC 功能明显受损。综上，考虑患者 GS 诊断明确。

问题 4：GS 患者的治疗与随访？

GS 主要治疗目标是改善症状并提高患者生活质量。治疗方法主要包括终身电解质替代治疗和基于发病机制的治疗，需要长期规律随访与监测。根据 2021 年 Gitelman 综合征诊疗中国专家共识，建议血钾和血镁治疗目标分别为 3.0mmol/L 和 0.6mmol/L 以上。

鼓励多进食含盐饮食，以及富含钾、镁的食物。补钾药物建议补充氯化钾，可同时补充尿液中丢失的氯离子，且不会加重代谢性碱中毒。合并低镁血症时应优先补镁治疗，可减少尿钾排泄，有助于低钾血症的纠正。补镁药物剂型方面，口服有机酸盐制剂（如门冬氨酸盐等）生物利用度更高，可分次随餐服用以减轻消化道症状。必要时可予静脉补钾、补镁治疗。

基于发病机制的治疗主要基于两点：①容量不足继发 RAS 活化。②远端小管液钠含量增高促进钠钾交换。因此可以采用：①抑制 RAS 活化环节的药物，包括醛固酮受体拮抗剂如螺内酯、依普利酮，前列腺素合成酶（cyclooxygenase，COX）抑制剂如吲哚美辛等，以及血管紧张素转换酶抑制剂/血管紧张素Ⅱ受体拮抗剂。1 项回顾性研究显示，螺内酯联合氯化钾能使治疗前后患者血钾水平升高（0.69±0.64）mmol/L。此外，COX 抑制剂方面，鉴于部分 GS 患者尿前列腺素 E2 及前列腺素 E2 代谢产物（prostaglandin E2 metabolite，PGEM）水平增高，且尿 PGEM 水平高的患者临床表现更重，推测 COX 抑制剂可能有助于部分患者改善低钾血症和相关症状，而尿 PGEM 水平测定有助于筛选此类患者。②阻断钠-钾离子交换机制的药物，如阿米洛利。这些药物的使用有助于减少补钾药物的剂量，改善低钾相关症状，但需注意监测药物副作用。

本例患者原有电解质补充治疗方案氯化钾 2.5g 每日 3 次、门冬氨酸钾镁 4 片每日 3

次，查血钾 2.8mmol/L、血镁 0.58mmol/L，均未达标。考虑到患者存在顽固性电解质紊乱、且依赖大剂量补钾补镁治疗，治疗上除继续对症补充电解质外，予联合使用螺内酯 20mg 每日 1 次口服。3 个月后门诊随访，患者一般状况可，无明显不适，复查血钾 3.1mmol/L、血镁 0.62mmol/L。

最终诊断：Gitelman 综合征

（作者　张磊，审稿　陈丽萌）

专家点评

肾小管精细调节着机体 99% 的钠重吸收，在近端小管、髓袢、远端小管以及集合管上均分布着不同 Na^+ 转运蛋白，负责 Na^+ 的重吸收，其中任何一个转运蛋白功能出现异常就可导致不同程度的失盐性肾病。病因方面如为基因突变所致，则称为遗传性失盐性肾病，主要包括家族性肾性糖尿、Bartter 综合征、Gitelman 综合征（GS）、EAST 综合征、假性醛固酮减少症等。

其中 GS 是最常见的遗传性失盐性肾病之一，患病率约为 (1~10)/40 000，是由编码肾脏远曲小管钠 - 氯协同转运蛋白（NCC）的 *SLC12A3* 基因突变所致的一组常染色体隐性遗传病。对于青少年或成年发病，表现为代谢性碱中毒、血压正常的低钾血症、低镁血症或低尿钙症患者，建议排查 GS。GS 症状主要与低血钾、低血镁等电解质紊乱相关。氢氯噻嗪试验是辅助诊断 GS 的一种重要临床功能试验，基因检测是诊断金标准。GS 暂无根治疗法，目前以对症治疗、电解质替代治疗为主。

参考文献

［1］中国研究型医院学会罕见病分会, 中国罕见病联盟, 北京罕见病诊疗与保障学会, 等. Gitelman 综合征诊治的中国专家共识 (2021 版)[J]. 协和医学杂志, 2021, 12 (6): 902-912.

［2］彭晓艳, 蒋兰萍, 袁涛, 等. 氯离子清除试验在 Gitelman 综合征鉴别诊断中的应用 [J]. 中国医学科学院学报, 2016, 38 (3): 275-282.

［3］JIANG L, PENG X, ZHAO B, et al. Frequent SLC12A3 mutations in Chinese Gitelman syndrome patients: structure and function disorder [J]. Endocr Connect, 2022, 11 (1): e210262.

［4］WANG F, SHI C, CUI Y, et al. Mutation profile and treatment of Gitelman syndrome in Chinese patients [J]. Clin Exp Nephrol, 2017, 21 (2): 293-299.

［5］PENG X, JIANG L, CHEN C, et al. Increased urinary prostaglandin E2 metabolite: a potential therapeutic target of Gitelman syndrome [J]. PLoS One, 2017, 12 (7): e0180811.

病例 **10** 多饮、多尿、肾积水

//// **专家导读** ////

婴幼儿发病的多尿，不难考虑到遗传性肾小管功能障碍。难能可贵的在于完整的多尿的诊断和鉴别诊断思路，规范化的遗传学检测结果评价，清晰的病理生理机制剖析和由此而了解的一组罕见小管间质病。同时，基于机制的对症治疗和展望，印证了遗传性罕见病促进我们对自身生理功能的认知，并作为常见肾脏病窗口的意义。

患者男性，21 岁，因"多饮、多尿 21 年，发现肾积水 4 个月余"于 2020 年 6 月入院。

【病情概述】患者 1998 年 11 月（出生后 11 天）无明显诱因出现持续高热，体温高峰 40℃，伴吐奶，无腹泻、咳嗽、咳痰、惊厥等不适，予以大量进水及"退热药"治疗后体温可短暂降至正常，尿多，与饮水量相当。此后间断发热至 7 月龄，之后体温正常但烦渴、多饮、多尿，每日饮水量约 3L，尿量与饮水量相当，当地医院考虑"尿崩症"，予"氢氯噻嗪"治疗后症状可好转，未规律服药。随年龄增长患者饮水量及尿量逐渐增多，2006 年后每日饮水约 10L，夜尿大于 5 次，日尿量大于夜尿量。饮水量不足时伴烦渴、头晕、心悸，无怕热、多汗、贪食，无头痛、恶心、呕吐等不适。2020 年 5 月患者自觉乏力于当地医院就诊，无腰痛、发热、血尿等不适，查尿常规：比重 1.010，潜血（–），蛋白（–）；生化：血钾 2.7mmol/L，钠 141mmol/L，氯 98mmol/L，肌酐 97μmol/L。胸部、腹部、盆腔 CT 平扫："双侧肾脏增大，肾皮质变薄；双侧肾盂、肾盏及全程输尿管扩张积水"。CT 尿路造影："双侧肾盂输尿管扩张积水，膀胱增大，壁稍厚，神经源性膀胱可能"。泌尿系统 B 超提示："膀胱残余尿约 224ml"。予留置导尿管 7 天后血肌酐 65μmol/L，尿素 6.5mmol/L，尿酸 660.5μmol/L，钾 3.3mmol/L，钠 138mmol/L；血渗透压 284.2mOsm/（kg·H_2O）；甲状腺功能、皮质醇、促肾上腺皮质激素正常。垂体增强 MRI："垂体右侧叶异常信号，微腺瘤可能（0.7cm × 0.5cm），伴垂体柄异常信号"。既往史、个人史及家族史：患者第一胎第一产，足月顺产，出生体重 2kg，出生身长不详，母亲否认孕期高血压、糖尿病、多尿、服药史，否认产伤、窒息，母乳喂养至 8 个月，同期予某奶粉（后被检出三聚氰胺）喂养至 1 岁。出牙、走路、说话时间与同龄人相仿。6 岁前较同龄人明显矮小、瘦弱。注意力、学习成绩较差。弟弟自出生有类似症状，外院诊断"尿崩症、肾积水"，有一舅舅出生后 40 天去世，原因不详。查体：血压 131/94mmHg，脉搏 102 次 /min，体重指数 28.4kg/m^2，心肺腹查体无殊，左侧阴囊肿胀，无压痛。

💬 问题 1：该患者多尿需考虑哪些诊断？拟完善的检查？

患者青年男性，慢性病程、自幼起病，多饮多尿，家族中有类似病史者，无影响肾小管功能药物使用史，头颅磁共振成像无垂体异常影像；近期出现肾盂积水、肾功能损害及电解质紊乱。患者突出临床表现为多尿（大于 2.5L/d），多尿原因一般分为渗透性多尿与水利尿导致多尿两大类。渗透性多尿，往往起病较急，常见原因包括控制不佳的糖尿病、服用钠糖转运子 2 抑制剂（葡萄糖渗透）、急性肾衰竭恢复期（尿素渗透）、大量输注氯化钠溶液、双侧输尿管梗阻解除（钠渗透）、使用渗透性利尿剂如甘露醇等。本例患者病程长，无相关病史及用药史，渗透性多尿可除外。水利尿方面，需进一步鉴别原发性烦渴症（精神性多饮），中枢性尿崩、肾性尿崩（nephrogenic diabetes insipidus，NDI），限水后行血尿渗透压、垂体加压试验有助于鉴别（见图 10-1）。其次，患者肾积水，已除外结石、占位等梗阻性原因，初步考虑为多尿、尿潴留导致膀胱压力增高，输尿管反流所致，导尿后积水明显缓解，也支持这一诊断。

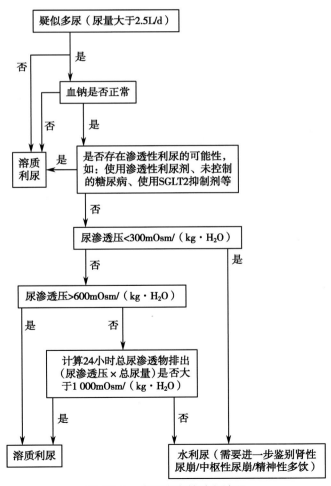

图 10-1　多尿患者的诊断流程

本患者入院后行限水加压试验，限水 3 小时后行相关检查如下（表 10-1）。

表 10-1　限水加压试验结果

时间	血渗透压 / (mOsm·kg^{-1}·H$_2$O^{-1})	尿渗透压 / (mOsm·kg^{-1}·H$_2$O^{-1})	尿比重	尿量 /ml
07：00	312	44	≤ 1.005	1 000
08：00	–	53	≤ 1.005	1 000
09：00（注射 AVP）	–	74	≤ 1.005	950
10：00	–	85	≤ 1.005	900
11：00	332	88	≤ 1.005	750

注：患者血钠 139~141mmol/L（非限水），151~156mmol/L（限水）；– 表示未检查。

💬 问题 2：如何解释限水加压试验结果？

限水加压试验有助于鉴别水利尿患者是垂体加压素释放不足（中枢性尿崩），还是肾脏对垂体加压素反应低下（肾性尿崩）。通过限制患者饮水，随着患者排尿增加，患者出现血渗透压增高及容量下降，当血钠大于 145mmol/L 且血渗透压大于 295mOsm/（kg·H$_2$O），此时，高渗与低容量对垂体后叶的刺激可以使垂体加压素充分释放，最大程度浓缩正常个体的尿液，如此时患者尿渗透压已达 700mOsm/（kg·H$_2$O）提示精神性多饮。否则加用水溶性加压素 5U 皮下注射：完全性肾性尿崩者尿渗透压上升<15%，部分性肾性尿崩者尿渗透压上升 15%~45%，但绝对值仍少于 300mOsm/（kg·H$_2$O），中枢性尿崩者尿渗透压可达 300mOsm/（kg·H$_2$O）以上。如患者限水后尿渗透压在 500~700mOsm/（kg·H$_2$O），使用加压素后无进一步升高则提示精神性多饮（鉴别见表 10-2）。

表 10-2　限水加压试验结果判读

项目	正常人	完全性肾性尿崩	部分性肾性尿崩	中枢性尿崩	精神性多饮
限水前尿渗透压 /（mOsm·kg^{-1}·H$_2$O^{-1}）	>300	<300	<300	<300	>300
限水后尿渗透压 /（mOsm·kg^{-1}·H$_2$O^{-1}）	>700	<300	<300	<300	500~700
限水后尿量	减少	不变	不变	不变	减少
限水后尿比重	增加	不变	不变	不变	增加
使用加压素后 1 小时尿渗透压	不进行	增加<15%	增加 15%~45%	增加 50%	不变

本患者每小时尿量达到 1 000ml，尿渗透压显著低于血渗透压，符合水利尿性多尿。限水后患者尿比重不增加、尿渗透压<300mOsm/（kg·H$_2$O），使用加压素 1 小时后尿渗透压也不能达到 300mOsm/（kg·H$_2$O）且增加小于 15%，符合完全性肾性尿崩诊断。

💬 问题 3：肾性尿崩有哪些原因？如何确定本患者肾性尿崩原因？

儿童期起病的肾性尿崩多由遗传性肾性尿崩症引起，加压素 V2 受体基因突变是其中最常见的类型，约占遗传性肾性尿崩症的 90%。该病由位于 X 染色体上（Xq28）的加压素 V2 受体（arginine vasopressin receptor 2，*AVPR2*）基因突变导致。突变蛋白质由于存在错误折叠而陷于内质网，不能到达集合小管细胞的基底外侧细胞表面与循环中的加压素结合。本病虽为 X 连锁遗传，有一些杂合子女性可能在大多数时候无症状，但在妊娠期由于胎盘释放的加压素酶显著增加内源性抗利尿激素（antidiuretic hormone，ADH）的清除而出现多尿。遗传性肾性尿崩症的另一种形式是由水通道蛋白 -2 基因缺陷导致，该基因编码集合小管细胞中对 ADH 敏感的水通道蛋白。这种变异可能呈常染色体隐性或常染色体显性遗传模式。水通道蛋白 -2 一般储存于细胞质溶胶内。在 ADH 的影响下，水通道蛋白 -2 在 Ser-256、Ser-264 和 Ser-269 处磷酸化并重新分布于顶膜（管腔膜），从而使水顺浓度梯度从肾小管液中被重吸收至高渗性髓质间质。当突变导致水通道蛋白 -2 的磷酸化作用缺乏，将损害水通道蛋白的运输作用（阻止其与管腔膜融合），并减弱通道功能。其他由遗传因素导致的肾性尿崩还有 Bardet-Biedl 综合征［常染色体隐性遗传病，特征为肥胖、男性生殖腺发育不全、精神发育迟滞、视网膜变性、多指（趾）畸形、肾脏畸形（特别是肾盏畸形）、高血压以及逐渐进展的慢性肾脏病］、Bartter 综合征（失盐性肾病，*SLC12A1* 和 *KCNJ1* 基因变异）、肾消耗病、胱氨酸病、家族性低镁血症合并高钙尿和肾钙质沉着症、表观盐皮质激素过多综合征、关节弯曲 - 肾功能不全 - 胆汁淤积（arthrogryposis-renal dysfunction-cholestasis，ARC）综合征（常染色体隐性遗传性多系统疾病，由 *VPS33B* 和 *VIPAS39* 变异所致）等（表 10-3）。

表 10-3 其他遗传性尿崩症的遗传及临床表现

疾病	致病基因	遗传方式	临床特征
Bardet-Biedl 综合征	高度遗传异质性	常染色体隐性	肥胖、男性生殖腺发育不全、精神发育迟滞、视网膜变性、多指（趾）畸形、肾脏畸形（特别是肾盏畸形）、高血压以及逐渐进展的慢性肾脏病
Bartter 综合征	*SLC12A1*、*KCNJ1*	常染色体隐性	生长和精神发育迟、低钾血症、代谢性碱中毒、多尿和烦渴、尿钙排泄正常或增加、血清镁浓度正常或轻度降低、偶有低磷血症及继发性甲状旁腺功能亢进
肾消耗病	NPHP 系列基因	常染色体隐性	囊性肾病，通常会进展为终末期肾病；肾外表现包括视网膜变性、小脑性共济失调和肝纤维化等

续表

疾病	致病基因	遗传方式	临床特征
胱氨酸病	*CTNS*	常染色体隐性	婴儿型以肾脏表现为主：肾小管性蛋白尿伴 β₂ 微球蛋白和溶菌酶大量排泄、糖尿、高磷酸盐尿以及氨基酸尿、多尿烦渴、低钾血症、低钠血症和代谢性酸中毒、抗维生素 D 佝偻病、肾钙沉着症、通常会进展为终末期肾病；肾外：毛发金黄、皮肤雪白、生长迟滞、畏光、流泪和眼睑痉挛、视网膜周边不规则脱色、肝大、胰岛素依赖性糖尿病、甲状腺功能减退等
家族性低镁血症合并高钙尿和肾钙质沉着症	*CLDN16*、*CLDN19*	常染色体隐性	低镁血症、肾结石和肾钙沉着症、黄斑缺损、眼球震颤和近视
表观盐皮质激素过多综合征	*HSD11B2*	常染色体隐性	类似原发性醛固酮增多症的表现：高血压、低钾血症、代谢性碱中毒及低血浆肾素活性。但该病患者的血浆醛固酮水平较低
关节弯曲-肾功能不全-胆汁淤积（arthrogryposis-renal dysfunction-cholestasis，ARC）综合征	*VPS33B*、*VIPAS39*	常染色体隐性	关节弯曲（多关节挛缩）、肾功能不全和胆汁淤积、重度生长障碍、鱼鳞病、中枢神经系统异常、心脏缺陷、反复感染和腹泻

成人起病的肾性尿崩可见于锂中毒、高钙血症（血钙持续高于 2.75mmol/L）、低钾血症（血钾持续低于 3mmol/L）、多种肾脏疾病（解除双侧泌尿道梗阻后、镰状细胞病、常染色体显性遗传性多囊肾和髓质囊性肾病变、肾淀粉样变性和干燥综合征）和药物损害（包括西多福韦、膦甲酸、加压素 V2 受体拮抗剂、两性霉素 B、地美环素、异环磷酰胺、氧氟沙星、奥利司他和去羟肌苷）药物诱导的肾性尿崩症通常可逆，至少部分可逆。

对于本患者，自幼起病，家族中有类似病史者，应高度怀疑遗传性肾性尿崩症，可行全外显子检查以明确治病基因。

💬 问题 4：患者基因检测结果（表 10-4）如何分析？

患者编码加压素 V2 受体基因（NM_000054）位于 NM_000054.4 序列中第 507 号位点发生 T 碱基缺失，其编码的蛋白质 170 位的亮氨酸突变为丝氨酸并产生新的阅读框架，终止于第 170 号密码子下游 42 号密码子处。既往没有该变异致病性的相关报道。根据美国医学遗传学和基因组学会（American college of medical genetics and genomics，ACMG）指南，梳理该变异致病性证据。该变异符合致病性证据非常强 1（pathogenic very strong 1，PVS1）（检出变异为无功能变异，导致蛋白功能丧失）+致病性证据中等 2（pathogenic moderate 2，PM2）（正常对照人群中未发现该变异）+致病性支持（pathogenic supporting 4，PP4）（患者的表型及家族史高度符合遗传性肾性尿崩症），可判断为致病变异。本患者加压素 V2 受体基因突变导致的遗传性肾性尿崩症诊断明确。

表 10-4　患者基因检测结果

基因	染色体位置	转录本编号核苷酸变化（氨基酸变化）	基因亚区	基因型	致病性分类	相关疾病、遗传模式	家系成员
AVPR2	chrX：153171466	NM_000054.4：c.507delT（p.Leu170Serfs*42）	EX2/CDS2	半合	致病	X 连锁遗传肾性尿崩症（OMIM：304800）/XL	母亲（杂合）弟弟（半合）

注：XL，X 染色体连锁遗传。

💬 问题 5：下一步如何治疗？

该类患者对症治疗包括。

1. 婴幼儿应避免脱水及高钠血症　婴幼儿不能自主饮水，独立地对口渴感增强做出反应，应避免脱水电解质紊乱（如高钠血症、低钾血症等）导致身体和精神发育迟滞。应以每 2 小时 1 次的频率，为其提供水分，严重病例可能需要持续胃饲。

2. 预防泌尿道的严重扩张　遗传性肾性尿崩相关的高尿流量可诱发泌尿道扩张（肾积水）和膀胱扩张。严重者可导致肾功能进行性损害，并可能发展为终末期肾病，这可能与导致膀胱功能障碍的主动性尿潴留有关。减少尿流量、频繁排尿和"二次排尿"以彻底排空膀胱都是重要的预防措施。应在合适年龄训练儿童该方法，持续到成年避免泌尿道的严重扩张。

3. 减少尿流量　①减少膳食带来的溶质：对于成年患者，由于尿渗透压固定，因此尿量取决于溶质排出量。若通过膳食调整将溶质排出量降至正常的 80%，则每日尿量亦可随之减少。将盐摄入限制为 ≤100mEq/d（2.3g 钠）及蛋白质摄入限制为 ≤1.0g/kg 可能是合理的目标。但不包括婴、幼儿和儿童，以避免影响生长发育。②利尿剂：噻嗪类利尿剂联合低溶质膳食可减少 NDI 患者的多尿症程度。通过诱发轻度容量不足血压下降，使得近端小管重吸收增加、输送到集合管 ADH 敏感部位的水分减少从而降低尿量。体重即使仅减轻 1~1.5kg，也可使尿量减少 50% 以上。保钾利尿剂阿米洛利也可能有一定作用，该药作用于远端小管，通过诱发轻度容量不足血压下降，可以增加初始尿钠排泄、减少输送到集合管总水量,从而增强随后的抗多尿反应。与氢氯噻嗪联合使用还可降低钾排泄。③对复杂的先天性多尿 - 多饮 Bartter 样综合征所致的多尿患者,前列腺素类似乎在发病机制中起着重要作用,可试用非甾体抗炎药如吲哚美辛,可以通过环氧合酶 - 前列腺素 E2- 前列腺素 E2 代谢物途径,"绕开"血管紧张素 V2 受体而激活细胞环磷酸腺苷(cyclic adenosine monophosphate,cAMP),从而启动水通道蛋白 -2 向细胞膜的转移而发挥作用。

4. 避免渗透压高于尿液的静脉补液　存在肾外体液丢失(如,腹泻、呕吐和发热)的肾性尿崩患者,尤其是儿童患者,通常需要静脉补液。5% 的葡萄糖水溶液和 1/4 张(0.22%)的盐水通常可被患者良好耐受,但渗透压高于尿液的补充液体[如,1/2 张(0.45%)的盐水]可导致高钠血症,即使其渗透压低于血浆。

5. 其他治疗与展望

V2 受体分子伴侣:血管加压素 V2 受体缺陷导致其不能在细胞内适当折叠,因此无法被转移至细胞表面与循环中的加压素反应。V2 受体分子伴侣可通过促进受体的适当折叠和成熟发挥作用。如非肽类 V2 受体拮抗剂有膜通透性,可以与 AVPR2 突变蛋白结合,辅助其折叠和转运,恢复其在细胞膜的表达。但针对的突变类型有限,有一定的局限性。有研究显示非肽类 V2 受体激动剂可激活突变的 AVPR2 蛋白,促进水通道蛋白 -2 在细胞膜的表达。

V2 受体旁路激动剂:V2 受体的抗利尿活性通常由 G 蛋白信号级联激活、导致细胞内 cAMP 增加以及水通道蛋白 -2 向细胞膜的转移介导。但集合管内还存在由 2 种前列腺素 E2 受体(EP2 和 EP4)和 1 种 β3- 肾上腺素能受体启动的增加细胞 cAMP 的反应路径。通过这些受体传递前列腺素 E2 和 β3- 肾上腺素能信号,也可以增加水通道蛋白 -2 在细胞顶膜的富集和磷酸化。因此,刺激前列腺素 E2 受体(EP2 和 EP4)和 β3- 肾上腺素能受体,可能提供了一条绕过 V2 受体信号通路的途径。例如,在 X 连锁 NDI 小鼠模型中,ONO-AE1-329(集合管细胞中前列腺素 E2 受体 EP4 的一种选择性激动剂)可使尿渗透压从 150mOsmol/(kg·H$_2$O)上升至 500mOsmol/(kg·H$_2$O)。

水通道蛋白 -2 分子伴侣:大多数导致 NDI 的水通道蛋白 -2(加压素敏感性水通道)突变会导致蛋白质被滞留于细胞内。目前正在进行研究,以寻找有助于将这些蛋白质导向细胞表面的伴侣样分子。

本例患者加用氢氯噻嗪 25mg 每 8 小时 1 次后患者尿量可减少至 6~8L/d。复查泌尿系超声:右肾盂宽约 1.5cm,余肾盂、肾盏、输尿管未见明显扩张。氯化钾缓释片 3g 每日 3 次 + 门冬氨酸钾镁 2 片每日 3 次后血钾可在 4.0mmol/L 以上。门诊随诊中。

> **最终诊断:遗传性肾性尿崩症(加压素 V2 受体基因突变)**

（作者　王海云,审稿　陈丽萌）

/// **专家点评** ///

　　儿童期起病的肾性尿崩应首先考虑遗传性尿崩症,并通过限水加压素试验,定位到肾性尿崩。基于临床指标对全外显子测序结果进行分析,确定了 **V2** 受体基因突变导致蛋白存在错误折叠而陷于内质网,不能到达集合小管细胞的基底外侧细胞表面,难以发挥与循环中的加压素结合的功能,而导致发病的全景图。基因治疗尚不成熟。对症治疗包括,对于婴幼儿应避免脱水及高钠血症、预防泌尿道的严重扩张、减少尿流量、避免渗透压高于尿液的静脉补液,基于机制的噻嗪类利尿剂、**COX** 抑制剂治疗仍能部分控制病情。

参考文献

［1］ DE FOST M, OUSSAADA S M, ENDERT E, et al. The water deprivation test and a potential role for the arginine vasopressin precursor copeptin to differentiate diabetes insipidus from primary polydipsia [J]. Endocr Connect, 2015, 4 (2): 86-91.

［2］ FUJIWARA T M, BICHET D G. Molecular biology of hereditary diabetes insipidus [J]. J Am Soc Nephrol, 2005, 16 (10): 2836-2846.

［3］ WESCHE D, DEEN P M, KNOERS N V. Congenital nephrogenic diabetes insipidus: the current state of affairs [J]. Pediatr Nephrol, 2012, 27 (12): 2183-2204.

［4］ LOS E L, DEEN P M, ROBBEN J H. Potential of nonpeptide (ant) agonists to rescue vasopressin V2 receptor mutants for the treatment of X-linked nephrogenic diabetes insipidus [J]. J Neuroendocrinol, 2010, 22 (5): 393-399.

［5］ LI J H, CHOU C L, LI B, et al. A selective EP4 PGE2 receptor agonist alleviates disease in a new mouse model of X-linked nephrogenic diabetes insipidus [J]. J Clin Invest, 2009, 119 (10): 3115-3126.

病例 **11** 不伴血尿、蛋白尿的家族性尿毒症

专家导读

　　青年女性,血肌酐升高 9 年,起病隐匿,临床症状不明显,无明显血尿及蛋白尿,无水肿、高血压。既往有可疑的听力下降,家族中多人患尿毒症,多人曾有高尿酸血症或出现过痛风发作。病史与临床表现如此不典型,究竟是哪种肾脏病在作祟? 肾脏病很快可定位于肾小管间质。究竟是何种类型肾小管间质病变? 还需要进一步做哪些检查,才能弄清确切诊断,明确治疗方案? 本例做法和经验很值得我们借鉴。

　　患者女性,40 岁,因 "发现血肌酐升高半年余" 于 2012 年 9 月 20 日入院。

　　【病情概述】患者 2012 年体检血压正常,化验检查:血红蛋白 105g/L;尿常规:蛋白(±)、潜血(-)、葡萄糖(-);血生化:白蛋白 52g/L、血肌酐 115mmol/L(正常值上限 84mmol/L)、尿素 10.8mmol/L、尿酸 290μmol/L、钾 3.4mmol/L、钙 2.2mmol/L、磷 1.3mmol/L、二氧化碳结合力 26.3mmol/L、钠 140mmol/L、氯 105mmol/L、葡萄糖 5.9mmol/L。患者无不适症状,2012 年 9 月于我院就诊,完善检查甲状旁腺激素 110pg/ml,红细胞沉降率 8mm/h,血清蛋白电泳、尿免疫固定电泳均正常;血抗核抗体、抗可溶性核抗原抗体、抗中性粒细胞胞质抗体均阴性;24 小时尿蛋白 0.07g,尿 N-乙酰-β-D-氨基葡萄糖苷酶/尿肌酐正常、尿 $β_2$ 微球蛋白正常;禁水 12 小时后血渗透压 303mOsm/(kg·H_2O)、尿渗透压 608mOsm/(kg·H_2O);超声双肾大小正常(左肾 10.0cm×3.8cm、右肾 10.3cm×4.5cm),双肾弥漫性病变。患者平时尿量正常,夜尿 1~2 次/晚,夜间尿量少于白天。既往史:近 10 年反复口腔溃疡、近 2 年右耳听力下降。家族史:母亲、姐姐、二姨、表姐均因尿毒症去世,舅舅、二姨的儿子患尿毒症,家族中多人血尿酸偏高或曾出现过痛风发作。查体:血压 128/82mmHg,脉搏 60 次/min,体重指数 20.3kg/m^2,心肺腹查体正常,双下肢无水肿。

💬 问题 1:该患者的诊治思路及拟完善的检查?

　　患者中年女性,慢性病程,起病隐匿。以肾功能异常为主要临床表现,无伴随血尿及蛋白尿,血压正常。既往有可疑的听力下降、口腔溃疡病史,有肾脏病家族病史。

　　首先,根据患者肾功能改变的伴随症状,无明确的血尿及中大量蛋白尿、血压升高不明显,不符合慢性肾炎综合征临床表现;无突出的血压变化,不符合肾血管性改变。因此,该患者的肾脏病变定位于肾小管间质。

　　进一步鉴别诊断需考虑:①遗传性疾病,患者家族中母系有多人患有慢性肾衰竭,高度提示为遗传相关肾脏病。②药物诱发的间质性肾炎,肾间质小管是药物导致肾脏损害的主要受累部位;如马兜铃酸肾病、止痛剂肾病等均可表现为肾小管间质疾病。本例患者病程中

无长期服用药物病史,故可基本除外。③免疫性疾病导致的肾小管间质改变,如干燥综合征可继发间质性肾炎,结合患者有长期口腔溃疡表现,需进行相关疾病的检查。根据患者免疫指标均为阴性,故可排除。④单克隆蛋白相关肾脏损害,单克隆蛋白可阻塞肾小管的管腔导致管型肾病,或表现为范科尼综合征的轻链肾病。但本例血、尿免疫固定电泳均为阴性,故可排除。⑤高尿酸导致的肾功能异常以肾小管间质损伤为主要表现。患者家族中存在多人尿酸升高、痛风病史,但进一步明确该患者无尿酸相关病史,且目前其尿酸水平正常,暂不考虑。

综上所述,目前高度怀疑该患者为遗传性疾病导致的肾小管间质损害。下一步需要首先行肾活检明确肾脏改变的具体病理类型,同时完善家系调查。

💬 问题 2：该患者肾活检病理哪些特点及提示？

免疫荧光结果：IgM(++),弥漫性系膜区颗粒样沉积。

光镜：25 个肾小球,15 个球性硬化。系膜细胞轻度节段性增生。部分肾小球基底膜变性、皱缩。肾小管灶状萎缩,伴间质纤维化和较密集的炎症细胞(以淋巴细胞为主,少量单核细胞和浆细胞)浸润。部分小动脉管壁增厚伴玻璃样变(图 11-1)。

诊断：肾小管间质性损害。

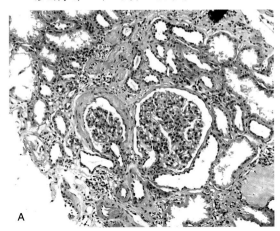
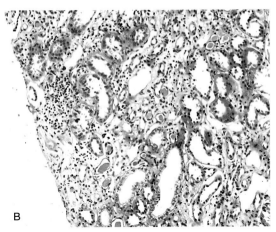
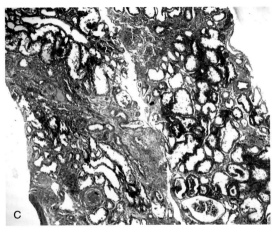

图 11-1 肾脏穿刺活检病理改变

注：A. 系膜细胞轻度节段性增生。部分肾小球基底膜变性、皱缩(HE,×200);B. 间质见以淋巴细胞为主的炎症细胞浸润(HE,×200);C. 肾小管灶状萎缩,伴间质纤维化(MASSON,×200)。

💬 问题3：为明确诊断还需完善哪些内容？

遗传性疾病基因诊断是金标准。

经过基因检测分析，本例患者存在染色体1q21的 *MUC1*（编码黏蛋白1即 MUC1 的基因）-VNTR（可变数目串联重复序列）的单胞嘧啶插入突变（图11-2），由于 *MUC1* 的 VNTR 中的胞嘧啶多了1个，胞嘧啶碱基插入造成了后续基因的移码突变。

我们进一步完成家系调查与家系成员基因检测。家系图显示（图11-3）：家族中多人存在肾脏疾病、每一代均有患者、患病率接近一半，男女均可患病，符合常染色体显性疾病表现。

连锁分析表明患者与 *MUC1* 基因位点一致。*MUC1*-VNTR 单胞嘧啶插入突变见于先证者。所有高危亲属的基因分型显示，共有4名家庭成员是 *MUC1* 变异携带者。至此，该患者可诊断为 *MUC1* 基因变异引起的常染色体显性肾小管间质性肾病（autosomal dominant tubulointerstitial kidney disease，ADTKD），即 ADTKD-MUC1。

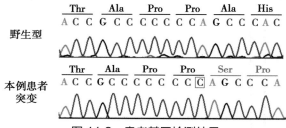

图 11-2　患者基因检测结果

注：序列色谱图显示，患者的 *MUC1*-VNTR 在正常人的连续7个胞嘧啶之后，多出了一个单胞嘧啶插入（红框），导致后续基因的移码突变（红色字符）。

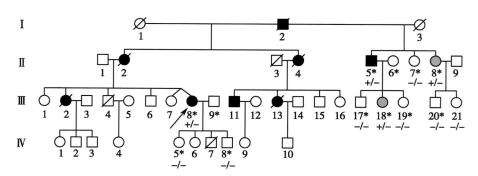

图 11-3　患者的家系调查图谱

注：箭头所指为本例患者，即先证者。黑色实心符号代表肾功能异常个体；灰色实心符号代表肾功能状态未知；空心符号代表肾功能正常个体。* 表示有采集了血液样本的个体。*MUC1*-VNTR 单核苷酸插入的基因型显示在每个个体的符号下面；+ 和 – 符号分别代表突变体和野生型等位基因。

ADTKD 是一组罕见的单基因遗传疾病。此类疾病为常染色体显性遗传,非青少年起病、发病年龄较晚,肾脏表现不具有特异性,主要为肾功能异常、没有或仅少量蛋白尿、无明确血尿,少数患者肾脏可存在髓质小囊肿(因此曾经被称为"髓质囊性肾病"),肾脏疾病进展较为缓慢,肾外表现不多。

已经明确的 ADTKD 遗传原因主要有三种,分别为 UMOD、REN 和 MUC1,即:编码尿调素(TH 蛋白)的 UMOD 基因突变所引起的 ADTKD-UMOD(曾称为 MCKD2 型、家族性青少年高尿酸血症性肾病 FJHN)、编码肾素的 REN 基因突变所引起的 ADTKD-REN、MUC1 基因突变所致的 ADTKD-MUC1(曾称为 MCKD1 型)。ADTKD-UMOD 与 ADTKD-REN 起病年龄均较早、常同时存在早发性高尿酸血症 / 痛风,而 ADTKD-MUC1 患者尿酸多正常,可借此特点协助后者与 ADTKD-UMOD 和 ADTKD-REN 进行临床鉴别。此外,还有个别病例基因检测并不能发现上述三类突变,有文献报道进一步分析可能发现更为罕见的致病基因突变,如肝细胞核因子 -1-β(HNF1B)突变(临床异质性大,常合并成年型糖尿病、低镁血症、尿酸排泄减少导致的高尿酸血症、以及肝酶异常)、Sec61 易位子 α1 亚基(SEC61A1)突变(可合并中性粒细胞减少或贫血、生长发育迟滞)、jagged 1(JAG1)或 notch 2(NOTCH2)突变导致的 Alagille 综合征(可合并胆汁淤积、肺动脉口狭窄和法洛四联症、眼部异常、面容发育异常)等,这些更罕见的基因突变,可根据同时存在其他器官受累作为临床鉴别的参考。

ADTKD-MUC1 是指编码黏蛋白 -1 的 MUC1 基因突变引起的 ADTKD,约占目前整体 ADTKD 的 30%,我国也有此类家系的报道。由于 MUC1 基因的编码区内一个 VNTR 序列中多插入了一个胞嘧啶,继而发生后续基因移码突变,产生特殊的移码突变蛋白,这种异常的黏蛋白聚集在髓袢、远端小管、集合管的细胞内。虽然类似的黏蛋白也可出现在乳腺、皮肤、胃肠道和呼吸系统,但并不产生临床症状与后果。

ADTKD-MUC1 的确诊需要通过基因检测,但 MUC1-VNTR 的单胞嘧啶插入突变的检测要求较高,临床常有假阴性结果。对于临床高度怀疑者,近期已经有研究显示,使用特异性抗体检测患者尿液细胞或肾活检组织中的异常移码突变蛋白,以及使用具有长读长的三代测序(long-read sequencing)检测 MUC1-VNTR 的单胞嘧啶插入突变,也可协助本病诊断。

💬 问题 4:治疗及预后?

ADTKD-MUC1 患者没有特异性治疗。主要治疗均为针对慢性肾脏病并发症的支持性治疗和延缓肾脏病进展的非透析治疗,以及肾脏替代治疗。MUC1 突变导致的常染色体显性肾小管间质性肾病患者可选择肾移植,移植肾不会出现本病复发。

本例患者明确 ADTKD-MUC1 诊断后,优质低蛋白饮食、补充造血原料等慢性肾脏病非透析治疗。2018 年复查(6 年后)泌尿系超声:右肾长径 9.8cm、左肾长径 9.7cm,双肾皮质回声增强。2021 年 5 月出现血压升高,血压 150/70mmHg,复查血红蛋白 93g/L,血肌酐 249μmol/L、尿酸 357μmol/L。

最终诊断: 常染色体显性肾小管间质性肾病(*MUC1* 基因突变); 慢性肾功能不全; 肾性贫血

（作者　郑可, 审稿　郑法雷）

专家点评

常染色体显性肾小管间质性肾病（ADTKD）是一组新近被认识到的罕见遗传性肾小管间质疾病, 因此家系调查和基因检测是确诊的要点, 鉴别诊疗需与同样表现为肾功能损害的遗传性肾小球疾病, 如 Alport 综合征相鉴别, 通过临床表现不难区分肾小球性疾病与小管间质病。

根据是否合并高尿酸血症, ADTKD-MUC1 临床上可以与 ADTKD 的另两个类型（ADTKD-UMOD、ADTKD-REN）鉴别。因为 ADTKD-MUC1 为 *MUC1*-VNTR 的单胞嘧啶插入突变, 漏诊率较高, 采用移码突变蛋白特异性抗体检测及三代测序方法, 有助于检测出相关突变。

参考文献

［1］ ECKARDT K U, ALPER S L, ANTIGNAC C, et al. Autosomal dominant tubulointerstitial kidney disease: diagnosis, classification, and management--A KDIGO consensus report [J]. Kidney Int, 2015, 88 (4): 676-683.

［2］ BLEYER A J, HART P S, KMOCH S. Hereditary interstitial kidney disease [J]. Semin Nephrol, 2010, 30 (4): 366-373.

［3］ KIRBY A, GNIRKE A, JAFFE D B, et al. Mutations causing medullary cystic kidney disease type 1 lie in a large VNTR in MUC1 missed by massively parallel sequencing [J]. Nat Genet, 2013, 45 (3): 299-303.

［4］ SI N, ZHENG K, MA J, et al. Genetic testing of the mucin 1 gene-variable number tandem repeat single cytosine insertion mutation in a Chinese family with medullary cystic kidney disease [J]. Chin Med J (Engl), 2017, 130 (20): 2459-2464.

［5］ KNAUP K X, HACKENBECK T, POPP B, et al. Biallelic expression of mucin-1 in autosomal dominant tubulointerstitial kidney disease: implications for nongenetic disease recognition [J]. J Am Soc Nephrol, 2018, 29 (9): 2298-2309.

病例 12 双眼畏光、肢体无力、肾功能不全

专家导读

　　不论是来自临床综合征的提示还是来源遗传发育的研究，人类很早就认识到肾脏与眼底微血管及葡萄膜炎存在共同的发病机制。本例青年女性以眼部症状起病，同时存在典型的肾小管间质病特点，不难想到相关综合征，但是如何展开完整的鉴别诊断，如何抽丝剥茧去除干扰因素，排除眼、肾共同受累的常见病因，确诊此病？如何制定完整的治疗计划？对临床医生思路的完整性提出了较高的要求。

　　患者女性，30 岁，因"双眼畏光、疼痛 3 个月，肢体无力 1 个月"于 2020 年 11 月 23 日入院。

　　【病情概述】患者 2020 年 8 月无明显诱因出现双眼疼痛、发红、畏光，伴双眼视物朦胧感，诊断双眼虹膜睫状体炎，予以妥布霉素地塞米松滴眼液、复方托吡卡胺滴眼液，服用成分不明汤药，症状稍改善。2020 年 10 月出现四肢无力，梳头、行走困难。查血压 124/84mmHg，血气分析 pH 7.30，碳酸氢根 14.7mmol/L，碱剩余 −9.8mmol/L，阴离子间隙 1.9mmol/L；血常规：白细胞 $8.02×10^9$/L，血红蛋白 108g/L，血小板 $278×10^9$/L；血钾 2.8mmol/L，钠 134mmol/L，氯 109mmol/L，磷 0.49mmol/L，钙 2.23mmol/L，血肌酐 160μmol/L，尿酸 114μmol/L，糖化血红蛋白 4.7%；红细胞沉降率 13mm/h；尿常规＋沉渣：pH 7.5，蛋白 0.3g/L，潜血 TRACE（微量），葡萄糖 28mmol/L，白细胞 70cells/μl；24 小时尿蛋白 0.92g。24 小时尿钾 63.5mmol，24 小时尿钙 1.77mmol；尿 $β_2$ 微球蛋白及尿 $α_1$ 微球蛋白升高；尿蛋白电泳小管来源 58.2%，小球来源 41.8%；泌尿系超声：右肾长 11.4cm，左肾长 12.7cm，双肾皮质回声增强。左肾上腺呈结节样增粗。予补钾、碳酸氢钠后四肢无力好转。患病以来，患者精神、饮食、睡眠可，大便正常，小便如上述，体重无明显变化。病程中否认发热、呕吐、腹泻、进食减少，否认皮疹、光过敏、脱发、口干、眼干、口腔及外阴溃疡等。既往史：体健，自诉 2020 年初体检肾功能无异常。余病史无特殊。查体：血压 118/83mmHg、脉搏 90 次/min、指脉氧 99%（自然状态下）、体重指数 28.04kg/m²，心肺腹查体阴性，双下肢不肿。

💬 问题 1：本例患者病例特点及肾脏受累分析？

　　患者青年女性，亚急性病程，临床主要表现为：①微量蛋白尿伴肾功能异常，血压正常；②电解质酸碱异常：低钾、低磷血症、酸中毒伴尿糖阳性；③虹膜睫状体炎。具体分析考虑：患者肾功能不全伴以肾小管来源为主的蛋白尿、尿白细胞阳性、提示肾小管间质病

变,贫血亦支持该诊断。阴离子间隙不高的代谢性酸中毒、低钾血症伴尿钾明显升高,符合肾小管酸中毒、肾性失钾;结合低磷血症、低尿酸血症、与血糖不平行的尿葡萄糖增高等近端肾小管功能障碍的表现,定位诊断符合范科尼综合征及Ⅱ型肾小管酸中毒,必要时可以行碳酸氢盐重吸收实验,证实酸中毒类型。综合考虑患者肾脏受累原因为肾小管间质性肾病。

💬 问题2:后续的诊治思路及需要完善的检查?

肾小管间质性肾病、范科尼综合征需除外继发病因:①药物:多种药物如抗生素、抗肿瘤药物、质子泵抑制剂等可引起肾小管间质性肾炎,可伴发热、皮疹、血嗜酸性粒细胞升高等过敏表现,尿沉渣镜检亦可见嗜酸性粒细胞。患者虽有汤药服用史,但若用一元论无法解释眼部病变。②感染:全身感染或泌尿系感染均可继发间质性肾炎(肾盂肾炎),患者无发热及上尿路感染症状,暂不考虑感染性间质性肾炎。患者尿常规白细胞阳性,但无尿路刺激症状,没有泌尿系感染证据,可以通过尿培养进一步除外泌尿系感染。③免疫机制介导的系统性疾病:a.干燥综合征,干燥综合征可继发间质性肾炎,但好发于中老年人,患者为青年女性,无口眼干症状,暂无干燥综合征支持点,免疫球蛋白定量、抗SSA抗体、抗SSB抗体有助于鉴别。b.结节病是以单个或多个脏器和组织的非干酪性肉芽肿性病变为表现的系统性疾病,以肺部、淋巴系统最常受累,可表现为间质性肾炎及眼部受累,通常血清血管紧张素转化酶(ACE)升高,胸部CT有特征性改变,肾活检病理为肉芽肿性间质性肾炎。影像学及病理可协助诊断。c.IgG4相关性疾病,IgG4相关性疾病好发于中老年人,是以慢性、进行性炎症伴纤维化为特征的系统性疾病,以涎腺、胰腺、胆管受累为多,也可通过不同机制累及肾脏,包括肾实质内占位、腹膜后纤维化继发肾后性梗阻、以席纹状纤维化及IgG4阳性浆细胞浸润为特征的间质性肾炎。完善IgG亚类定量,肾活检病理有助于鉴别。④单克隆免疫球蛋白血症、恶性肿瘤可导致肾小管间质病变,如轻链沉积病、肿瘤抗原导致的免疫反应等。目前缺乏此类证据,考虑可能性小。可以完善血清蛋白电泳(排查单克隆免疫球蛋白)、胸部影像、腹部超声等简单排查。⑤特发性肾小管间质性肾炎:无明确继发性病因时,考虑特发性肾小管间质性肾炎,当合并葡萄膜炎时诊断为肾小管间质性肾炎-葡萄膜炎综合征,亦即TINU综合征。常见于青年女性,可有发热、乏力等全身症状,眼葡萄膜炎最常见为前葡萄膜炎,也可有中间葡萄膜炎、后葡萄膜炎、视网膜炎、巩膜炎、黄斑水肿。肾脏表现为肾小管损伤和急性、亚急性间质性肾炎,肾小管不同部位均可受累,可以表现为近端小管损伤的完全或不完全范科尼综合征、远端小管损伤导致的失盐性肾病(类似Gitelman综合征表现)、集合管受累导致的肾性尿崩等。诊断需排除其他已知病因(表12-1),可能存在遗传易感性,感染、药物等触发T细胞免疫的异常激活为可能发病机制。

表 12-1　TINU 综合征诊断标准

诊断标准

TINU 综合征：
- 病理或临床（符合所有标准）诊断急性间质性肾炎及典型的葡萄膜炎

很可能的 TINU 综合征：
- 病理诊断的急性间质性肾炎及不典型葡萄膜炎，或
- 临床诊断的急性间质性肾炎（不完全符合诊断标准）及典型葡萄膜炎

有可能的 TINU 综合征：
- 临床诊断的急性间质性肾炎（不完全符合诊断标准）及不典型葡萄膜炎

急性间质性肾炎的确诊标准：
- 组织病理学诊断：肾活检结果与肾小管间质性肾炎一致
- 临床诊断：出现下列标准（满足以下 3 条标准者被认为是完全符合诊断标准，未达到 3 条者为不完全符合诊断标准）
  1. 肾功能异常
  2. 尿检异常：尿 β_2 微球蛋白水平升高，非肾病水平蛋白尿（半定量试验中尿蛋白 ≤2+ 或尿蛋白肌酐比<3g/g 或 24 小时尿蛋白<3g）、嗜酸性粒细胞尿、不伴感染的脓尿或血尿、白细胞管型尿、血糖正常的葡萄糖尿
  3. 系统性表现，病程 ≥2 周
     ①症状和体征：发热、体重下降、厌食、乏力、疲乏、皮疹、腹部或腰痛、关节痛
     ②实验室检查：贫血、肝功能异常、嗜酸性粒细胞增多、红细胞沉降率>40mm/h

葡萄膜炎的确诊标准：
- 典型：
  1. 双侧前葡萄膜炎伴或不伴中间葡萄膜炎或后葡萄膜炎
  2. 急性间质性肾炎前 2 个月或后 12 个月之内发生葡萄膜炎
- 非典型：
  1. 单侧的前葡萄膜炎或中间葡萄膜炎或后葡萄膜炎
  2. 急性间质性肾炎前 2 个月或后 12 个月之外发生葡萄膜炎

注：诊断需要满足同时存在急性间质性肾炎和葡萄膜炎，并除外其他导致以上病变的系统性疾病。病例分为"确定的"、"很可能的"和"有可能的"三类。

　　患者完善相关检查：尿培养（－）；抗核抗体、抗双链 DNA 抗体、抗 SSA 抗体、抗 SSB 抗体、抗中性粒细胞胞质抗体（－）；血清 IgG 定量 13.5（7~17）g/L，IgG 亚类定量正常，补体正常；血清蛋白电泳未见 M 蛋白。胸部 CT：双侧胸膜增厚，未见占位及肿大淋巴结。腹部超声：脂肪肝。肾穿刺活检病理结果提示如下。免疫荧光:（－）。光镜：肾小球固有细胞未见明显增生。肾小球基底膜未见异常。肾小管上皮细胞刷状缘脱落；肾小管弥漫轻度萎缩，部分管壁内见淋巴细胞浸润。间质见急慢程度不一的轻度纤维化，伴有大量淋巴细胞及散在单核细胞、浆细胞浸润。诊断：急性间质性肾炎，伴部分慢性化改变（图 12-1）。根据上述诊断标准，患者 TINU 综合征诊断明确。

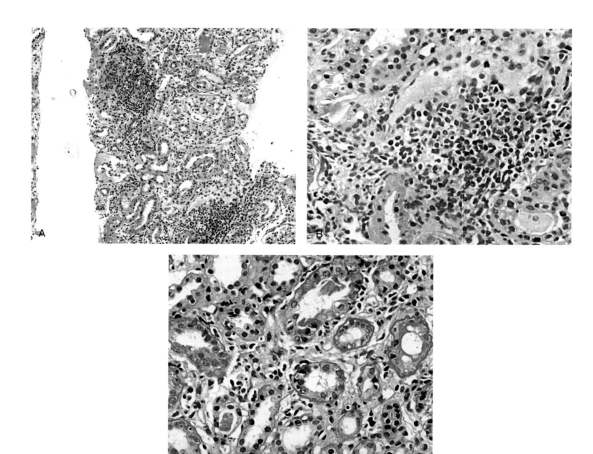

图 12-1　患者肾活检病理光镜结果

注：A. 间质大量炎症细胞浸润（HE，×100）；B. 浸润的炎症细胞以淋巴细胞为主（HE，×400）；
C. 部分肾小管管壁内见淋巴细胞浸润（红色箭头）（PAS，×400）。

问题 3：TINU 综合征还需要评估哪些肾外及眼外病变？

鉴于 TINU 综合征为免疫相关疾病，肾外、眼外脏器受累并不少见，已有报道患者可出现自身免疫性甲状腺炎、血清阴性的关节炎、自身免疫性感音性耳聋、淋巴细胞性肺泡炎等。患者可出现与受累器官相对应的临床表现。本患者无关节痛、听力改变等临床症状，可注意筛查甲状腺功能，并在病情随访过程中注意其他脏器受累情况。

问题 4：该患者的治疗及预后？

治疗参照其他病因相关的急性间质性肾炎，可根据肾功能恶化速度及程度予以糖皮质激素 0.5~1mg/（kg·d），糖皮质激素减量速度根据病情严重程度及对治疗的反应而定，间质病变严重，伴有慢性纤维化改变者，可以加用免疫抑制剂，如吗替麦考酚酯、环磷酰胺等。肾脏相关表现轻而以前葡萄膜炎为主者可采用局部糖皮质激素，但若累及眼后节病变者亦需使用糖皮质激素。

本病预后常较好,但仍有复发、慢性化的案例。对于复发、葡萄膜炎治疗抵抗、不耐受糖皮质激素的患者,可选择免疫抑制剂,包括吗替麦考酚酯、环磷酰胺、甲氨蝶呤等均有报道,也可尝试使用生物制剂治疗,但均缺乏高水平循证证据。

本患者予以泼尼松 40mg/d［0.6mg/(kg·d)］口服,醋酸泼尼松滴眼,枸橼酸钾纠酸补钾治疗。1 个月后血肌酐下降至 105μmol/L。局部用激素 3 个月后停用,全身糖皮质激素逐渐减量至 1 年停用,枸橼酸钾仍在服用但所需剂量从每日 120ml 减量至 30ml。1 年时复查尿常规(−),血红蛋白 144g/L,血肌酐 80μmol/L,钾 4.1mmol/L,尿酸 213μmol/L,磷 0.89mmol/L。血气分析 pH 7.41,碳酸氢根 HCO_3^- 24.1mmol/L,碱剩余 0.1mmol/L。红细胞沉降率 13mm/h。其间前葡萄膜炎曾有反复,再次使用局部糖皮质激素后好转。

最终诊断:肾小管间质性肾炎-葡萄膜炎综合征;范科尼综合征;肾小管酸中毒;肾功能不全(亚急性可能);肾性贫血

（作者　吴海婷,审稿　陈丽萌）

专家点评

TINU 综合征是一种罕见的肾小管间质性肾炎,常见于青年女性,表现为间质性肾炎及葡萄膜炎,诊断需除外其他病因。治疗方面,根据肾功能严重程度予以不同剂量全身糖皮质激素,伴或不伴眼部局部用激素。预后相对良好,但仍有复发及慢性化病例。作为系统性疾病,也应关注患者的甲状腺、关节等肾外、眼外表现。

参考文献

[1] CLIVE D M, VANGURI V K. The syndrome of tubulointerstitial nephritis with uveitis (TINU)[J]. Am J Kidney Dis, 2018, 72 (1): 118-128.

[2] MANDEVILLE J T, LEVINSON R D, HOLLAND G N. The tubulointerstitial nephritis and uveitis syndrome [J]. Surv Ophthalmol, 2001, 46 (3): 195-208.

[3] CHEN Z, LI J, SHI X, et al. Clinicopathological characteristics and long-term prognosis of monoclonal immunoglobulin light chain associated Fanconi syndrome [J]. Ther Adv Hematol, 2021, 12: 2040620720983127.

[4] HAYASHI A, TAKAHASHI T, UEDA Y, et al. Long-term clinical characteristics and renal prognosis of children with tubulointerstitial nephritis and uveitis syndrome [J]. Pediatr Nephrol, 2021, 36 (8): 2319-2325.

病例 **13** 高血压、低血钾

// **专家导读** //

　　青年女性,慢性病程,急性发作。从不特异的多系统症状中发现问题的主线,低钾血症合并高血压。接下来如何完整的采集相关病史? 如何抽丝剥茧层层展开临床诊疗思路? 如何将病理生理的基础知识与临床实践结合,充分利用多学科合作,完成罕见病诊疗?

　　患者女性,24岁,主因“发作性胸闷伴血压升高5年”于2021年9月入院。

　　【病情概述】患者2016年无明显诱因静息时出现胸闷、呼吸困难,伴活动受限,当时无心悸、头痛、大汗,无乏力、四肢软瘫,无面色潮红,无胸痛、咯血,无咳嗽、咳痰,无夜尿增多,就诊当地诊所查血压(150~160)/(80~90)mmHg,血钾3.3mmol/L。此后未服用降压药物及补钾药物,无明显心悸、胸闷、乏力等不适。平时多次测血压仍为(150~160)/(80~90)mmHg,血钾在3.2~3.4mmol/L。近2年来,自行服用氨氯地平5mg每日2次治疗,血压在(140~150)/(80~90)mmHg。2021年6月出现乏力、恶心、纳差,伴心悸、胸闷、手麻,否认口角及双足麻木,外院查血钾低(具体不详),自行加用“氯化钾注射液”治疗,未监测血钾。停药2周后再次出现上述不适。2021年8月10日就诊当地医院查血钾3.01mmol/L,血钠135.4mmol/L(参考范围137~147mmol/L),血氯96.6mmol/L,再次口服“氯化钾注射液20ml+5%葡萄糖注射液250ml每日1次”治疗,患者乏力、心悸症状较前好转。为进一步诊治,收入院。

　　病程中否认脸变圆变红、皮肤菲薄及皮肤紫纹、瘀斑,否认体重增加,否认外源性糖皮质激素使用史,否认甘草制剂服用史;无手足增大、面容改变;无怕热、多汗,无多食、手抖、易激惹。患者神志清,精神可,平时情绪波动较大,情绪激动时曾测血压最高190/120mmHg。平素饮食口味偏重,近4个月食欲欠佳,主食量较前约减少一半,睡眠可,大小便正常,近4个月体重减轻约4kg。既往史:1岁时因“动脉导管未闭”行手术治疗,手术后无不适。“颈椎病”病史4~5年,现无明显颈部不适。无其他病史。个人史:生于原籍,无外地久居史。否认疫区、疫水接触史,否认特殊化学品及放射性物质接触史。无吸烟饮酒等不良嗜好。月经婚育史:初潮15岁,行经天数7~8天,月经周期30天,末次月经2021年8月23日。平素经量偏多,有痛经。家族史:父母患有“颈椎病、腰椎病”,否认高血压病家族史。否认家族性精神病、肿瘤病、遗传性疾病病史。查体:血压150/98mmHg(左上肢坐位),150/100mmHg(右上肢坐位),155/100mmHg(左上肢卧位),155/95mmHg(右上肢卧位),体型消瘦,双肺呼吸音清,未闻及干湿啰音。脉搏94次/min,律齐,肌张力正常,肌力Ⅴ级,卧立位血压无明显差异,双下肢无水肿。

💬 问题1:该患者的诊治思路和需要完善的检查?

患者青年女性,慢性病程。临床主要表现为发作性胸闷伴持续性血压升高,病程中伴心悸、恶心、乏力,多次查血钾降低,考虑高血压、低血钾,为查病因入院。高血压和低血钾共同出现时,首先从一元论考虑该问题(图13-1)。可行24小时尿钾检查判断是否肾性失钾,并做血气分析除外肾小管酸中毒。体内能同时影响血压和血钾的激素主要为盐皮质激素(醛固酮)。醛固酮与肾小管远端小管和集合管的盐皮质激素受体结合,上调并激活上皮钠通道,促进水、钠重吸收和钾离子分泌,从而引起细胞外液容量扩增、血压升高及血钾下降。因此,原发性醛固酮增多症,或其他原因导致患者肾素-血管紧张素-醛固酮系统(renin-angiotensin-aldosterone system,RAAS)激活(继发性醛固酮增多症),可有高血压伴低血钾表现。但需要注意的是,有效循环血容量不足导致的继发性RAAS激活(如肾病综合征、失盐性肾病等),却因容量不足而导致血压正常或下降。

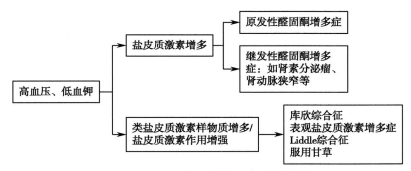

图13-1 一元论解释高血压、低血钾的流程

除醛固酮增多外,如果类盐皮质激素样物质增多,或盐皮质激素作用异常增强也会同时导致高血压和低血钾。具有类盐皮质激素作用的主要有糖皮质激素或皮质酮。糖皮质激素能与盐皮质激素受体结合,引起高血压、低血钾;体内糖皮质激素会被肾小管上皮的11β-羟类固醇脱氢酶2降解为无功能的可的松,失去和盐皮质激素受体结合的能力。库欣综合征患者,若糖皮质激素水平过高,超过11β-羟类固醇脱氢酶2的降解能力,或者表观盐皮质激素增多症、服用甘草等原因引起11β-羟类固醇脱氢酶2失活的患者,均可表现为高血压、低血钾。皮质酮是醛固酮的前体物质,在11β-羟化酶缺陷症时或者肾上腺皮质酮瘤时血清皮质酮可升高,可表现为高血压、低血钾。盐皮质激素受体为核受体,可以通过激活上皮细胞钠通道(human epithelial sodium channel,hENaC)的方式起保钠排钾作用。Liddle综合征患者的hENaC通道可自发激活,也可表现为高血压、低血钾。上述盐皮质激素作用增强或类盐皮质激素样物质增多时,因容量增加,故患者RAAS系统受抑制,这与原发和继发性醛固酮增多症时醛固酮水平升高差别显著。

此外,还应考虑到临床的复杂性,如二元论,即高血压和低血钾为两个独立疾病,可见于多种临床情况,如原发性高血压患者应用排钾利尿剂,合并低钾周期性麻痹或肾小管酸中毒等情况。鉴别诊断关键检查包括血气分析,24 小时尿钾和 RAAS 系统检查。

进一步检查:

随机立位 RAAS 系统检查结果提示:随机立位肾素>12ng/（ml·h）［参考范围 0.05~0.79ng/（ml·h）］,血管紧张素Ⅱ 134.99pg/ml（参考范围 25.3~145.3pg/ml）,醛固酮 19.65ng/dl（参考范围 6.5~29.6ng/dl）。血钾 2.9mmol/L,同步 24 小时尿钾 139.5mmol。血气分析:pH 7.44,碳酸氢根 26.2mmol/L,碱剩余 2.0mmol/L。

💬 问题 2:上述检查的特点和提示?

患者血钾降低时,同步 24 小时尿钾增加,提示存在肾性失钾。血气分析 pH 7.44,碱中毒,且无利尿剂（噻嗪类和袢利尿剂等）继发低钾碱中毒用药史,故不支持肾小管酸中毒可能。患者的检查提示肾素升高。肾素为肾脏球旁细胞分泌的一种蛋白水解酶,作用于血管紧张素原,产生血管紧张素Ⅰ,进一步在肺部血管紧张素转化酶作用下形成血管紧张素Ⅱ,而血管紧张素Ⅱ可促进醛固酮产生,进而调节水盐平衡。醛固酮同样也受血钾调控,当血钾降低时,醛固酮本应被明显抑制,若此时,醛固酮水平未被抑制,则考虑醛固酮水平相对升高。若患者血浆醛固酮水平升高,肾素水平降低,考虑为原发性醛固酮增多症;肾素水平不低,则为继发性醛固酮增多症。该患者血浆醛固酮水平升高时,血浆肾素活性也明显升高,故诊断继发性醛固酮增多症。

💬 问题 3:为了明确诊断还应该完善什么检查?

肾素由球旁器颗粒细胞（JG 细胞）分泌,该过程受到局部和全身多种途径调控,具体主要包括:致密斑细胞感知小管液中 Na^+ 浓度变化、入球微动脉感知肾灌注压变化的肾压力感受器机制、交感神经释放儿茶酚胺类物质作用于 JG 细胞的 β_1 肾上腺素能受体以及各种体液因素的调节,如前列环素／前列腺素 E_2 促肾素分泌途径、一氧化氮促肾素分泌途径和腺苷抑制肾素分泌途径。故失盐性肾病（如 Gitelman 综合征或 Bartter 综合征,详见病例 9）、失血、主动脉缩窄、肾动脉狭窄、结节性多动脉炎、肾脏血管炎等全身容量降低或肾脏大、中、小动脉狭窄均可引起肾素水平升高。但全身体液减少不会导致高血压,所以发现高血压和继发性醛固酮增多症应首先注意肾血管结构和炎症可能。此外,某些神经内分泌肿瘤,如肾球旁细胞肿瘤,某些 Wilms 瘤、肾癌以及偶见的肾外恶性肿瘤也可自主分泌肾素。故也应行腹部增强 CT,必要时还应行 PET-CT 检查。

进一步检查:患者血清抗中性粒细胞胞质抗体阴性、红细胞沉降率正常,腹主动脉、双肾动脉超声未见异常。腹部增强 CT 如图 13-2 所示,可见右肾上极直径 0.7cm 低密度结节、密度均匀,动脉期未见明显强化。

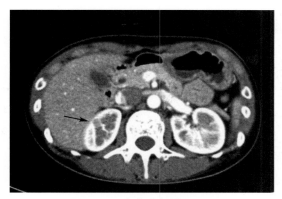

图 13-2　患者腹部增强 CT
注：可见右肾上极直径 0.7cm 低密度结节、
密度均匀（黑色箭头），动脉期未见明显强化。

球旁细胞瘤为最多见的一种肾素分泌瘤，多为良性。1967 年由 Robertson 等首次报道。除个别病例为阵发性高血压外，大多数常有严重持续性高血压所致头痛、恶心、心悸、视物模糊、视网膜病变、心律失常甚至心力衰竭。肾素分泌瘤内血供丰富，但因局部肾素浓度较高时局部血管平滑肌收缩及小动脉内膜或中膜增厚，在增强 CT 下表现为肾皮质内呈血供减低区，所以患者腹部增强 CT 高度疑诊球旁细胞瘤。

💬 问题 4：诊断明确后，还需要对患者做哪些方面评估？

需要行高血压、低血钾相关并发症检查和手术前情况评估。

众所周知，长期持续性高血压可以导致患者心脑肾功能障碍，所以需要完善心脏彩超、心电图、经颅多普勒超声、下肢动脉、颈动脉、椎动脉、肾动脉、腹主动脉等大血管彩超评估心脏和脑血管情况。需要行 24 小时尿蛋白、尿沉渣、计算肾小球滤过率等评估肾脏功能。长期持续低钾血症可有神经肌肉症状、心血管症状、肾小管功能障碍、糖耐量减退或者消化系统症状。故需要行相关系统评估。

💬 问题 5：诊断明确后，治疗需要注意什么？

患者于 2021 年 10 月 15 日行腹腔镜下右肾部分切除术，术后次日，血压降至 119/74mmHg。血钾恢复至 4.0mmol/L（未用补钾药物）。

本例患者考虑肿瘤引起的肾素增高，治疗上最重要的是切除肿瘤。根据肿瘤大小，可以选择肾切除术、部分肾切除术或者肿瘤切除术。术后血压常可在一周内恢复正常、血浆肾素活性或醛固酮水平等均平行下降。药物治疗，可考虑使用大量 β 受体拮抗剂和钙通道阻滞剂。若为恶性肾素分泌瘤，在外科手术切除肿瘤后，血压可下降，症状可改善，但容易复发及转移，预后不佳。

最终诊断：右肾肾素分泌瘤

（作者　陈适，审稿　陈丽萌）

专家点评

　　肾脏是机体调节水盐平衡和血压最重要的器官，电解质紊乱是临床最常见的情况，但常常被忽视。如何从不特异的多系统症状中考虑并筛查出低钾血症，是本例患者诊疗的关键；其次通过血压、血和尿钾水平、肾素 - 血管紧张素 - 醛固酮水平、酸碱平衡指标不难明确诊断方向；而影像学检查对病灶发现和最终成功手术提供了非常重要的支持。本例患者的成功诊治充分体现了多学科合作在罕见疾病诊疗中的重要性，同时一线医生扎实的病史采集能力、病理生理基础知识和临床诊疗思路是高质量医疗的基石。虽然肾素分泌瘤是罕见病，但本例患者的成功诊治，为我们提供了完整的高血压低血钾鉴别诊断的思路。简洁、逻辑性强，是较好的教学案例。

参考文献

［1］ CASTROP H, HOCHERL K, KURTZ A, et al. Physiology of kidney renin [J]. Physiol Rev, 2010, 90 (2): 607-673.

［2］ CHEN L, KIM S M, EISNER C, et al. Stimulation of renin secretion by angiotensin Ⅱ blockade is Gsalpha-dependent [J]. J Am Soc Nephrol, 2010, 21 (6): 986-992.

第三章

系统性疾病肾损害

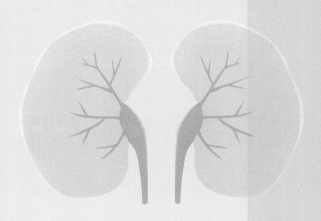

病例 **14** 腹痛、肉眼血尿、急性肾衰竭、血两系下降

//// **专家导读** ////

　　17 岁男性,间断发热,皮疹,并腹痛,血肌酐升高等多系统损害表现,抗核抗体、抗Sm 抗体阳性,似乎可以用系统性红斑狼疮,狼疮性肾炎解释。但患者糖皮质激素冲击治疗后病情并未缓解;患者白细胞不低,仅血红蛋白和血小板明显下降,预示可能存在血栓性病变。肾脏表现以何种病变为主?后续治疗要点是什么?

　　患者男性,17 岁,因"间断发热 3 年,加重伴皮疹 2 个月,发现血肌酐升高 8 天,腹痛 5天"于 2001 年 4 月入院。

　　【病情概述】患者 1998 年 3 月及 1999 年 6 月,两次发热,体温最高 40℃,左颈部及右腋下淋巴结活检诊断"坏死性淋巴结炎"。予泼尼松 40mg 每日 1 次口服,1 周后体温可降至正常。2001 年 2 月再次发热,体温最高 40℃,头面部、前胸、手指出现散在暗红色丘疹,不痒,压之不褪色,伴脱发。无口腔溃疡、关节痛、光过敏。2001 年 3 月我院门诊查血、尿常规正常,肝功能正常,血肌酐 97.2μmol/L;抗核抗体(+)H1:320、抗双链 DNA 抗体(−);抗 SSA抗体(+)1:64、抗 Sm 抗体(+);补体正常;红细胞沉降率 50mm/h;考虑:结缔组织病,系统性红斑狼疮可能性大。予以泼尼松 60mg 每日 1 次、环磷酰胺 200mg 隔日静脉注射。1 周后体温正常,皮疹消退。其间患者血压升高,波动于(140~160)/(90~100)mmHg,予降压药(卡托普利,具体不详),血压控制于(120~130)/(80~90)mmHg。4 月 17 日血肌酐 203.3μmol/L。4 月 20 日无明显诱因出现左上腹持续性绞窄性剧烈疼痛。4 月 25 日血肌酐 751.4μmol/L。复查抗核抗体结果同前;补体正常。超声多普勒提示:左肾 9.9cm,右肾 9.2cm,肾盂输尿管无扩张。患者既往体健,个人史、家族史无特殊。体格检查:血压 125/80mmHg,脉搏 80 次/min,体温 36.7℃。头面部、前胸、手指等处可见散在类圆形褐色皮疹,直径 0.5~2.0cm,不痒。心律齐,双肺清。左季肋部压痛,无肌紧张、反跳痛。双肾区叩痛阳性。双下肢无可凹性水肿。

　　入院后尿量 1 750ml,尿色正常。血常规中血小板 116×10⁹/L → 47×10⁹/L;血红蛋白97g/L → 74g/L;白细胞正常;嗜酸性粒细胞百分比 5.7%;尿沉渣:红细胞 8~10 个/高倍视野,正常形态 100%;24 小时尿蛋白 0.39g;便潜血(−);血涂片未发现破碎红细胞;乳酸脱氢酶、总胆红素、直接胆红素正常,抗人球蛋白试验阴性。活化部分凝血活酶时间 58.4s;双肾动脉、双肾静脉彩超、肠系膜上动脉彩超均未见明显异常。予甲泼尼龙 1g/d 静脉注射 3 天,继以泼尼松 60mg/d 口服。冲击治疗当日患者腹痛缓解,但尿量仅 300ml/d,血钾 6.78mmol/L,遂行急诊按需血液透析。冲击结束次日出现肉眼血尿、发热,并再次出现腹痛,表现为上腹部两侧持续性绞窄性剧烈疼痛。腹痛在血液透析开始 1h 左右明显减轻,而在血液透析结

束后数小时又加重。患者仍持续少尿,伴血两系进一步下降。5月1日起予那屈肝素0.3ml每12小时1次皮下注射。后改用普通肝素9 375IU/d分2次皮下注射。抗凝治疗2天后患者腹痛缓解,尿色体温正常,5月9日后血小板计数逐渐恢复正常。

💬 问题1:该患者病情急剧进展,病因不明,如何抓住诊疗重点?

患者青少年男性,病情可以分为两个阶段:病初病情迁延,临床主要表现为非特异性症状,以发热、淋巴结炎起病,继之皮疹、脱发,检查发现炎性指标升高,抗核抗体、抗SSA抗体与抗Sm抗体阳性。临床医生很容易考虑到系统性红斑狼疮可能性(在患者发病当时,根据1997年美国风湿病学会分类标准尚不完全符合诊断;现根据2019年欧洲抗风湿病联盟/美国风湿病学会的分类标准可符合诊断),并给予相应免疫抑制治疗,患者症状的确有所好转。第二阶段表现为短期内病情恶化,进行性少尿、贫血、血小板降低、血肌酐升高,伴有原因不明剧烈腹痛。短期难以肾活检(血小板明显下降,活化部分凝血活酶时间延长),临床首先考虑系统性红斑狼疮累及肾脏,符合急进性肾炎综合征;迅速给予糖皮质激素冲击是首选方案。

但患者在强有力的糖皮质激素冲击情况下,多系统损害持续无好转,肾脏功能持续无好转,并出现肉眼血尿;血液系统血小板与血红蛋白持续下降;剧烈腹痛仍间断发作,病情危急。患者短期内病情恶化以急性肾衰竭为突出表现,因此以此角度,首先从一元论出发积极分析病因,应作为第一次糖皮质激素冲击无效后的诊断思维过程的核心与重点。

💬 问题2:从急性肾衰竭的角度,应该如何进行诊断与鉴别诊断?

患者急性肾衰竭诊断明确,伴有肉眼血尿、少量蛋白尿、高血压、超声提示双肾大小尚可,无肾输尿管积水。肾脏临床表现符合急进性肾炎综合征,结合其拟诊系统性红斑狼疮的背景,首先仍考虑狼疮性肾炎特别是新月体性肾炎。但尚需鉴别以下情况:①血管栓塞:患者存在突出的肉眼血尿、血尿以正常形态为主、间断的剧烈腹痛,需高度怀疑急性肾动脉栓塞或急性肾静脉血栓形成。但肾脏血管彩超未提示该方面病因。②血栓性微血管病(thrombotic microangiopathy,TMA):可表现为贫血、血小板下降及急性肾衰竭。多种原因可导致血栓性微血管病,如血栓性血小板减少性紫癜、溶血尿毒症综合征、不典型溶血尿毒症综合征、抗磷脂综合征(antiphospholipid syndrome,APS)、系统性红斑狼疮、恶性高血压、硬皮病肾危象、感染、某些药物等。患者活化部分凝血活酶时间延长,提示存在抗磷脂抗体可能,血液透析过程中腹痛好转不除外与血液透析中应用抗凝剂有关,需进一步完善抗磷脂抗体。但本例血涂片未发现破碎红细胞,血乳酸脱氢酶、间接胆红素正常,不是典型血栓性微血管病的溶血性贫血表现,需进一步复查。③血管炎性疾病,如抗中性粒细胞胞质抗体相关性血管炎、抗肾小球基底膜病等;但不能解释血液系统表现,完善相应抗体可以协助判断。④患者血嗜酸性粒细胞百分比略高,有用药史,但皮疹为非过敏引起的皮疹,既往无药物过敏史,药物相关急性肾小管坏死和急性间质性肾炎可能性小。⑤其他:肾前性、肾后性急性肾衰竭没有证据。

💬 问题3：该患者的后续诊断、治疗及转归？

患者随后查狼疮抗凝物阳性（12周后复查仍阳性），抗心磷脂抗体阴性（当时医疗条件有限，无法查抗β$_2$GPI抗体）。5月30日全身麻醉下行开放性肾活检。免疫荧光：40个肾小球，纤维蛋白原（++++），沉积于系膜及肾小球基底膜，余均阴性。光镜：128个肾小球，其中70%肾小球呈球性硬化及节段硬化，其余肾小球细胞数增多，系膜细胞、内皮细胞增生，系膜基质增多，毛细血管袢受压、管腔狭窄，部分肾小球基底膜增厚，可见节段性袢坏死。部分肾小球扩张、浊肿变性，灶性肾小管基底膜增厚及小管萎缩。间质出血灶，灶性炎细胞浸润及纤维化。间质内血管多数血栓形成，部分血管壁增厚及硬化。可见内膜呈葱皮样增厚，管腔狭窄和闭塞（图14-1）。

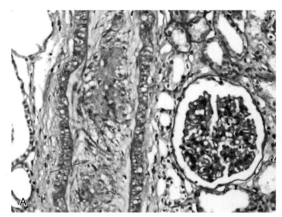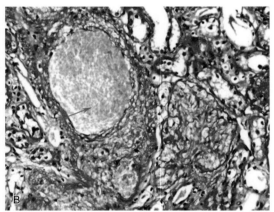

图14-1　本例肾组织学表现
注：A. 肾内动脉细胞纤维性闭塞（红色箭头）（PAS, ×200）；B. 肾内动脉血栓形成（红色箭头）（PAS, ×200）。

血管内血栓、血管管腔狭窄闭塞为肾功能衰竭的主要原因，结合其狼疮抗凝物阳性，诊断抗磷脂抗体相关性肾病。患者免疫荧光阴性，不符合经典的狼疮性肾炎表现。虽然系统性红斑狼疮也可存在类似血管病变，但往往和免疫复合物性肾小球肾炎合并存在。故本例患者的血管病变考虑与抗磷脂抗体相关。

继续泼尼松60mg 每日1次口服，12周后逐渐减量，每2周减2.5~5mg。环磷酰胺75~50mg 每日1次。应用卡托普利、氨氯地平控制血压135/65mmHg。规律血液透析。其间曾出现肺部感染和急性心力衰竭，积极治疗后好转。

2001年9月尿量逐渐增多，减少透析次数。2002年1月停用肝素。2002年3月后未再行血液透析。2002年5月泼尼松已减至10mg/d。环磷酰胺总量约10.4g。尿量1 500ml/d。尿常规正常，血肌酐309.4μmol/L。抗核抗体阴性，抗双链DNA抗体阴性，补体正常。

问题 4：抗磷脂综合征及肾损害的诊断标准与治疗原则？

目前 APS 的诊断主要依据 2006 年修正的 APS 分类标准（见表 14-1）。对反复发生动脉或静脉血栓形成，有不良妊娠史，血小板降低的患者，应行抗磷脂抗体（antiphospholipid antibodies，aPL）检测，警惕 APS。应与其他疾病如蛋白 C、蛋白 S、抗凝血酶Ⅲ缺乏，肾病综合征，高同型半胱氨酸血症，血栓闭塞性脉管炎等疾病鉴别。

表 14-1　2006 年修正的抗磷脂综合征分类标准

确诊须符合一条临床标准和一条实验室标准
1. 临床标准
（1）血栓形成
任一组织或器官的动脉、静脉或小血管，发生一次或以上次数的血栓事件。血栓须经影像学或组织病理学证实（血管壁不应存在明显炎症）
（2）病态妊娠
①妊娠 10 周以后发生一次或以上不能解释的胎儿死亡，超声或肉眼检查胎儿正常
②妊娠 34 周前发生一次或以上早产，原因包括子痫，严重的先兆子痫或存在胎盘功能不全表现
③妊娠 10 周前发生 3 次或以上不能解释的自发性流产，已排除孕妇解剖学、激素、染色体异常
2. 实验室标准
（1）血浆狼疮抗凝物：按国际血栓与止血学会指南标准方法测定，间隔 12 周 2 次及以上次数阳性
（2）血清或血浆心磷脂抗体：按标准酶联免疫吸附方法测定 IgG 和 / 或 IgM 亚型，间隔 12 周 2 次及以上次数中高滴度阳性（大于 40 单位或大于 99% 百分位的 IgG 或 IgM 型抗心磷脂抗体）
（3）血清或血浆抗 β_2GPI 抗体：按标准酶联免疫吸附方法测定 IgG 和 / 或 IgM 亚型，间隔 12 周 2 次及以上次数中高滴度阳性（大于 99% 百分位）

APS 累及泌尿系统表现为肾动静脉血栓、狭窄、肾梗死。肾内血管亦可出现病变，产生抗磷脂综合征肾病（APS-associated nephropathy，APSN）。APSN 诊断主要根据临床和病理，符合 APS 且存在相应的肾病理学表现之一即可诊断。但 APS 患者并不推荐常规肾活检，应根据具体临床情况决定。aPL 与肾内血管缺血性病变呈明显相关性，但部分患者不能满足 APS 的诊断标准。因此，2006 年在修正 APS 分类标准时，提出了抗磷脂抗体相关性肾病（antiphospholipid antibody-associated nephropathy，APLN）的概念。APLN 的定义为，符合 APS 分类标准中的实验室标准，并具有以下 5 种肾脏病理学表现之一：急性病变血栓性微血管病，慢性病变包括肾内小动脉纤维性内膜增生伴机化血栓（有或无再通）、肾内动脉或小动脉纤维性或细胞纤维性阻塞、局灶性肾皮质萎缩和肾小管甲状腺样化（大片萎缩的肾小管，内含嗜伊红管型）；同时需除外血管炎、溶血尿毒综合征、血栓性血小板减少性紫癜、恶性高血压等其他导致肾脏缺血的病因。已符合 APS 临床标准的患者不采用以上 APLN 的定义。由于目前 APSN 或 APLN 的诊断主要是临床病理分析，寻找特征性的分子生物学诊断标记

物,对明确 APSN 或 APLN 的肾病理学特征显得尤为必要。北京协和医院肾内科发现肾内小动脉和毛细血管内皮 β2GPI 的沉积可能是系统性红斑狼疮伴 APLN 的一种特异性标志。

APS 合并肾小球疾病亦有少数的报道,以膜性肾病为主,还包括微小病变肾病、弥漫增生性肾小球肾炎等。肾小球改变是否由 APS 引起尚不清楚。

APS 常合并系统性红斑狼疮。但 APS 与系统性红斑狼疮是两种疾病同时发生,还是系统性红斑狼疮促进 APS 发病,抑或是两者均为同一发病机制的平行表现,尚不清楚。无论 APS 合并系统性红斑狼疮与否,APS 的肾脏改变无差异。

APS 的治疗主要是对症处理,防止再次发生血栓和病态妊娠。

抗凝治疗主要用于 aPL 阳性合并血栓形成、病态妊娠或重要脏器损害的患者,对无症状 aPL 阳性者不需要抗凝,可选择用小剂量阿司匹林(75mg 每日 1 次)。常用的抗凝药物包括普通肝素,低分子肝素和华法林。应用普通肝素时应检测活化部分凝血活酶时间,以延长 1.5~2.0 倍为宜。华法林的目标值是国际标准化比值 2.0~3.0。急性期血栓的处理包括外科取栓或血管旁路术,有手术禁忌者可选择溶栓治疗。之后给予肝素抗凝。慢性期血栓主要是华法林抗凝,以降低再次发生血栓的概率。动脉血栓目标国际标准化比值为 2.5~3.0,静脉血栓为 2.0~3.0。对初次妊娠,或发生一次 10 周内病态妊娠患者,可选择小剂量阿司匹林或不治疗。对反复发生病态妊娠,或 10 周后发生病态妊娠者,应在妊娠前即开始肝素抗凝,持续妊娠全程,产后持续应用 6~12 周;如既往有血栓形成史,建议产后 2~3 周内改为华法林长期抗凝。妊娠期间不应用华法林。如血小板小于 100×10^9/L 合并血栓形成,可谨慎抗凝。如血小板低于 50×10^9/L,抗凝存在相对禁忌证,必要时可应用大剂量糖皮质激素(1mg/kg 每日 1 次)或丙种球蛋白,待血小板上升后再应用。糖皮质激素不能降低血栓发生的危险,一般 APS 患者不建议使用。对部分 APS 合并其他疾病特别是系统性红斑狼疮的患者可以使用激素。对灾难性 APS,常采取四联疗法,即抗凝、甲泼尼龙冲击、血浆置换和大剂量丙种球蛋白治疗。

针对 APS 肾损害,除 APS 的相关治疗外,在严密观察肾功能情况下,可应用血管紧张素转化酶抑制剂或血管紧张素 Ⅱ 受体拮抗剂。近年发现 mTOR 抑制剂西罗莫司(又名雷帕霉素)也可用于治疗 APS 肾损害。

最终诊断:抗磷脂抗体相关性肾病;系统性红斑狼疮

(作者　高瑞通　吴海婷,审稿　于阳)

/// **专家点评** ///

抗磷脂综合征(APS)是指临床表现为反复的动、静血栓形成或病态妊娠,并伴有抗磷脂抗体(aPL)持续阳性的一组综合征。临床检测的抗磷脂抗体包括血浆狼疮抗凝物、血清或血浆心磷脂抗体、血清或血浆抗 β_2GPI 抗体。APS 的主要发病机制是抗磷脂抗体引起血管内皮细胞损伤、血栓形成，引起脏器功能异常，预后差，致残率高。APS 肾损害临床上可表现为不同程度的蛋白尿、高血压，有些可表现为恶性高血压、急性肾衰竭、进展性的慢性肾功能不全。急性肾衰竭的主要原因为广泛的肾内动脉血栓形成或闭塞、血栓性微血管病、肾动脉血栓形成或严重的肾静脉血栓形成。2006 年提出了修正的 APS 分类标准，提出了抗磷脂抗体相关性肾病的概念，对 aPL 相关肾内血管性病变给出了病理学描述。因为临床发病率低，普遍认识不足。APS 合并其他疾病如系统性红斑狼疮时，应仔细鉴别脏器受累的具体原因。抗凝是抗磷脂综合征肾病 / 抗磷脂抗体相关性肾病的基础治疗。

参考文献

[1] 李明喜, 高瑞通. 急性肾功能衰竭的诊断思路与处理原则 [J]. 中国全科杂志, 2004, 7 (16): 1140-1141.

[2] MIYAKIS S, LOCKSHIN M D, ATSUMI T, et al. International consensus statement on an update of the classification criteria for definite antiphospholipid syndrome (APS)[J]. J Thromb Haemost, 2006, 4 (2): 295-306.

[3] GAO R, YU W, WEN Y, et al. Beta2-glycoprotein I expression in lupus nephritis patients with antiphospholipid-associated nephropathy [J]. J Rheumatol, 2016, 43 (11): 2026-2032.

[4] TEKTONIDOU M G, ANDREOLI L, LIMPER M, et al. EULAR recommendations for the management of antiphospholipid syndrome in adults [J]. Ann Rheum Dis, 2019, 78 (10): 1296-1304.

病例 **15** 梗阻性黄疸、肾脏多发占位、肾功能不全

专家导读

　　同时累及消化道和肾脏的系统性疾病并不少见,对临床医生诊疗思路的完整性和严谨性提出了较高的要求。本例老年男性,以梗阻性黄疸、胰腺及胆管病变起病,消化科医生从专科角度出发完成了极具病例指向性的特征性检查,为随后出现的肾脏占位性改变及肾功能受损提供了诊断和鉴别诊断的重要线索,完美地体现了高水平多学科合作在临床诊疗中的重要作用。另一方面,肾内科医生在鉴别占位性疾病时的思路、肾脏病病理的特征性改变,为确诊此病均提供了重要的支持,也为最终取得完全缓解奠定了基础。

　　患者男性,62 岁,因"皮肤巩膜黄染 2 年,发现血肌酐升高 1 周"于 2020 年 7 月 22 日入院。

　　【病情概述】患者 2018 年 10 月无诱因出现皮肤巩膜黄染、尿色加深,伴纳差、腹胀、体重下降 15kg。我院门诊查:谷丙转氨酶 346U/L,谷草转氨酶 215U/L,总胆红素 312.3μmol/L,直接胆红素 242.9μmol/L,谷氨酰转肽酶 1 955U/L,碱性磷酸酶 815U/L,血肌酐 51μmol/L。肿瘤标志物:CA19-9 133.1U/ml ↑,甲胎蛋白、癌胚抗原正常,血 IgG4 14 100mg/L(参考范围<1 400mg/L),腹部增强 CT:胆总管胰内段区可疑结节影伴强化,以上肝内外胆管显著扩张;胰腺可疑稍肿胀、胰头为著、实质强化稍减低,部分胰管轻度扩张(图 15-1A)。经皮胆道穿刺置管引流后黄染减轻。行超声内镜:胰腺弥漫性炎性改变,硬化性胆管炎可能。PET/CT:胰腺肿胀伴代谢增高,以胰头钩突为著,SUV_{max}(最大标准摄入值)6.4。考虑 IgG4 相关性疾病(immunoglobulin G4-related disease,IgG4-RD),加用甲泼尼龙 28mg 每日 1 次联合吗替麦考酚酯 0.5g 每日 1 次→每日 2 次治疗。病情好转,可拔除胆道引流管、监测肝功能恢复正常,激素减量至 8mg 每日 1 次维持。2019 年 11 月复查腹部增强 MRI 时发现:胰腺萎缩;新见双肾多发结节、团块状异常强化灶,伴弥散受限(图 15-1B),完善尿常规:蛋白、潜血(−),24 小时尿蛋白 0.14g,血 IgG4 3 750mg/L → 9 730mg/L,血肌酐 70μmol/L。于 2019 年 11 月至 2020 年 6 月行 8 个疗程贝利尤单抗 600mg 静脉输液治疗,血 IgG4 11 700mg/L → 21 800mg/L → 7 690mg/L。但 2020 年 7 月复查血肌酐升高至 152μmol/L,尿常规正常。病程中血压正常、无尿量减少。个人史:长期大量吸烟史,病来已戒烟。家族史:无类似疾病患者。查体:血压 133/89mmHg,皮肤黏膜无苍白、黄染,泪腺、颌下腺未触及,双肺听诊无啰音,腹部无压痛,移动性浊音阴性,双下肢不肿。

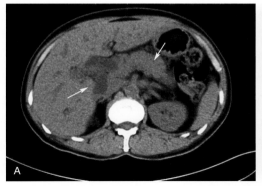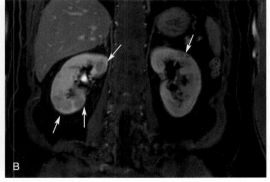

图 15-1　患者腹部影像学表现

注：A. 腹部 CT 见胆总管扩张(左侧白色箭头),胰腺明显肿胀(右侧白色箭头);
B. 肾脏 MRI T_2WI 相,双肾多发楔形及片状病灶(白色箭头)。

问题 1：患者肾脏影像学异常的鉴别诊断？

　　患者以梗阻性黄疸起病,影像学提示胰腺肿胀、肝内外胆管扩张,血 IgG4 水平明显升高,临床诊断 IgG4 相关性疾病(IgG4-RD)。激素及免疫抑制剂治疗有效,但减量后新见肾脏多发结节片影,一元论角度分析首先需考虑 IgG4-RD 肾脏靶器官受累。IgG4 相关性肾病(immunoglobulin G4-related kidney disease,IgG4-RKD)在增强 CT 上的典型表现为弥漫性增大,伴肾皮质区域单个或多个低密度损伤灶：如小结节、边界清晰或模糊的圆形、楔形或补丁状病灶;肾盂增厚同样为常见表现。肾脏 MRI 表现为双侧肾实质多发 T_2 相低信号、弥散加权成像高信号病变。肾脏多发病灶的病例,除考虑 IgG4-RKD 外,需要与多种疾病进行鉴别：①肾梗死：肾梗死多表现为楔形病灶且增强扫描无强化。②肾脓肿：边界不清的病灶,增强后病灶周围呈现低密度影。③肾脏肿瘤性疾病：对于肾脏单一病灶,肾脏原发性恶性肿瘤、肾脏淋巴瘤或恶性肿瘤肾脏转移的影像学表现与 IgG4-RKD 鉴别困难,需充分结合患者临床表现及其他血清学结果,以及穿刺活检病理进一步诊断。

问题 2：肾功能不全的诊断、鉴别诊断及需完善的化验检查？

　　患者半年内血肌酐从 70μmol/L 上升至 152μmol/L,时长超过 3 个月,符合慢性肾功能不全诊断。病因定位诊断：①肾前性因素：有效循环容量不足导致肾脏灌注不足,导致急性肾损伤,不能及时纠正而转为慢性肾脏病。常见病因包括大量失水、出血或容量异常分布等。患者血肌酐升高前无腹泻、呕吐、出血等表现,无严重过敏、感染、不当药物使用导致低血压的病史,可除外该因素。②肾后性因素：肾盂、输尿管占位、结石或腹膜后占位均可导致肾后性梗阻。腹膜后纤维化是 IgG4-RD 常见的病变类型,进而可导致肾后性梗阻,故应予以重视,进一步通过泌尿系超声、腹部 CT 或 MRI 提供证据。③肾性因素：患者无水肿、高血压,无肉眼及镜下血尿等肾小球性疾病表现,故应首先考虑肾小管间质性疾病。同时,结合患者 IgG4-RD 背景,既往腹部 MRI 可见多发异常斑片状病灶,符合 IgG4-RKD 的特征性影像学表现,应首先考虑为 IgG4-RD 所致的肾小管间质病变。鉴别诊断需要考虑其他引起肾间质损伤的病因,如药物相关肾损伤、合并其他自身免疫性疾病等。

患者入院后完善 24 小时尿蛋白 0.92g/24h,补体、抗双链 DNA 抗体、抗中性粒细胞胞质抗体、抗肾小球基底膜抗体、血免疫固定电泳均(−)。泌尿系超声未见泌尿道内占位或腹膜后纤维化,肾动、静脉超声未见异常。腹盆增强 CT:原胆总管胰内段区可疑结节影伴强化表现消失;胰腺体积较前明显缩小;双肾实质多发斑片状强化减低影(图 15-2A)。肾脏 MRI 双肾多发异常信号病灶较前增多(图 15-2B)。后续拟进一步行肾活检明确肾小管间质病变的性质。

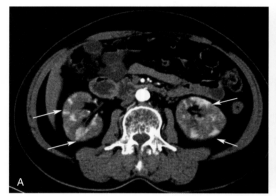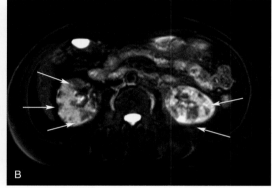

图 15-2 患者腹部影像学提示肾脏病变加重

注:A. 腹盆增强 CT 可见双肾多发斑片状强化减低影(白色箭头)、未见肾盂输尿管扩张。
B. 肾脏 MRI T₂WI 相,见双肾多发异常信号(白色箭头)。

💬 问题 3:患者肾脏病理特点和临床意义?

本例患者进一步行经肾活检术,具体结果如下。

免疫荧光:肾小球全阴性,IgG(++)、C3(+~++)、C1q(+~++),局灶性沉积于肾小管基底膜、上皮细胞胞浆。IgG4(+~++)局灶性沉积在肾小管上皮细胞胞浆、血管壁。光镜:28 个肾小球,1 个球性硬化。系膜细胞轻度节段性增生。肾小球基底膜变性、皱缩。部分肾小球鲍曼囊的囊壁纤维化。肾小管广泛萎缩,间质见大量束状胶原纤维增生,呈"席纹征",伴密集的淋巴细胞、浆细胞浸润。小动脉管壁增厚伴玻璃样变。免疫组化:间质见大量 IgG4 染色阳性的浆细胞、淋巴细胞。光镜诊断:IgG4 相关间质性肾炎(图 15-3)。

IgG4-RKD 经典的病理表现为小管间质性肾炎,其中特征性表现为"席纹状纤维化"及组织中弥漫的 IgG4⁺ 浆细胞浸润,其中要求 IgG4⁺ 浆细胞数>10 个 / 高倍视野和 / 或 IgG4⁺/IgG⁺ 浆细胞>40%。本患者进一步送检肾穿刺组织 IgG 及 IgG4 免疫组化染色,显示 IgG4⁺ 浆细胞 50~100 个 / 高倍视野,IgG4⁺/IgG⁺ 浆细胞>80%。回顾本例患者肾穿刺活检的特点为:肾间质弥漫、大量的炎症细胞浸润及肾小管上皮细胞病变;而肾小球损害不突出,纤维化程度较轻,IgG4-RKD 诊断明确。

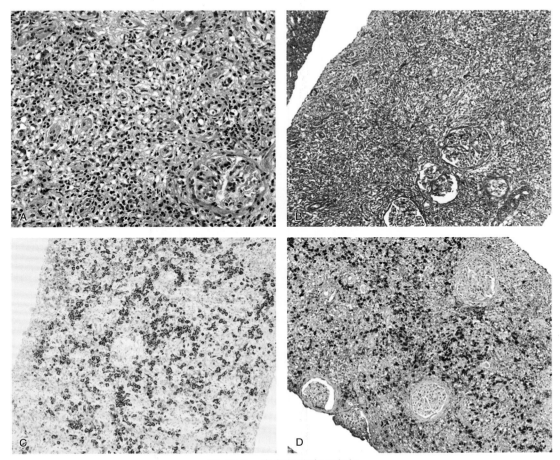

图 15-3　患者肾脏病理改变

注：A. 间质大量炎症细胞浸润，以淋巴细胞、浆细胞为主（HE，×400）；B. 肾小管显著萎缩，间质"席纹"样纤维化（MASSON，×200）；C. 间质大量 CD138⁺ 细胞，（IHC，×200）；D. 间质大量 IgG4⁺ 细胞（IHC，×200）。IHC，免疫组织化学（immunohistochemistry）。

综上，结合患者肾活检大量炎症细胞浸润、MRI 提示活动性病变，因此本次肌酐升高考虑为 IgG4 相关肾小管间质性肾炎所致。

💬 问题 4：IgG4 相关性肾病的治疗？

目前糖皮质激素是 IgG4-RD 泌尿系受累治疗的一线用药。但单纯激素治疗 IgG4-RKD 所需疗程更长且患者肾功能仅能得到部分改善，20%~60% 患者出现病情反复。早期使用免疫抑制剂可能对于患者远期肾功能的保存、减少疾病反复具有重要价值。可选的免疫抑制剂包括环磷酰胺、霉酚酸酯、硫唑嘌呤。生物制剂在 IgG4-RD 的治疗作用逐渐受到重视。利妥昔单抗清除 CD20 阳性 B 细胞，可减少后续 IgG4 生成及相关 T 细胞活化、控制病情。在不能耐受激素治疗或治疗后复发的患者中已获得良好应用效果；其他类型的生物制剂如阿巴西普、英夫利西单抗、贝利尤单抗等在 IgG4-RD 中的作用仍在探索之中。

　　本例患者病初接受中等剂量激素联合吗替麦考酚酯治疗后，出现单纯肾脏影像学新发异常病灶，接受 8 个疗程贝利尤单抗治疗后出现血肌酐升高，整体评估胆道及胰腺病变好转，但肾脏病变加重，结合本次肾穿刺活检病理见大量活动性炎症细胞浸润，而纤维化等慢性化成分不突出，应积极治疗干预。综上所述，本次选择泼尼松 50mg 每日 1 次［0.8mg/（kg·d）］联合环磷酰胺 100mg 每日 1 次免疫抑制治疗，本次激素缓慢减量，长期 10mg 每日 1 次维持。出院后随访 1 年半，患者血肌酐降至 93μmol/L，24 小时尿蛋白 0.1g，复查肾脏 MRI 病灶消失（图 15-4）。

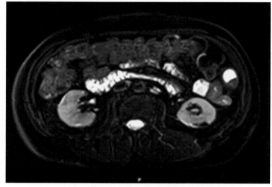

图 15-4　本例患者随访复查肾脏 MRI 表现

注：随访复查肾脏 MRI T$_2$WI 相病灶明显减少，双肾体积稍缩小。

最终诊断：IgG4 相关性疾病；自身免疫性胰腺炎；硬化性胆管炎；IgG4 相关性肾病

（作者　滕菲　郑可，审稿　陈丽萌）

专家点评

　　IgG4-RD 近年来得到了临床医生的广泛重视，其中肾脏是 IgG4-RD 常见累及脏器。经典的 IgG4-RKD 为间质性肾炎，肾小球疾病如膜性肾病等亦有报道。IgG4-RKD 早期的临床表现相对隐匿，缺乏显著临床不适症状、尿检异常不突出或影像学检查早期亦不明显，因而常常被漏诊，对于血清学阳性的 IgG4-RD 应常规完善肾脏评价并定期监测。

　　本例患者以胆道及胰腺突出表现起病，常规复查影像学检查时发现消化系统缓解、新见双肾多发占位性病变，提示新发肾脏受累。因此在 IgG4-RD 的诊治过程中，需要重视定期完善肾脏评估，即便其他器官临床缓解，并不说明肾脏不会受累，联合血清学检查、尿检及影像学进行多维度评估，才能最大程度避免遗漏，尽管磁共振成像检测可为我们提供较好的影像学证据，肾穿刺活检对于确诊仍有重要意义。

对于 IgG4-RKD 的治疗,尽管缺乏高水平循证依据,现有临床研究显示,及时糖皮质激素或联合免疫抑制治疗对于挽救患者肾功能、减少复发有重要意义,但仍需更大的临床样本及对照研究结果支持。作为 IgG4-RD 二线治疗的生物制剂,如利妥昔单抗,可以减少糖皮质激素副作用,但在 IgG4-RKD 的治疗中需要积累更多经验。

参考文献

［1］ TENG F, LU H, ZHENG K, et al. Urinary system manifestation of IgG4-related disease: clinical, laboratory, radiological, and pathological spectra of a Chinese single-centre study [J]. J Immunol Res, 2020, 2020: 5851842.

［2］ ZHENG K, TENG F, LI X M. Immunoglobulin G4-related kidney disease: pathogenesis, diagnosis, and treatment [J]. Chronic Dis Transl Med, 2017, 3 (3): 138-147.

［3］ SAEKI T, KAWANO M, NAGASAWA T, et al. Validation of the diagnostic criteria for IgG4-related kidney disease (IgG4-RKD) 2011, and proposal of a new 2020 version [J]. Clin Exp Nephrol, 2021, 25 (2): 99-109.

［4］ 陈罡, 郑可, 叶文玲, 等. IgG4 相关性疾病泌尿系统损害的临床特点分析 [J]. 中华肾脏病杂志, 2015, 31 (1): 7-12.

病例 **16** 腺体肿胀、肾功能不全

//// **专家导读** ////

　　初看此例患者临床表现并无特征性,老年女性,腺体肿胀、肾功能不全。但如果意识到多个外分泌腺受累,伴有非小球病变的肾功能损害,本身就强烈指向一组特征性系统性疾病,肾小管腺管性的结构和功能使其成为此类疾病作用的共同靶器官。其次,当肾外表现鉴别诊断遇到困难时,肾脏病理起到了关键的提示作用,进一步局限到肉芽肿性病变。最后面对常见疾病的不典型改变和罕见疾病,何去何从,大胆假设,小心求证,医患通力合作,诊断性治疗的有效性增强了医生的信心,也为最终确诊和此病的成功治疗提供了疑难病诊疗的另一种范例。

　　患者女性,65 岁,因"腮腺、泪腺肿胀 2 个月,发现血肌酐升高 1 个月余"于 2021 年 8 月 17 日入院。

　　【病情概述】2021 年 5 月患者无明显诱因出现双侧腮腺、泪腺肿胀,伴眼痛、眼部磨砂感。6 月 22 日当地完善血肌酐 74μmol/L;腮腺造影:符合腮腺炎性表现。颌面部增强 CT:双侧腮腺、泪腺肿大;甲状腺肿胀。2021 年 7 月 7 日我院门诊查:血肌酐 120μmol/L,尿素 7.37mmol/L,尿酸 564μmol/L,超敏 C 反应蛋白 23.87mg/L,红细胞沉降率 44mm/h;免疫球蛋白:IgG 12.57g/L,IgA 5.08g/L,IgM 2.96g/L;补体:C3 1.490g/L;IgG 亚类:IgG4 385mg/L;抗核抗体谱 17 项:抗核抗体(+)H(均质性)1:80,余(−);抗磷脂抗体谱 6 项:抗心磷脂抗体 -IgA(+)23.1APLU/ml,余(−)。类风湿因子、狼疮抗凝物、抗中性粒细胞胞质抗体、抗类风湿抗体谱、肝炎抗体、人免疫缺陷病毒抗体、巨细胞病毒 -DNA、EB 病毒 -DNA 皆未见异常。胸部、腹部、盆腔增强 CT:双肺间质性病变;右肺中叶散在小结节;两肺门及纵隔、心膈角区、腹腔多发淋巴结,部分饱满,双肾多发小片状强化灶。2021 年 8 月我院复查:血肌酐 145μmol/L,尿素 7.86mmol/L,尿酸 447μmol/L,磷 1.24mmol/L,总二氧化碳结合力 28.7mmol/L;尿常规 + 沉渣:pH 5.5,白细胞 15cells/μl,蛋白(±),潜血(−),24 小时尿蛋白 0.25g;尿蛋白电泳:肾小管源性 51.6%;血清蛋白电泳未见 M 蛋白,血清免疫固定电泳(−)。现为进一步诊治收入院。病来饮食、睡眠、精神可,近 1 年夜尿增多,近半年间断尿痛,否认尿频、尿急等,近期尿中泡沫增多,大便正常,体重无明显变化。有脱发、嗅觉丧失、味觉减退、多发龋齿,否认口干、牙齿片状脱落、光过敏、皮疹、关节痛、雷诺现象、发热、盗汗等。既往史:高血压史多年(具体不详),血压最高达 180~190mmHg,未用药。2018 年诊断 2 型糖尿病,现口服二甲双胍 0.25g 每日 3 次,自述空腹血糖 5~7mmol/L,餐后 2 小时血糖 8~11mol/L。2020 年 3 月外院诊断双眼葡萄膜炎,予激素、降眼压药水滴眼后视力略好转,减

停药物后再次加重。个人史、月经婚育史、家族史：无特殊。入院查体：血压 135/79mmHg，脉搏 83 次/min，双侧腮腺肿大，质韧，左侧腮腺轻压痛。双肺呼吸音粗，心、腹查体无特殊，双下肢不肿。

💬 问题 1：患者的肾脏诊治思路及拟完善的检查？

患者为中老年女性，隐匿起病，慢性病程，肾脏的主要表现为近期肌酐进行性升高，合并少量蛋白尿，以肾小管源性为主，不伴镜下血尿，血磷、血尿酸不低，尿糖阴性，二氧化碳结合力尚在正常范围，增强 CT 提示双肾多发小片状强化灶，定位诊断为肾小管间质病变。定性诊断方面，鉴于患者除肾脏外存在多脏器受累表现（外分泌腺、眼、多发淋巴结），需要考虑系统性疾病：①自身免疫性疾病：患者合并泪腺、腮腺等外分泌腺受累，需考虑自身免疫性疾病可能，a.IgG4 相关性疾病：患者 IgG4 水平不高，影像学未见典型 IgG4 相关性疾病表现，如胰腺肿胀、腹膜后纤维化等，需完善病理 IgG4 染色；b. 干燥综合征：患者无相关自身抗体阳性，可完善口腔科、眼科会诊评估；②淋巴增殖性疾病：如淋巴瘤肾脏浸润，CT 未见淋巴结异常强化，完善肾脏或淋巴结病理；③肉芽肿性疾病：如结节病等，可见肺门淋巴结肿大，可完善血浆血管紧张素转化酶（angiotensin converting enzyme，ACE）；④ TINU 综合征：患者有双眼葡萄膜炎，但无法解释腮腺、泪腺肿胀。由此可见，明确病因需完善肾活检。

💬 问题 2：该患者后续检查如下，需考虑的诊断及鉴别诊断？

ACE：正常。

口腔科会诊：腮腺造影符合腮腺炎表现，可行腮腺活检及唇腺活检。

眼科会诊：双眼葡萄膜炎、双眼青光眼、双眼视野缺损。

腮腺活检病理：腺泡及脂肪组织间见大量淋巴细胞、浆细胞浸润，伴多核巨细胞聚集。

唇腺活检病理：腺泡间及导管周可见散在及灶性淋巴细胞、浆细胞，伴灶性多核巨细胞聚集。

肾活检病理结果如下。免疫荧光：IgA（+～++）、C3（+），不规则颗粒状沉积于系膜区。光镜：21 个肾小球，6 个球性硬化。系膜细胞轻度节段性增生。肾小球基底膜未见增厚。肾小管上皮细胞空泡变性及刷状缘脱落，间质见轻度纤维化，伴密集的炎性细胞浸润及大量肉芽肿样结节，其内可见多核巨细胞及类上皮细胞，未见坏死，直径 100~300μm。部分小动脉管壁增厚伴玻璃样变性。符合肉芽肿性间质性肾炎（图 16-1）。

本例患者病理最特征的改变是肾间质内大量肉芽肿样结节，肉芽肿性间质性肾炎发病率较低，见于 0.5%~0.9% 的肾活检病例，其病因包括：①药物导致：如抗生素、非甾体抗炎药、抗凝药、利尿剂；②感染导致：如结核、真菌、寄生虫及病毒感染等；③血管炎：如肉芽肿性多血管炎、嗜酸性肉芽肿性多血管炎等；④其他系统性疾病如结节病、TINU 综合征等。结合本例患者无前驱用药史、不存在感染征象、抗中性粒细胞胞质抗体检测阴性，此等相关病因所致的肉芽肿性病变可能性较小,但入院后仍需进一步排查。尤其是结核感染常表现隐匿而需警惕,虽结核感染引起的肉芽肿严重多为干酪样坏死性,为不支持点,但仍可完善肾脏病理病原学染色协助判断。患者肺部影像学表现符合结节病,外分泌腺受累及眼部葡萄膜炎皆可用结节病解释,肾脏病理也支持结节病的组织学改变,故高度怀疑诊断结节病。尽管 ACE 阴性、血钙不高,但仅有 60% 的患者出现 ACE 升高,10%~20% 患者有高钙血症,故检测正常不能除外结节病。

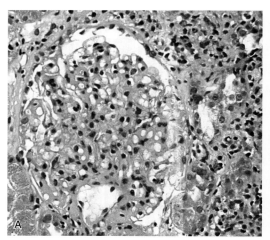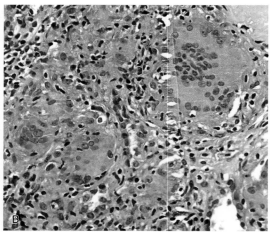

图 16-1 此患者肾脏病理光镜表现

注:A. 系膜细胞轻度节段性增生(HE,×400);B. 肾间质内大量肉芽肿样结节(HE,×400)。

综上所述,结合患者肾脏病理及临床表现,并排除其他可导致肉芽肿性间质性肾炎的病因,考虑结节病。本例患者同时合并肾脏病理免疫荧光 IgA 阳性,考虑合并 IgA 肾病背景病变,但从临床表现上看并非本患者的致病性病理改变。

💬 问题 3:结节病肾损害的发病率及临床表现?

结节病的肾脏表现包括钙代谢异常、肾结石和肾钙沉着症,以及伴或不伴肉芽肿形成的急性间质性肾炎。高钙尿症和高钙血症是导致有临床意义的肾脏病的常见原因,少数病例也可能发生肾小球疾病、尿路梗阻和终末期肾病。结节病中肾脏受累的发病率和患病率仍不确定,由于肾脏病的异质性和往往无症状,报道的患病率范围很广。几项小型的病例系列研究表明,35%~50% 的结节病患者发生了肾脏受累(定义为肾脏组织学改变或未行肾活检定义为肾功能下降)。肾钙沉着症发生于 5% 的结节病患者,肾结石发生于 1%~14% 的结节病患者。1 项纳入 27 例接受肾活检的肾结节病患者研究中发现,最常见的组织学病变为非肉芽肿性的肾小管间质性肾炎(44%),其次是肉芽肿性肾小管间质性肾炎(30%)、IgA 肾病(26%)和肾钙质沉着症(11%)。肾小球受累罕见,既往描述过合并膜性肾病、IgA 肾病、微小病变肾病、增生性或新月体性肾炎及局灶节段性肾小球硬化。

💬 问题 4：结节病肾损害的治疗及预后？

对于肾小球滤过率下降，且下降与经活检证实的结节病性间质性肾炎有关的患者，均建议采用糖皮质激素治疗［至多 1mg/（kg·d）］，病程较长可能导致不可逆的肾脏损害，康复往往不彻底。既往研究报道的治疗效果显示：在组织学检查发现纤维化大于 50% 的患者中，治疗无反应；就诊时存在高钙血症与 1 年时糖皮质激素治疗完全缓解相关。因病例数较少，指导糖皮质激素治疗的数据有限，目前建议口服泼尼松 1mg/（kg·d），持续 6~12 周，随后缓慢减至维持剂量每日 10~20mg 并再持续 6~9 个月。1 项纳入 5 例患者的病例系列研究中，唯一 1 例复发患者是在治疗最初 3 个月接受泼尼松小于 20mg/d 的患者。糖皮质激素不耐受或治疗无效的结节病性间质性肾炎患者，可尝试其他对肺结节病有效的治疗方案，如甲氨蝶呤、氯喹、硫唑嘌呤等，如仍无效，可尝试使用肿瘤坏死因子 -α 抑制剂。结节病患者偶尔会表现为肾小球肾炎，但肾小球损伤机制不明，与结节病的关联也未经证实，此前 1 项研究纳入 27 例活检证实结节病的患者，其中 26% 存在 IgA 肾病，与其他类型的结节病肾损害一样，糖皮质激素治疗似乎能改善肾功能。偶有患者因腹膜后淋巴结受累、腹膜后纤维化、肾结石及结节病直接累及输尿管导致输尿管梗阻，可能经糖皮质激素治疗有效，但酌情需行侵袭性尿路减压或血液透析支持。进入终末期肾病少见，发生终末期肾病最常见的原因是高钙血症性肾病而非肉芽肿性间质性肾炎或肾小球肾炎。随访过程中大部分患者仍存在肾功能下降。

本例患者治疗方案选择：因患者合并糖尿病及青光眼，初始治疗方案选择糖皮质激素联合环磷酰胺方案，密切监测血糖及眼压情况。目前随诊近 1 年，激素逐渐减量至泼尼松 10mg 每日一次，环磷酰胺累积至 12g 后停用，血肌酐下降至 85μmol/L，尿常规正常，密切监测眼压正常，血糖稳定。

最终诊断：结节病肾损害

（作者　刘岩，审稿　陈丽萌）

/// **专家点评** ///

结节病是一种病因不明的多系统疾病，特征为受累组织内 T 淋巴细胞、单核巨噬细胞浸润并伴有非干酪样肉芽肿形成。常累及肺、皮肤、眼和淋巴结等，肾脏受累亦不少见。

结节病的肾脏表现包括钙代谢异常、肾结石和肾钙沉着症，以及伴或不伴肉芽肿形成的急性间质性肾炎。典型的肾脏病变为非干酪样肉芽肿性间质性肾炎，肾活检显示间质单个核细胞浸润、非干酪样肉芽肿、肾小管损伤,更慢性病程中可见间质纤维化;为符合性诊断,非特征性改变。结节病患者合并肾小球肾炎,二者关系不明。亦有患者因腹膜后淋巴结受累、腹膜后纤维化、肾结石及结节病直接累及输尿管导致输尿管梗阻,肾功能损害。治疗首选糖皮质激素及对症支持。

参考文献

[1] JAVAUD N, BELENFANT X, STIRNEMANN J, et al. Renal granulomatoses: a retrospective study of 40 cases and review of the literature [J]. Medicine (Baltimore), 2007, 86 (3): 170-180.

[2] IANNUZZI M C, RYBICKI B A, TEIRSTEIN A S. Sarcoidosis [J]. N Engl J Med, 2007, 357 (21): 2153-2165.

[3] SHARMA O P. Vitamin D, calcium, and sarcoidosis [J]. Chest, 1996, 109 (2): 535-539.

[4] CASELLA F J, ALLON M. The kidney in sarcoidosis [J]. J Am Soc Nephrol, 1993, 3 (9): 1555-1562.

[5] BERGNER R, HOFFMANN M, WALDHERR R, et al, Frequency of kidney disease in chronic sarcoidosis [J]. Sarcoidosis Vasc Diffuse Lung Dis, 2003, 20 (2): 126-132.

[6] LÖFFLER C, LÖFFLER U, TULEWEIT A, et al, Renal sarcoidosis: epidemiological and follow-up data in a cohort of 27 patients [J]. Sarcoidosis Vasc Diffuse Lung Dis, 2015, 31 (4): 306-315.

[7] MAHÉVAS M, LESCURE F X, BOFFA J J, et al. Renal sarcoidosis: clinical, laboratory, and histologic presentation and outcome in 47 patients [J]. Medicine (Baltimore), 2009, 88 (2): 98-106.

[8] O'RIORDAN E, WILLERT R P, REEVE R, et al, Isolated sarcoid granulomatous interstitial nephritis: review of five cases at one center [J]. Clin Nephrol, 2001, 55 (4): 297-302.

[9] VELTKAMP M, DRENT M, BAUGHMAN R P. Infliximab or biosimilars in sarcoidosis; to switch or not to switch? [J]. Sarcoidosis Vasc Diffuse Lung Dis, 2016, 32 (4): 280-283.

病例 **17** 肾病综合征伴尿单克隆轻链阳性

//// **专家导读** ////

　　老年男性,临床表现为肾病综合征,单克隆轻链阳性,肾活检诊断为系统性淀粉样变。患者诊断相对容易,如何系统性地分析问题,肾脏活检除了诊断外还是否有其他意义,目前此类疾病的治疗方案如何,怎样评估治疗效果?

　　患者男性,64 岁,因"泡沫尿半年,心前区疼痛 1 天"于 2014 年 10 月 8 日入院。

　　【病情概述】2014 年 4 月患者发现尿中泡沫增多、夜尿增多,渐出现双下肢可凹性水肿,未诊治。2014 年 7 月门诊查血压 110/70mmHg,尿蛋白 1.0g/L,红细胞(潜血)25cells/μl,24 小时尿蛋白 1.33g/24h,血肌酐 66μmol/L,白蛋白 38g/L。予氯沙坦 25~50mg 每日 1 次。2014 年 9 月复查 24 小时尿蛋白 3.78g/24h,白蛋白 34g/L,血肌酐 69μmol/L,停用氯沙坦。2014 年 10 月晨起出现心前区疼痛,伴乏力,头晕,恶心,大汗,服硝酸甘油约 20 分钟后症状缓解。当日中午我院急诊测血压 74/55mmHg,心率 130 次 /min,查心肌酶:肌酸激酶 168U/L,肌酸激酶同工酶 MB 2.1μg/L,心肌肌钙蛋白 0.202μg/L;N 末端脑钠肽前体 2 677pg/ml。生化:白蛋白 24g/L,谷丙转氨酶 36U/L,血肌酐 81μmol/L,钾 4.1mmol/L,碱性磷酸酶 96U/L。心电图:房颤律,心室率 126 次 / 分,Ⅱ、Ⅲ、aVF、V$_{4-6}$ ST 段压低 0.05~0.1mmV。予以对症处理后好转,为进一步评估心脏情况收入院。既往史:冠心病 10 年、2 型糖尿病 10 年、心房颤动(房颤)2 年。右冠状动脉支架置入术后。个人史及家族史无殊。查体:血压 100/63mmHg,脉搏 93 次 /min,全身无紫癜、瘀斑,浅表淋巴结无肿大,舌体无胖大。心律不齐,各瓣膜区未闻及杂音。双肺呼吸音清。腹部查体无特殊,双下肢无水肿。

　　入院后查:①心脏。超声心动图:左心室心肌肥厚,心肌回声略增强,左心室收缩功能及室壁运动未见异常;双心房增大,二尖瓣、三尖瓣轻度关闭不全,少量心包积液,下腔静脉血流缓慢。冠状动脉造影:右冠状动脉优势型,介入治疗术后;右冠状动脉中段见支架影,支架通畅,支架内及支架以远造影剂充盈良好;前降支远段浅表肌桥,轻度狭窄;回旋支近、中段管腔较模糊,心脏搏动伪影可能;左、右心房饱满,心包积液。患者 CHA2DS2-VASc 评分 2 分,无须抗凝治疗,加用酒石酸美托洛尔控制心室率,并继续予以冠心病二级预防治疗,患者心前区疼痛症状未再发作,复查心肌酶:肌酸激酶 125U/L,肌酸激酶同工酶 MB 2.0μg/L,心肌肌钙蛋白 0.093μg/L;脑钠肽 470ng/L。心电图:房颤率,无 ST 段改变。②肾脏。24h尿蛋白 5.18g/24h,尿蛋白电泳:肾小球来源 100.0%。血白蛋白 27g/L,血肌酐 84μmol/L,钾4.4mmol/L,尿酸 452μmol/L。③血液。血轻链:κ 443mg/dl(参考范围:598~1 329mg/dl),λ 455mg/dl(参考范围:298~665mg/dl),κ/λ 0.97(参考范围:1.35~2.65)。血清蛋白电泳(serum

protein electrophoresis，SPE）、血清免疫固定电泳（immunofixation electrophoresis，IFE）：
（−）。尿免疫固定电泳（IFE）3 项：λ链（＋）。血清游离轻链（serum free light chain，sFLC）：
κ＜6.6mg/L（参考范围：6.6~19.6mg/L），λ 482.5mg/L（参考范围：5.7~26.3mg/L），κ/λ＜0.014
（参考范围：0.26~1.65）。免疫球蛋白定量正常。骨髓涂片：增生活跃，浆细胞比例 3% 增高，
可见火焰状浆细胞。骨髓活检：可见散在浆细胞，比例约为 3%。巨核细胞偶见。骨髓组织
特殊染色结果：刚果红、高锰酸钾化刚果红（−），骨髓组织免疫组化：CD138（散在 ＋），CD20
（−），CD3（−），髓过氧化物酶（＋）。头颅正侧位 X 线、骨盆正位 X 线、颈腰椎 X 线未见溶骨性
改变。

💬 问题 1：该患者的诊治思路及后续需完善的检查？

患者为老年男性，慢性病程，多系统受累。肾脏表现为肾病综合征，心脏表现为心肌肥
厚、低血压、心房颤动，血液系统表现为尿 IFE-λ（＋），sFLC-λ 升高，骨髓浆细胞 3%，考虑存在
单克隆浆细胞增殖性疾病。患者无贫血、肾功能不全、高钙血症及骨骼受累，骨髓涂片浆细
胞比例＜10%，暂不支持多发性骨髓瘤。

患者尿 IFE-λ（＋），可予尿轻链定量分析，评估尿液中轻链含量。患者血 sFLC-λ 升高，
而 SPE、血 IFE 均（−），这与不同检验方法的灵敏度相关。血 SPE 通常是采用琼脂糖凝胶
电泳或毛细管区带电泳，根据电泳结束蛋白最终的位置进行分类，M 蛋白表现为单一窄峰。
SPE 假阴性率较高，灵敏度不及 IFE 及 sFLC。IFE 可以检测出血清浓度 ≥0.2g/L 和尿液浓
度 ≥0.04g/L 的 M 蛋白，灵敏度明显提高，且有助于测定免疫球蛋白的重链和轻链类别。但
IFE 无法确定 M 蛋白的血清浓度，需要与 SPE 结合应用。sFLC 是一种基于抗体的检测方
法，其对于血清中低浓度单克隆轻链的检测灵敏度明显提高，检测的是完整轻链中隐藏的结
合位点，特别适用于检出仅合成轻链片段的克隆，血清 FLC 阳性率明显高于血、尿 IFE。此
外，血清 FLC 在疾病的随访及预后评估中也发挥重要作用。

完整的免疫球蛋白由 2 条重链和 2 条轻链通过二硫键连接而构成。M 蛋白是由克隆浆
细胞或 B 淋巴细胞过度产生的单克隆免疫球蛋白或其片段。该患者尿 IFE-λ（＋），血 sFLC-λ
明显升高，血 SPE、IFE（−），考虑异常浆细胞以分泌 λ 型轻链为主，无完整的单克隆免疫球蛋
白分泌，导致血 SPE、IFE 假阴性，异常增多的 λ 轻链肾小球滤过后超过肾脏近曲小管重吸
收能力，从尿液中溢出，尿液中测到的轻链大部分是 FLC，因此，该患者有明确的单克隆免疫
球蛋白血症。单克隆轻链与肾脏病变之间的关联需要明确。

💬 问题 2：该例患者活检部位如何选择？

表现为肾病综合征的单克隆免疫球蛋白肾损害以淀粉样变及轻链沉积病多见，常有多
系统损害。其常见受累脏器有肾脏、心脏、肝脏、消化道及外周或自主神经。有研究表明，受
累器官活检是系统性淀粉样变活检阳性率最高的活检方式，其中心脏 100%、肝脏 97% 和肾
脏 94%，但活检风险较大。与受累器官活检的风险相比，微创性活检的阳性率虽然较低，但

更为安全和简便。其中口腔内活检取材方便,创口小,恢复快,阳性率高,是诊断淀粉样变的良好选择。笔者医院的回顾性研究显示舌体阳性率为75%,齿龈57%,腹壁脂肪57%,与国外报道大致相当。且舌体和腹壁脂肪联合使用阳性率可达93.1%,表明联合多种微创活检诊断阳性率与受累器官活检阳性率相当。因此,对于疑诊淀粉样变的患者,可优先考虑齿龈、舌体、腹部脂肪、骨髓等微创活检,如仍不能明确诊断可进一步行受累器官活检。

2014年10月21日齿龈及舌体活检病理:舌体及齿龈刚果红(±),高锰酸钾化刚果红(±)。

2014年10月23日腹壁脂肪活检病理:刚果红(−),高锰酸钾化刚果红(−)。

患者齿龈及舌体活检提示可疑淀粉样变,明确诊断进一步考虑受累器官活检。患者心脏方面近期表现为胸痛、低血压,鉴于其冠心病、房颤基础,近期症状加重可能与房颤相关。但低血压、左心室肥厚亦可是系统性淀粉样变受累的表现,心肌活检为可选方案。同时,患者存在肾病综合征而血尿量少,符合淀粉样变肾脏受累表现。虽然患者有长期糖尿病史,亦可能导致肾病综合征,但数月来蛋白尿进展速度较快,并非典型的糖尿病肾病表现,故应高度怀疑淀粉样变的肾损伤。下一步需考虑肾活检。

💬 问题3:肾脏病理特点及临床意义?

患者行肾活检,病理提示如下(图17-1):免疫荧光:全阴性。光镜:肾小球固有细胞与系膜基质未见明显增生。GBM未见增厚。见小灶性肾小管萎缩和间质纤维化。小叶间动脉、入球小动脉普遍可见嗜伊红、厌银的无定形物质沉积。刚果红染色可见砖红色物质在小动脉壁沉积,偏振光下可见小动脉壁呈现绿色双折光现象。电镜:系膜细胞无增生,未见电子致密物。上皮下、内皮下、系膜区可见少量无序排列的细纤维沉积,直径7~12nm。病理诊断:肾脏淀粉样变性病。

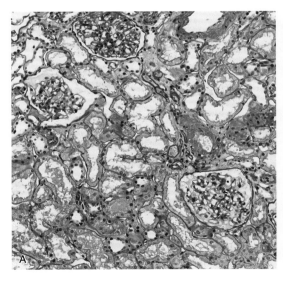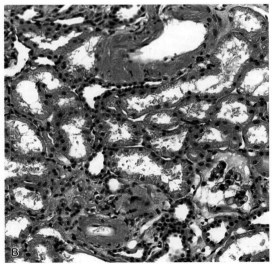

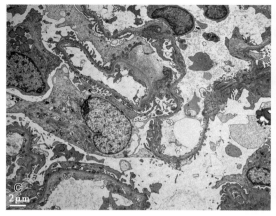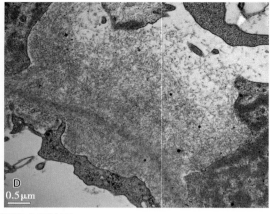

图 17-1 患者肾脏病理结果

注: A. 肾小球固有细胞与系膜基质未见明显增生,小动脉可见嗜伊红无定形物质沉积(PAS, × 400); B. 刚果红染色阳性(congo red, × 400); C. 电镜:未见电子致密物沉积(TEM, × 5 000); D. 电镜:无序排列的细纤维(TEM, × 30 000)。

　　肾脏是轻链型淀粉样变最常见的受累器官,因此肾脏病理是诊断轻链型淀粉样变的重要依据。诊断从 3 个维度进行:①光镜下可见刚果红染色阳性并在偏振光下可见苹果绿色双折光;②免疫荧光中可见与循环中一致的单克隆轻链阳性;③电镜下可见无分支的直径 7~12nm 无序排列的纤维丝。此病例光镜及电镜表现均支持淀粉样变,当前证据提示系统性淀粉样变诊断明确。

　　淀粉样变的命名源于沉积于肾脏等组织的异常折叠蛋白,性质与淀粉类似,在经碘及硫酸处理后有变蓝的表现,故名淀粉样变性。而这种沉积于组织的致病蛋白的前体蛋白,现已发现 30 余种,根据致病蛋白来源的不同,淀粉样变性也分为多种类型:轻链型淀粉样变性(immunoglobulin light chain, AL),淀粉样 A 蛋白(serum amyloid A protein, AA)型淀粉样变性,遗传性淀粉样变性等多种类型,其中以 AL 型最为常见。不同分型具有不同的临床表现、预后及治疗手段,如 AL 型最常出现肾脏受累,AA 型多与慢性炎症及感染相关,而载脂蛋白相关的遗传性淀粉样变性则常见心脏受累,因此,淀粉样变性的分型是诊断的重要组成部分。但需要明确的是,肾脏受累的不同光镜下表现对区分淀粉样物质的类型没有意义,主要依靠组织免疫荧光、免疫组化或质谱分析进行分类。

　　本病例免疫荧光阴性,虽尚不能确诊 AL 型淀粉样变,但这在 AL 型淀粉样变性病理诊断的临床实践中并不少见,这可能源于沉积于肾脏的并非完整的轻链,而是缺失了部分表位的片段,导致荧光抗体无法结合识别,或者由于淀粉样变性的轻链可发生折叠,抗原表位未暴露,导致荧光抗体无法进入结合。因此,后续可应用石蜡组织抗原修复后免疫荧光染色或质谱分析,来补充协助分型诊断。我们在临床诊断中需充分结合患者病理及其他检验结果来综合做出判断。

　　此外,在阅读病理报告时发现,光镜下并未看到淀粉样物质在肾小球及间质的沉积,沉积主要局限于肾小动脉,这就引出了近些年被广泛关注的一个问题,不同部位的淀粉样物质沉积是否具有不同的临床意义。首先要明确的是,虽然淀粉样变肾受累被描述为以肾小球系膜无细胞性增宽、基底膜增厚为主要表现的肾小球疾病,实际上淀粉样物质可沉积于肾脏组织的各个部位,包括肾小球、肾间质及肾血管,肾小球是主要受累部位。1 项研究回顾了152 例 AA 型及 AL 型淀粉样变病理结果,其中 84.6% 的病例以肾小球沉积为主,9.4% 以肾血管沉积为主,6% 以间质沉积为主。回到前面的问题,回顾现有研究结果,不同部位的淀粉样物质沉积与其肾功能及蛋白尿情况具有相关性。肾小球的淀粉样物质沉积程度与蛋白尿程度、肾功能不全的发生率呈正相关,而与肾功能关系最为密切的是间质淀粉样物质沉积的程度及光镜下间质损伤程度(炎性浸润程度等)。许多文献单独研究了局限于血管的淀粉样物质沉积病例,其具有较低的蛋白尿水平(<1g/d)。但此种病例与肾功能的关系尚存在争议,有研究报道其伴有更严重的肾功能损伤,但这一结论在其他研究中并未得到佐证。同时,整体肾组织淀粉样物质的沉积程度则明确与预后相关,更多量的沉积提示更差的整体生存结局。由此可见,肾脏病理不仅可为淀粉样变的诊断提供依据,也同样对患者的临床特征及预后具有提示意义。

💬 问题 4: AL 患者如何治疗? 如何评估治疗效果?

该患者治疗方案如下:①自 2014 年 11 月应用硼替佐米、环磷酰胺、地塞米松方案化疗 2 疗程,美法仑、地塞米松方案 5 疗程后于 2015 年 7 月查血尿免疫固定电泳(–),血 κ 420mg/dl、λ 318mg/dl、κ/λ 1.32。24 小时尿蛋白 2.32g。血生化:白蛋白 25g/L,血肌酐 88μmol/L。已达血液学缓解。2015 年 7 月至 2018 年 3 月未治疗。其间 2017 年 3 月查 24 小时尿蛋白 0.18g,肾功能正常,器官损害完全缓解。②2018 年 3 月至 2018 年 9 月因血液学复发,共应用 3 个疗程美法仑、地塞米松方案达完全缓解。③2021 年 5 月因血液学复发,应用 1 个疗程达雷妥尤单抗＋地塞米松方案后达完全缓解。(患者 24 小时尿蛋白随访情况见图 17-2)

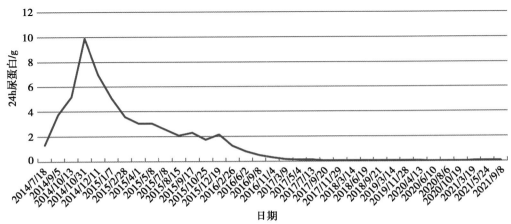

图 17-2　患者 24 小时尿蛋白随访结果

目前 AL 型淀粉样变患者的主要治疗方案是针对克隆性浆细胞的治疗,治疗目标是降低体内单克隆免疫球蛋白轻链水平,阻止淀粉样蛋白在脏器的进一步沉积,从而减轻或逆转器官功能障碍。常用药物有硼替佐米、伊沙佐米等蛋白酶体抑制剂,沙利度胺、来那度胺、泊马度胺等免疫调节剂,美法仑、环磷酰胺等烷化剂以及针对浆细胞表面 CD38 抗原的人源化 IgG1-κ 达雷妥尤单抗(DARA)。初治患者推荐的治疗方案见表 17-1,可根据患者的预后分期、受累脏器功能、体能状况进行选择。

表 17-1　初治系统性轻链型淀粉样变性患者的治疗方案

方案	适合移植的患者	不适合移植的患者
首选方案	硼替佐米 / 环磷酰胺 / 地塞米松(CyBorD)	硼替佐米 / 环磷酰胺 / 地塞米松
	DARA/ 硼替佐米 / 环磷酰胺 / 地塞米松	DARA/ 硼替佐米 / 环磷酰胺 / 地塞米松
		硼替佐米 / 美法仑 / 地塞米松
其他推荐方案	硼替佐米 / 地塞米松	硼替佐米 / 地塞米松
	硼替佐米 / 来那度胺 / 地塞米松	硼替佐米 / 来那度胺 / 地塞米松
	硼替佐米 / 美法仑 / 地塞米松	美法仑 / 地塞米松
	来那度胺 / 环磷酰胺 / 地塞米松	来那度胺 / 环磷酰胺 / 地塞米松
	来那度胺 / 地塞米松	来那度胺 / 地塞米松
	美法仑 / 地塞米松	

注:DARA,达雷妥尤单抗;CyBorD,硼替佐米、环磷酰胺联合地塞米松。

CD38 参与跨膜信号转导和细胞黏附功能,在正常情况下淋巴细胞、髓系细胞和其他非造血组织表面呈低表达状态,高表达于恶性浆细胞。达雷妥尤单抗可直接与恶性浆细胞表面 CD38 结合,通过诱导凋亡、补体依赖细胞毒作用、抗体依赖的细胞吞噬作用等多重机制诱导恶性浆细胞死亡,并可能加速淀粉样蛋白的溶解代谢。达雷妥尤单抗是目前全球唯一获批治疗 AL 型淀粉样变的单克隆抗体药物,多中心Ⅲ期临床试验显示:与 CyBorD 方案相比,达雷妥尤单抗联合 CyBorD 方案起效时间更短,血液学及心肾缓解率更高。2021 年国家综合癌症网络(national comprehensive cancer network,NCCN)指南及中国的《系统性轻链型淀粉样变性诊断和治疗指南(2021 年修订)》中都推荐了在初治的 AL 型淀粉样变患者中首选达雷妥尤单抗的用药方案。

对于 AL 型淀粉样变性患者,均需定期进行血液学及器官疗效评估。2 个疗程后血液学评估未达部分缓解的患者,应及时调整治疗方案以争取更好的血液学缓解和最大程度的器官功能缓解。其中 sFLC 是评估血液学进展的重要指标,sFLC 较高患者预后较差。梅奥诊所 2018 年提出了不同器官反应程度标准:完全器官反应(N 末端脑钠肽前体 ≤ 400ng/L;蛋白尿 ≤ 200mg/24h;碱性磷酸酶 ≤ ×2 正常下限);非常好的部分器官反应(N 末端脑钠肽前体、蛋白尿下降>60%);部分器官反应(N 末端脑钠肽前体、蛋白尿下降 31%~60%);和无反应者(N 末端脑钠肽前体、蛋白尿下降 ≤ 30%)。我国《系统性轻链型淀粉样变性诊断和治疗指南（2021 年修订）》在综合了最新的国际指南后，N 末端脑钠肽前体的最低点调整为 350ng/L。心脏完全缓解要求同时脑钠肽<80ng/L；肾脏完全缓解要求同时肾小球滤过率下降≤25%，余标准同前。研究表明心肾进展与器官反应深度呈负相关。

AL 型淀粉样变性患者预后具有较强的异质性，临床分期是判断预后的重要指标。梅奥 2012 分期系统将 FLC 的差值（即血清游离 κ、λ 差值的绝对值）≥180mg/L、心肌肌钙蛋白 T≥0.025ng/ml 和 N 末端脑钠肽前体≥1 800ng/L 作为评估指标，依照高于阈值指标的数量分为 I~Ⅳ 期，其对应的中位生存时间分别为 94.1 个月、40.3 个月、14 个月和 5.8 个月。心脏受累程度是影响预后的重要因素。判别 AL 型淀粉样变患者的预后至关重要，如果在发生不可逆器官损伤前给予治疗，可明显延长患者生存时间。

> **最终诊断：系统性轻链型淀粉样变性；肾脏受累；肾病综合征；心脏受累可能；冠状动脉粥样硬化性心脏病；阵发性心房颤动**

（作者　程亚琦　朱子璇，审稿　李明喜）

▨▨ 专家点评 ▨▨

系统性轻链型淀粉样变性（AL）是一种罕见疾病，欧美国家报道的发病率约为 10 例/100 万人年。轻链类型影响器官受累范围，其中 κ-AL 型淀粉样变患者多有胃肠道和肝脏受累，而肾脏受累在 λ-AL 型淀粉样变患者中更常见，轻链类型不影响患者预后，κ-AL 型和 λ-AL 型的中位生存时间相似；FLC 差值高的患者预后更差。影响预后的指标还有浆细胞比例、染色体异常、三倍体、t(11；14)、1q21 扩增、17p 缺失等反映浆细胞肿瘤负荷及生物学特征的指标以及脑钠肽、肌钙蛋白等心肌受累指标。肾小球滤过率与尿蛋白定量则与肾脏存活时间相关。目前建议，从肿瘤负荷及脏器受累严重程度对患者进行危险分层，在全面的器官功能评估和危险分层的基础上进行治疗方案的个体化选择。自体干细胞移植是治疗 AL 型淀粉样变性患者的有效方法，但只有 15%~25% 患者可以接受自体干细胞移植。因此，常规化疗对 AL 型淀粉样变性患者的治疗至关重要，传统的治疗方案是基于地塞米松、烷化剂、蛋白酶体抑制剂及免疫调节药物的组合，CD38 单克隆抗体与传统方案的联合明显改善了 AL 型淀粉样变性患者的预后。目前，抗浆细胞治疗中有第二代蛋白酶体抑制剂、靶向浆细胞表面蛋白的单克隆抗体（埃罗妥珠单抗）和小分子抑制剂（维奈托克）等药物正在临床试验中，但仍缺乏直接针对淀粉样蛋白原纤维和逆转器官损伤的治疗方案。

（感谢心内科韩业晨医师、血液科韩艳鑫医师提供此病例及血液科朱铁楠教授对该病例诊治做出的贡献。）

参考文献

［1］张春兰, 冯俊, 曹欣欣, 等. 系统性淀粉样变患者诊断性活检部位的选择 [J]. 中国医学科学院学报, 2016, 38 (6): 706-709.

［2］HOPFER H, WIECH T, MIHATSCH M J. Renal amyloidosis revisited: amyloid distribution, dynamics and biochemical type [J]. Nephrol Dial Transplant, 2011, 26 (9): 2877-2884.

［3］ITABASHI M, TAKEI T, TSUKADA M, et al. Association between clinical characteristics and AL amyloid deposition in the kidney [J]. Heart Vessels, 2010, 25 (6): 543-548.

［4］YAO Y, WANG S X, ZHANG Y K, et al. A clinicopathological analysis in a large cohort of Chinese patients with renal amyloid light-chain amyloidosis [J]. Nephrol Dial Transplant, 2013, 28 (3): 689-697.

［5］VERINE J. A proposed histopathologic classification, scoring, and grading system for renal amyloidosis [J]. Arch Pathol Lab Med, 2011, 135 (2): 168-169.

［6］EIRIN A, IRAZABAL M V, GERTZ M A, et al. Clinical features of patients with immunoglobulin light chain amyloidosis (AL) with vascular-limited deposition in the kidney [J]. Nephrol Dial Transplant, 2012, 27 (3): 1097-1101.

［7］中国系统性轻链型淀粉样变性协作组, 国家肾脏疾病临床医学研究中心, 国家血液系统疾病临床医学研究中心. 系统性轻链型淀粉样变性诊断和治疗指南 (2021 年修订)[J]. 中华医学杂志, 2021, 101 (22): 1646-1656.

［8］KASTRITIS E, PALLADINI G, MINNEMA M C, et al. Daratumumab-based treatment for immunoglobulin light-chain amyloidosis [J]. N Engl J Med, 2021, 385 (1): 46-58.

病例 18 不一样的糖尿病肾病

专家导读

1 例老年糖尿病患者有明确的大血管并发症及蛋白尿、肾功能损害。肾损伤病因最大可能是糖尿病肾小球结节样病变(K-W 结节),但如果这样的患者肾间质及入球小动脉管壁有厌银的无定形物质沉积,病因应该如何考虑? 沉积的物质是什么呢? 这个罕见病例的成功诊断体现了临床医生的基本功和病理医师诊断水平,新型显微切割质谱分析技术在病理领域的应用,提高了罕见肾小球疾病的诊断水平。

患者男性,67 岁,因"水肿 30 余年,发作性晕厥 3 年,多饮多尿消瘦 2 年"于 2021 年 4 月入院。

【病情概述】患者 1989 年无明显诱因出现双下肢膝关节以下对称可凹性水肿,化验不详,对症利尿,仍间断踝部水肿。2018 年以来出现 2 次头晕、心悸后一过性意识丧失,发作时血糖、血压、心电图正常,未进一步查因。2019 年出现多饮多尿、体重下降,当地医院诊断 2 型糖尿病,口服阿卡波糖 50mg 每日 3 次,未规律监测血糖。2020 年 6 月水肿加重至全身、颜面,自觉尿中泡沫增多,对症利尿。2020 年 12 月于当地医院查:尿蛋白 3+,潜血(±),24 小时尿蛋白 10.2g;血白蛋白 24~29g/L,肌酐 120~132μmol/L,血红蛋白 85g/L。诊断糖尿病肾病。2021 年 4 月为进一步诊治来笔者所在医院。目前尿量 1 000~2 000ml/d,夜尿 0~1 次,病程中体重最高 80kg,目前 72kg。既往史:2007 年诊断高血压病,血压最高 230/118mmHg,长期服用硝苯地平 30mg 每日 1 次,氢氯噻嗪 25mg 每晚 1 次,监测血压(140~150)/(80~90)mmHg。2016 年出现劳累后胸闷、气短,2019 年 9 月当地医院行冠脉造影诊断冠心病,予阿司匹林 100mg 每日 1 次。个人史:吸烟 40 支/天 ×10 年,饮酒史 20 年,白酒约 250ml/d,戒烟戒酒 3 年。家族史:父母及 2 妹 2 弟体健,1 弟患糖尿病。配偶及 2 子体健。家族中无类似疾病史。查体:生命体征平稳,血压 140/90mmHg,体重指数 26.4kg/m²,舌体无肥大,全身皮肤未见瘀点瘀斑,浅表淋巴结未及肿大。心肺腹查体(-),肝脾不大。病理征阴性。双下肢轻度可凹性水肿。

💬 问题 1:该患者的诊治思路及拟完善的检查?

患者老年男性,隐匿起病。肾脏方面表现为肾病综合征,伴慢性肾功能不全,中度贫血,镜下血尿少。肾外表现为近年新发的晕厥史,不除外心源性晕厥。此外,患者存在多种基础疾病,包括糖尿病、高血压、冠心病等。病因方面,从肾病综合征的角度,重点需要与以下疾病鉴别诊断:①继发性肾病综合征,如糖尿病肾病,淀粉样变。②原发性肾病综合征,如膜性肾病,局灶节段性肾小球硬化。

本患者病因筛查方面,C 反应蛋白、类风湿因子、补体、免疫球蛋白、抗核抗体、抗中性粒细胞胞质抗体、乙型肝炎病毒、丙型肝炎病毒、人免疫缺陷病毒、肿瘤标志物、胸部、腹部、盆腔影像学筛查均无阳性发现。血蛋白电泳、免疫固定电泳、血游离轻链、尿免疫固定电泳、24 小时尿轻链大致正常。抗磷脂酶 A2 受体抗体(−)。因此,重点需与糖尿病肾脏疾病(diabetic kidney disease,DKD)鉴别诊断。

诊断 DKD 前应首先明确有无非糖尿病肾脏疾病(non diabetic kidney disease,NDKD)可能。典型的 DKD 表现为肾小球高滤过,微量白蛋白尿,显性白蛋白尿伴肾小球滤过率(glomerular filtration rate,GFR)下降的临床过程,镜下血尿通常不明显。不符合 DKD 发展特点的临床过程均提示可能存在 NDKD,如 1 型糖尿病病程较短或未合并视网膜病变;GFR 迅速下降,或 GFR 下降不伴蛋白尿;尿蛋白增加迅速;活动性尿沉渣如红细胞、白细胞或细胞管型;合并其他系统性疾病的表现等等。对于临床怀疑 NDKD 的情形,需肾穿刺活检以明确诊断。

本患者眼底检查未见糖尿病视网膜病变。但对于 2 型糖尿病患者,糖尿病视网膜病变预测 DKD 的灵敏度仅为 0.65,故并不排除 DKD。但患者糖尿病病史相对短,DKD 难以解释患者与肾功能不匹配的贫血,以及近期的发作性晕厥。结合患者多系统受累特征,需注意与淀粉样变鉴别诊断,下一步应积极获取组织学证据。齿龈、舌体、腹壁脂肪、直肠黏膜活检均有助于淀粉样变的诊断,但受累脏器活检阳性率最高,且可明确脏器受损的直接病因,因此,下一步肾穿刺活检最有助于该患者的诊断及鉴别诊断。

💬 问题 2:该患者肾活检病理如下(图 18-1),有哪些特点及提示?

免疫荧光:IgG(++),C3(++~+++),C4(+~++),C1q(+~++),Fi(+~++),κ(++),弥漫、线状或短线状沉积于毛细血管袢。

光镜:系膜基质明显增生伴 K-W 结节形成。偶见毛细血管袢呈瘤样扩张。肾小球基底膜弥漫增厚。肾小管广泛萎缩,伴间质纤维化及大量炎症细胞浸润。小动脉管壁增厚、弹力纤维增生、玻璃样变性。系膜区、间质及部分小动脉管壁可见嗜伊红、厌银的无定形物质沉积,刚果红染色(+)。

电镜:基质增生明显致系膜区呈少细胞性增宽,基底膜均质性增厚,约 700nm。系膜区及间质见无序排列的细纤维,直径 7~12nm。

本患者病理除糖尿病肾病的特征,突出的表现是肾间质病变,表现为嗜伊红、厌银的无定形物质沉积。进一步刚果红染色(+),电镜见直径 7~12nm、无序排列的细纤维,可诊断肾淀粉样变性。

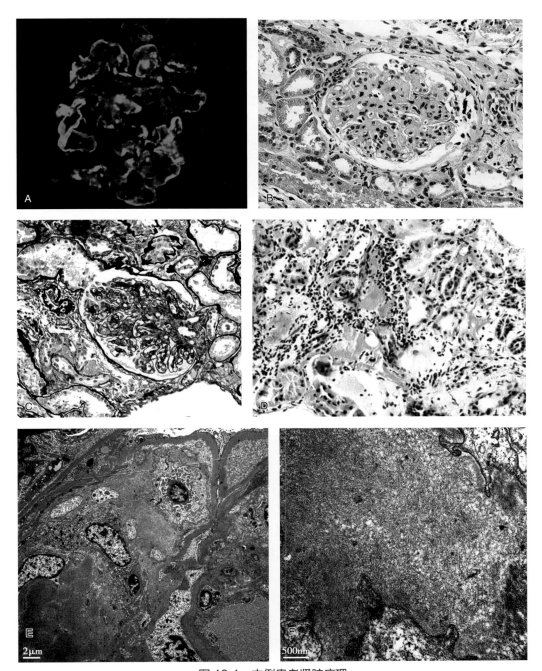

图 18-1　本例患者肾脏病理

注：A. IgG（++）沿毛细血管袢"假线样"沉积（FITC，×200）；B. 系膜基质明显增生，伴 K-W 结节形成（HE，×200）；C. 系膜区、间质见嗜伊红、厌银的无定形物质沉积（PASM，×200）；D. 刚果红染色阳性（congo red，×200）；E. 肾小球基底膜增厚（TEM，×5 000）；F. 直径 7~12nm、无序排列的细纤维（TEM，×30 000）。

💬 **问题 3: 肾淀粉样变性是否是最终诊断? 该患者下一步还需完善哪些检查?**

淀粉样变性是由多种原因造成的蛋白原纤维在细胞外组织沉积,导致脏器功能异常及相应临床表现。淀粉样变性可以累及单一脏器,也可以累及多器官、多系统,包括肾脏、肝脏、心肌、消化系统、神经系统等,因此对于诊断淀粉样变性的患者,需要对可能的受累脏器进行评估。

该患者完善系统评估。心血管系统:心房利尿钠肽正常,心电图(-),24 小时动态心电监测示窦性心律,偶发窦性心动过缓、室性早搏及房性早搏。超声心动图左心室射血分数 75%,左心室松弛功能减低;心肌灌注延迟成像动态磁共振成像未见明确心肌淀粉样变性表现。消化系统:肝功能正常。腹壁脂肪、齿龈、直肠黏膜、骨髓活检刚果红染色(-),骨髓涂片 + 活检基本正常。综上所述,虽然患者有可疑晕厥史,目前无心肌淀粉样变及其他脏器系统淀粉样变证据,诊断肾淀粉样变性。

目前,已知的可形成淀粉样物质的前体蛋白多至 36 种,不同的前体蛋白所致的淀粉样变性,其临床特征、脏器受累、治疗手段及预后均不尽相同,因此,淀粉样变并非最终诊断,还需进一步针对致病前体蛋白进行分型诊断。从发病率而言,以轻链淀粉样变(AL 型)最为常见,其次为淀粉样蛋白 A 淀粉样变(AA 型),再次为转甲状腺素蛋白淀粉样变(ATTR 型)。需针对上述可能的淀粉样变类型一一排查。

针对最常见类型的 AL 型淀粉样变,对本患者完善血蛋白电泳、免疫固定电泳、血游离轻链、尿免疫固定电泳、24 小时尿轻链、骨髓涂片及活检均无单克隆免疫球蛋白证据,虽有肾脏病理免疫荧光轻链 κ (++),沉积部位与光镜不符合,沉积模式符合非特异性吸附,考虑无临床相关性;AL 型淀粉样变通常多系统受累表现突出,肾脏淀粉样物质沉积部位以肾小球及血管为主,本患者亦不符合。针对 AA 型淀粉样变,患者无发热,红细胞沉降率、C 反应蛋白均正常,缺乏慢性炎症性疾病证据,不支持。而 ATTR 型淀粉样变主要累及心肌,本患者肾脏受累为主,可除外。

针对非常见类型的特殊淀粉样变,可以借助免疫标记技术或蛋白质分析技术对淀粉样物质的成分进行进一步分析。免疫标记技术包括免疫荧光、免疫组化、免疫电镜等,依赖于商业化的抗体,受抗原变异、表位缺失、非特异性染色等影响,且检测通量低。基于激光显微切割及质谱分析(laser microdissection/mass spectrometry, LMD/MS)的蛋白质分析技术,则可克服上述缺点,微量组织即可分析,是淀粉样变分型诊断的金标准。淀粉样变的诊治流程见图 18-2。

北京协和医院自 2015 年以来临床开展利用 LMD/MS 技术用于淀粉样变分型诊断。2015 年对血、尿免疫固定电泳均阴性的肾淀粉样变标本 8 例进行分析,诊断 AL-κ 型 2 例,AL-λ 型 2 例,AA 型 1 例,载脂蛋白 -A(AApo-A)- Ⅳ 型 1 例,2 例分型失败;对 138 份肾外组织进行分析,共 121 例患者获成功分型,诊断 AL 型 87.6%,ATTR 型 5.8%,AA 型、重链 / 轻链(AH/AL)型,重链(AH)型及纤维蛋白原(AFib)型各 1.7%,AApoA-Ⅱ型及溶菌酶(ALys)型各 0.8%。LMD/MS 诊断系统性淀粉样变性类型的总体准确率为 91.3%。

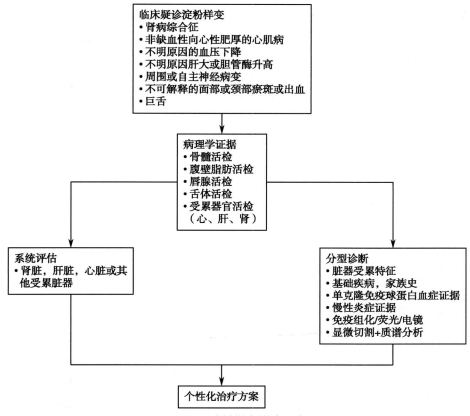

图 18-2　淀粉样变的诊治流程

利用 LMD/MS 技术,最终诊断该患者为 ALECT2 型淀粉样变性。免疫组化染色 ALECT2(+)进一步证实该诊断。

💬 问题 4:本患者的治疗及预后?

淀粉样变的治疗依据病因而不同。对于 AL 型淀粉样变,治疗包括针对浆细胞的化疗及自体干细胞移植。对于 AA 型淀粉样变,需要治疗潜在的炎性疾病。ATTR 型淀粉样变作为累及心肌的罕见淀粉样变一度预后很差,但是近年来治疗进展最为迅速,氯苯唑酸可稳定含突变型淀粉样蛋白的转甲状腺素(transthyretin,TTR)四聚物,防止淀粉样蛋白前体单体释放,已于国内上市并成功应用;RNA 靶向治疗药物 patisiran,inotersen 干扰肝脏 TTR 合成,并干扰错误折叠的单体聚合,已于欧美上市,新药的研发使该型淀粉样变的预后大幅改善。

ALECT2 型淀粉样变的前体蛋白为白细胞趋化因子 2(leukocyte cell-derived

chemotaxin-2，LECT2)，在一些炎性疾病，肿瘤及代谢综合征中，均可检测到该蛋白水平上调。ALECT2 型淀粉样变于 2008 年初次鉴定报道。该型淀粉样变常见于老年人，占所有淀粉样变性的 2.7%~4.2%，发病率仅次于 ATTR 型淀粉样变。该型淀粉样变以肾脏受累为主，其次为肝脏，肾脏受累以肾皮质间质为主。临床上通常以蛋白尿及肾功能不全为主要表现，相当数量的患者合并其他类型的肾脏疾病，或有糖尿病、高血压、恶性肿瘤等共病。目前，该型淀粉样变发病机制不清，暂无有效治疗措施，诊断时肾功能正常的患者预后相对较好，5 年肾脏生存率接近 100%。

本患者同时患有糖尿病肾病及 ALECT2 型淀粉样变。糖尿病肾病目前已进展至临床糖尿病肾脏疾病期，病理分级为 Ⅲ 级(2010 美国肾脏病理协会 RPS 分级)，该阶段进展较快，肾小球滤过率每年下降中位数为 12ml/(min·1.73m²)。ALECT2 型淀粉样变可能在贫血、肾功能不全中有所参与，但该型淀粉样变总体进展缓慢，且无有效治疗措施。综上所述，未来决定患者肾脏生存的关键点仍在糖尿病肾病的控制。此外，有证据表明代谢负荷或可通过抑制 AMPK 磷酸化促进 LECT2 在肝脏的合成，间接 AMPK 激动剂如二甲双胍、卡格列净或可减少 ALECT2 形成，而这 2 种药物也是糖尿病肾病的一线治疗药物。因此该患者的最终治疗方案为：二甲双胍联合卡格列净控制血糖达标，福辛普利联合硝苯地平控制血压达标，铁剂联合促红细胞生成素纠正贫血，结合饮食控制、生活方式调整、降脂等综合治疗。

最终诊断：糖尿病肾病，ALECT2 型淀粉样变；肾病综合征；慢性肾功能不全(慢性肾脏病 3b 期)

(作者　乐偲，审稿　李明喜)

专家点评

淀粉样变性是一类由多种原因造成的蛋白原纤维在细胞外组织沉积，导致脏器功能异常及相应临床表现的疾病。对于病理诊断的肾淀粉样变性，还要对脏器系统受累的范围及程度进行评估，同时针对淀粉样蛋白的种类进行分型诊断，不同类型的淀粉样变治疗方案及预后均有差异。

ALECT2 型淀粉样变是淀粉样变的少见类型，国内极少报道，但在累及肾脏的淀粉样变中发病率仅次于 AL 型淀粉样变和 AA 型淀粉样变，以肾皮质间质受累为重要特征。因此，对无单克隆轻链证据，也无炎症证据的淀粉样变，以间质受累为主的肾淀粉样变性，需重点考虑此类型，激光显微切割联合质谱分析及免疫组化、免疫电镜均有助于诊断及鉴别诊断。

该病例是在糖尿病肾病肾小球 K-W 结节样病变的同时，肾间质 ALECT2 型淀粉样变,这种类型淀粉样变多见于西班牙裔人群,目前,还没有特异性的靶向治疗药物。需注意此型淀粉样变多进展缓慢,故常作为共患疾病在肾穿刺活检中发现。治疗中需结合临床具体分析,抓主要矛盾,该例肾病综合征以控制糖尿病肾病药物为主要治疗手段,需密切随访病情变化指标,以达到最好的预后及肾脏生存。

参考文献

［1］中华医学会糖尿病学分会微血管并发症学组. 中国糖尿病肾脏病防治指南 (2021 年版)[J]. 中华糖尿病杂志, 2021, 13 (8): 762-784.

［2］WECHALEKAR A D, GILLMORE J D, HAWKINS P N. Systemic amyloidosis [J]. Lancet, 2016, 387 (10038): 2641-2654.

［3］SIPE J D, BENSON M D, BUXBAUM J N, et al. Amyloid fibril proteins and amyloidosis: chemical identification and clinical classification International Society of Amyloidosis 2016 Nomenclature Guidelines [J]. Amyloid, 2016, 23 (4): 209-213.

［4］LARSEN C P, KOSSMANN R J, BEGGS M L, et al. Clinical, morphologic, and genetic features of renal leukocyte chemotactic factor 2 amyloidosis [J]. Kidney Int, 2014, 86 (2): 378-382.

［5］LAN F, MISU H, CHIKAMOTO K, et al. LECT2 functions as a hepatokine that links obesity to skeletal muscle insulin resistance [J]. Diabetes, 2014, 63 (5): 1649-1664.

［6］STEINBERG G R, CARLING D. AMP-activated protein kinase: the current landscape for drug development [J]. Nat Rev Drug Discov, 2019, 18 (7): 527-551.

病例 19 膜增生性肾小球肾炎、低补体血症

专家导读

中年女性,临床表现为慢性肾炎综合征和低补体血症,病理提示膜增生性肾小球肾炎,可能的诊断是什么? 重复肾活检电镜有何发现? 病理学的鉴别为本例罕见疾病的诊断提供关键证据。

患者女性,52 岁,因"颜面水肿 11 个月,肌酐升高 4 个月"于 2018 年 2 月 2 日入院。

【病情概述】患者 2017 年 3 月出现颜面水肿、血压升高(血压 150/90mmHg)。辅助检查:①肾脏。24 小时尿蛋白 0.265g → 0.85g;尿常规:蛋白(+),潜血 2+,异常形态红细胞 80%;血肌酐 84μmol/L → 108μmol/L → 122μmol/L;补体:C3 0.35g/L → 0.303g/L,C4 0.02g/L → 0.013g/L。2018 年 1 月外院肾活检病理结果如下。光镜:符合膜增生性肾小球肾炎(membranoproliferative glomerulonephritis,MPGN)。免疫荧光:C3(+++),C1q(++),IgG(±),γ3(+++),线状及细颗粒状沉积于系膜区、肾小球基底膜及部分小管基底膜。κ(−),λ(−),γ1、2、4(−),IgA(−),IgM(−),淀粉样蛋白 A(−)。刚果红染色(−)。电镜:电镜取材不满意,未见肾小球。②血液系统。血常规:网织红细胞百分比 2.37%,血红蛋白 85g/L,抗人球蛋白试验(+)IgG 型。铁三项、叶酸、维生素 B_{12} 均正常。血涂片未见破碎红细胞。骨髓涂片:中晚幼红细胞比例稍高;骨髓活检病理提示造血组织中红系比例略低,余未见异常。血尿免疫固定电泳(−),血游离轻链 λ ↑ 57.9mg/L(5.7~26.3mg/L),κ/λ ↓ 0.249(0.26~1.65)。③自身免疫疾病。抗可溶性核抗原抗体谱、抗核抗体谱、抗中性粒细胞胞质抗体、抗磷脂抗体谱、血 IgG 亚类、冷球蛋白定性及定量(−)。④感染性疾病。乙型肝炎病毒表面抗原(+),余未见异常。2018 年 2 月 1 日起泼尼松 60mg 口服每天 1 次及达那唑 0.2g 口服每天 3 次治疗自身免疫性溶血性贫血。为进一步诊治患者于 2 月 2 日收入我科。既往史:2010 年发现甲状腺功能亢进,甲巯咪唑治疗,甲状腺功能正常。2010 年行右乳结节切除术,病理为良性。个人史及家族史无特殊。入院查体:血压 140/80mmHg,巩膜稍苍白,皮肤黏膜无黄染,浅表淋巴结未及肿大,舌体无胖大,双肺呼吸音清。心律齐,各瓣膜听诊区未闻及病理性杂音。肝脾肋下未及。双下肢无水肿。

💬 **问题 1:该患者的鉴别诊断思路及拟完善的检查?**

患者中年女性,慢性病程,以血液及肾脏受累为主,表现为溶血性贫血及血清游离轻链 λ 增高,轻度蛋白尿、镜下血尿、肾功能异常及低补体血症。肾活检:MPGN。患者光镜表现为 MPGN,免疫荧光可见补体成分(C3、C1q)及免疫球蛋白(γ3)沉积,考虑为免疫复合物 /

单克隆免疫球蛋白介导的 MPGN。此型 MPGN 病因方面应考虑感染性疾病、自身免疫性疾病、单克隆免疫球蛋白等继发性原因(详见病例 25 中"基于发病机制对膜增生性肾小球肾炎进行分型诊断的流程")。患者血清游离轻链 λ 增高突出,提示可能存在单克隆增殖的浆细胞。结合其外院肾活检病理免疫荧光呈现 γ3 重链沉积,无其他重链及轻链沉积,需高度怀疑重链沉积病(heavy chain deposition disease,HCDD),但患者目前无电镜结果支持 HCDD 诊断,HCDD 免疫荧光的特征性表现为单克隆重链沿肾小球基底膜呈线样或颗粒样沉积,电镜的特征性表现为细沙样电子致密物沿肾小球基底膜内侧缘、肾小管基底膜外侧缘的沉积。因此,需进一步行重复肾活检明确诊断。

问题 2:该患者重复肾活检病理如下(图 19-1),如何分析病理结果? 结合临床如何得出正确的诊断?

免疫荧光:IgG(+++)沿基底膜线样沉积、团块状系膜区沉积,C3(++~+++),C4(+~++),C1q(+~++),IgG3(+) 均沿基底膜颗粒样沉积、团块状系膜区沉积,κ 链(−),λ 链(−),HBsAg(−)。

患者免疫荧光有单克隆重链 γ3(IgG3)沿基底膜沉积,高度提示 HCDD 可能,HCDD 中 γ 链较常见,其中 γ1~4 型均有报道,α 和 μ 型也有个案报道。下一步应关注电镜是否有 HCDD 表现。

光镜:14 个肾小球,2 个球性硬化。肾小球增生明显,大部分呈分叶状。系膜细胞弥漫重度增生,伴节段性内皮细胞增生,部分系膜区基质明显增多,系膜区明显增宽,伴系膜结节形成。肾小球基底膜弥漫性增厚,伴系膜插入和双轨形成。刚果红染色阴性。光镜诊断:系膜结节硬化性肾小球病。

光镜表现为系膜结节硬化的肾小球病包括糖尿病肾病、淀粉样变性、单克隆免疫球蛋白沉积病(monoclonal immunoglobulin deposition disease,MIDD)及特发性结节样肾小球病等。根据病史及光镜表现,糖尿病肾病及肾淀粉样变已可以排除,高度怀疑 MIDD 可能,结合免疫荧光,HCDD 可能性大。

电镜:可见条带状、节段分布的粉末状电子沉积物沿肾小球基底膜内侧(内皮下)沉积,部分融合成小块状。系膜区见大量颗粒状电子致密物。电镜诊断:符合重链沉积病,结合免疫荧光,符合 γ3 型。

HCDD 和轻链沉积病(light chain deposition disease,LCDD)、轻重链沉积病(light and heavy chain deposition disease,LHCDD)都属于单克隆免疫球蛋白沉积病(MIDD),指单克隆免疫球蛋白分子沉积于脏器,造成器官功能障碍。电镜下肾小球基底膜内侧、肾小管基底膜外侧粉末状电子致密物的沉积是诊断 HCDD 的必要条件。

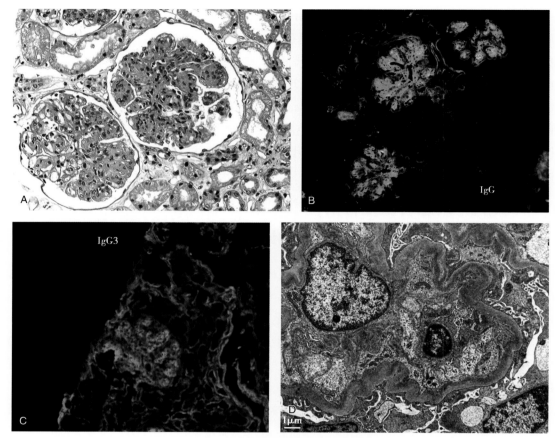

图 19-1　本例患者重复肾活检结果

注：A. 光镜：系膜细胞重度增生，伴"双轨"及系膜结节形成（PAS，×400）；B. 免疫荧光：IgG（+++）沿基底膜线样沉积、团块状系膜区沉积（FITC，×200）；C. 免疫荧光：IgG3（+）均沿基底膜颗粒样沉积、团块状系膜区沉积（FITC，×200）；D. 电镜：条带状、节段分布的粉末状电子沉积物沿肾小球基底膜内侧（内皮下）沉积（TEM，×4 000）。

💬 问题 3：单克隆免疫球蛋白重链沉积致肾损害的分子病理机制是什么？

　　MIDD 中的单克隆免疫球蛋白通常可变域有疏水残留物、糖基化和正电荷异常等特有的物理化学特性，这使得它们沿带负电荷的肾小球基底膜和肾小管基底膜沉积。它们还可在系膜聚集，刺激系膜细胞增殖，激活系膜外基质重塑通路，引起系膜细胞表型改变。HCDD 中在肾脏沉积的重链通常为 CH1 恒定区的缺失。CH1 恒定区是内质网中的重链结合蛋白的结合位点，因此 CH1 缺失的异常重链不能与其伴侣蛋白结合，从而影响进一步与轻链的组装，并且不能被蛋白酶降解，导致异常重链沉积于组织器官。肾活检组织重链恒定区表位检测（CH1 染色），可确定患者有无 CH1 恒定区缺失。免疫球蛋白的沉积也可激活补体的经典途径，导致血清补体下降、肾小球炎症和毛细血管内增殖性病变。

问题 4：这个患者能诊断有肾脏意义的单克隆免疫球蛋白病吗？

2012 年国际肾脏和单克隆免疫球蛋白研究组首次提出有肾脏意义的单克隆免疫球蛋白病（monoclonal gammopathy of renal significance，MGRS）这一概念，2012 年国际肾脏和单克隆免疫球蛋白研究组提出了 MGRS 诊断共识。MGRS 诊断的提出是针对肿瘤负荷不满足恶性浆细胞病的诊断标准，但存在单克隆免疫球蛋白相关性肾病，需要有效治疗的患者。其诊断分两个维度进行：①有单克隆免疫球蛋白造成的肾脏损害；②存在的 B 细胞或浆细胞克隆本身不符合需要治疗的血液学标准。可以依据患者的临床表现及血清免疫学特点推断肾脏病变类型，但最终 MGRS 的确诊金标准仍是肾脏病理，光镜、免疫荧光、电镜相互结合，缺一不可。根据共识，MGRS 的分类主要依据免疫荧光及电镜超微结构，具体分类详见图 19-2。该患者明确有单克隆免疫球蛋白造成的肾脏损害，血液学检查未发现多发性骨髓瘤等需要治疗的增殖性疾病的证据，故可以诊断为 MGRS。

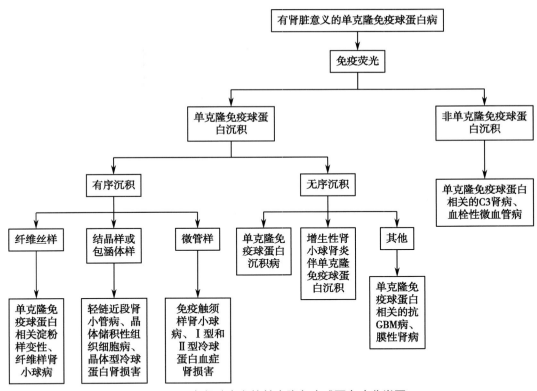

图 19-2 有肾脏意义的单克隆免疫球蛋白病分类图

问题 5：患者治疗及随访情况如何？ 预后如何？

入院后继续奥美沙坦及氨氯地平降压治疗，应用泼尼松＋达那唑治疗溶血性贫血效果不佳，停用达那唑，激素逐渐减量并加用环磷酰胺治疗 1 年（2018 年 3 月至 2019 年 5 月），效果不佳。2019 年 5 月调整治疗方案为硼替佐米(第 1、4、8、11 天皮下注射 2.2mg)＋地塞米松 4 个疗程,其后血肌酐持续下降,补体上升。2020 年 5 月 15 日及 2021 年 9 月 8 日复查患者 24 小时尿蛋白、血肌酐、补体 C3、C4、血游离轻链均正常,血红蛋白也恢复至正常水平(图 19-3)。

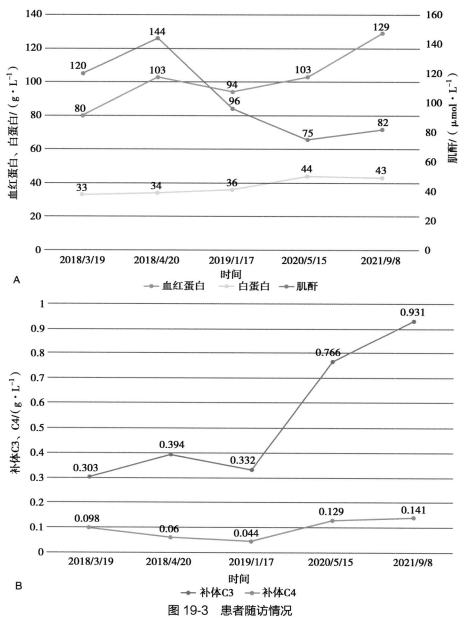

图 19-3 患者随访情况

注:A. 血红蛋白、白蛋白及肌酐改变;B. 补体 C3、C4 改变。

HCDD 因发病率低,目前尚无较大的队列研究报道,其治疗目标及治疗方案同 LCDD,为通过化疗药物消除潜在的细胞克隆,减轻器官损害,保留肾脏功能。早期病例报道中

HCDD 患者应用糖皮质激素联合环磷酰胺、美法仑、来那度胺等药物效果均较差。后多项回顾性研究表明基于硼替佐米的治疗方案对 HCDD 肾脏存活率更高,生存期也更长。MIDD 患者 95% 以上的克隆源自浆细胞。本例患者在确诊初期因骨髓穿刺及活检未发现浆细胞增生证据,未应用靶向异常浆细胞的化疗方案,治疗效果不佳,肌酐升高,调整为硼替佐米及地塞米松的方案后达到血液学完全缓解,肾脏功能恢复正常,无靶器官损害。有研究提示,年龄与就诊时的肌酐水平是 MIDD 患者进入终末期肾病的独立危险因素。1 项 53 例 LCDD 患者的前瞻性队列研究表明,化疗的血液学反应和肾脏结局之间具有较强的相关性,其中仅达到部分血液学反应或无反应的患者大多进展至终末期肾病,而化疗后达到完全缓解的患者肾脏结局较好。以上都提示了早期诊断及早期化疗干预对患者的肾脏结局至关重要。

最终诊断:重链沉积病

(作者　程亚琦　樊晓红,审稿　李明喜　高瑞通)

专家点评

重链沉积病(HCDD)是一种罕见单克隆免疫球蛋白沉积病,占到肾活检比例的 0.05%~0.07%。其主要受累器官为肾脏,表现为蛋白尿、肾功能不全、高血压、低补体血症和不同程度的贫血,但未见此例溶血性贫血报道。部分患者合并骨髓瘤,其血免疫固定电泳可检测到血清 M 蛋白,因异常截短的重链不能与轻链组装形成完整的免疫球蛋白,HCDD 患者中可观察到血清游离轻链 κ/λ 异常。目前国际淀粉样变协会推荐将血清游离轻链 κ/λ 作为监测单克隆免疫球蛋白沉积病患者治疗效果的关键指标。HCDD 的预后与受累器官的数量和程度密切相关,早期识别 HCDD 并启动靶向异常增殖细胞的化疗可改善肾脏预后,基于硼替佐米的治疗缓解率与肾脏存活率均更高,但尚需更大规模的临床队列随访研究进一步佐证。

参考文献

[1] NASR S H, VALERI A M, CORNELL L D, et al. Renal monoclonal immunoglobulin deposition disease: a report of 64 patients from a single institution [J]. Clin J Am Soc Nephrol, 2012, 7 (2): 231-239.

[2] ZHANG Y, LI X, LIANG D, et al. Heavy chain deposition disease: clinicopathologic characteristics of a chinese case series [J]. Am J Kidney Dis, 2020, 75 (5): 736-743.

[3] LEUNG N, BRIDOUX F, NASR S H. Monoclonal gammopathy of renal significance [J]. N Engl J Med, 2021, 384 (20): 1931-1941.

［4］ NASR S H, FIDLER M E, SAID S M, et al. Immunofluorescence staining for immunoglobulin heavy chain/ light chain on kidney biopsies is a valuable ancillary technique for the diagnosis of monoclonal gammopathy-associated kidney diseases [J]. Kidney Int, 2021, 100 (1): 155-170.

［5］ FOGO A B, LUSCO M A, NAJAFIAN B, et al. AJKD atlas of renal pathology: heavy chain deposition disease [J]. Am J Kidney Dis, 2016, 67 (2): e1-e3.

［6］ LEUNG N, BRIDOUX F, BATUMAN V, et al. The evaluation of monoclonal gammopathy of renal significance: a consensus report of the International Kidney and Monoclonal Gammopathy Research Group [J]. Nat Rev Nephrol, 2019, 15 (1): 45-59.

［7］ SAYED R H, WECHALEKAR A D, GILBERTSON J A, et al. Natural history and outcome of light chain deposition disease [J]. Blood, 2015, 126 (26): 2805-2810.

［8］ JOLY F, COHEN C, JAVAUGUE V, et al. Randall-type monoclonal immunoglobulin deposition disease: novel insights from a nationwide cohort study [J]. Blood, 2019, 133 (6): 576-587.

［9］ BRIDOUX F, JAVAUGUE V, BENDER S, et al. Unravelling the immunopathological mechanisms of heavy chain deposition disease with implications for clinical management [J]. Kidney Int, 2017, 91 (2): 423-434.

病例 **20** 发热、水肿、腹胀、尿量减少

//// 专家导读 ////

　　急性肾衰竭、浆膜腔积液并有多发淋巴结肿大应想到血液系统疾病可能,确诊往往
需要淋巴结活检。这例患者起病急、肾损伤进展快,但病房医师临床基本功扎实,思维缜
密,多科协作下很快明确诊断。进展性的急性肾衰竭完全恢复,患者全身症状趋于缓解。
这例急性肾衰竭的病因是什么? 这类罕见疾病应该如何分析和治疗?

　　患者女性,52 岁,因"发热、水肿、腹胀、尿量减少 1 个月"于 2019 年 2 月 14 日入院。

　　【病情概述】患者于 2019 年 1 月 4 日无明显诱因出现发热,体温最高 38.0℃,伴四
肢红斑、颜面部及四肢水肿、腹胀,尿量减少至不足 400ml/d。当地医院查血常规:白细胞
7.53×10^9/L,血红蛋白 94g/L,血小板 114×10^9/L;血生化:白蛋白 21g/L,钾 3.74mmol/L,
肌酐 171μmol/L;尿常规:蛋白(++),潜血(+);炎症指标:C 反应蛋白 207mg/L,红细胞沉
降率 102mm/h。予糖皮质激素治疗(具体不详)后症状缓解,复查血肌酐 108μmol/L,患者
自行停用糖皮质激素后出现水肿、腹胀加重,并逐渐出现无尿、憋喘、夜间端坐呼吸。2019
年 2 月中旬急诊查血压 157/102mmHg,血脉氧饱和度 87%,血常规:白细胞 7.34×10^9/L,血
红蛋白 62g/L,血小板 78×10^9/L;生化:白蛋白 27g/L,钾 6.1mmol/L,总胆红素/直接胆红
素 21.9/17.6μmol/L,谷氨酰转肽酶 64U/L,碱性磷酸酶 151U/L,乳酸脱氢酶 161U/L,血肌酐
623μmol/L,尿酸 1 429μmol/L,钙 2.30mmol/L,磷 4.77mmol/L;尿总蛋白肌酐比 710mg/g,尿
白蛋白肌酐比 145mg/g;凝血:凝血酶原时间 27.7s,活化部分凝血活酶时间 44.3s,国际标准
化比值 2.52,纤维蛋白原 6.87mg/L,D- 二聚体 10.48mg/FEU,正浆纠正实验可完全纠正。炎
症指标:超敏 C 反应蛋白 249.27mg/L,红细胞沉降率 >140mm/h,白细胞介素 -6 6.7pg/ml,
白细胞介素 -8 72pg/ml,白细胞介素 -10 14.8pg/ml,肿瘤坏死因子 -α 7.2pg/ml;免疫球蛋白 3
项 + 补体(-);心肌酶(-)、脑钠肽 93ng/L。免疫指标:抗核抗体谱、抗可溶性核抗原抗体、
抗中性粒细胞胞质抗体、抗肾小球基底膜抗体(-),抗人球蛋白试验(+)。巨细胞病毒 -DNA
(-)。血清肿瘤标志物均正常,血清蛋白电泳未见 M 蛋白。胸部、腹部、盆腔 CT:双侧大量
胸腔积液,少量心包积液,纵隔内、双侧腋窝多发小淋巴结,腹膜后肠系膜多发肿大淋巴结,
腹盆腔积液。超声心动图:左心室射血分数 74%。急诊予输血、吸氧、利尿治疗。2 月 14 日
以"急性肾衰竭"收入病房。病来纳差,排便正常,尿量 100~200ml/d。既往、个人、婚育、家
族史:无特殊阳性发现。入院查体:体温 36.4℃,脉搏 117 次/min,血压 153/92mmHg,自然
状态下血氧饱和度 87%,贫血貌,双侧颈部、腋下可触及多枚肿大淋巴结,最大者直径 2cm,
质韧无压痛,活动度欠佳,心脏听诊无特殊,双下肺呼吸音减弱,腹膨隆,无明显压痛、反跳

痛,肝脾肋下未触及,肠鸣音欠活跃,移动性浊音(+),双下肢中度可凹性水肿。

💬 问题 1:本例的病例特点? 可能的鉴别诊断思路?

1. 病例特点。

(1)中年女性,急性起病,进行性加重,多系统受累。

(2)肾脏:急性肾衰竭,血尿、蛋白尿,水肿,高血压。

(3)血液:贫血、血小板减少、凝血功能异常。

(4)多浆膜腔积液:胸腔积液、腹腔积液、心包积液。

(5)多发淋巴结肿大、脾大。

(6)高炎症状态。

(7)糖皮质激素治疗有效。

2. 可能的鉴别诊断思路

(1)自身免疫性疾病

支持点:中年女性,多系统受累,糖皮质激素有效。

不支持点:缺少明确的自身抗体。

(2)感染性疾病

支持点:发热、皮疹、多浆膜腔积液,需要警惕结核、病毒感染。

不支持点:对糖皮质激素治疗有反应,受累脏器众多,似难用常见感染解释。

(3)淋巴增殖性疾病

支持点:肝脾大、多发浅表淋巴结肿大。

不支持点:淋巴瘤引起的急性肾衰竭往往是肾脏浸润性改变。

💬 问题 2:急性肾衰竭的可能病因?

急性肾损伤常见的原因需要从肾前性、肾后性和肾性进行分析。本例患者虽有少尿,但是影像学检查不支持肾后性梗阻。患者存在发热、严重低白蛋白血症和全身水肿,有效循环血容量不足可能是导致急性肾衰竭的原因之一。此外,也需要警惕肾性因素。但是患者血尿不突出,至少急进性肾小球肾炎的可能性相对较小。如条件允许,应考虑行肾活检协助诊断。但患者存在血液系统异常,病情重,目前阶段不适宜肾活检。鉴于肾脏病变考虑是系统性疾病继发,目前阶段以对症支持、控制原发疾病,明确原发病病因为首要任务。

💬 问题 3:初步的治疗计划?

1. 原发病治疗 患者病情危重,多系统受累,存在全身高炎症状态,无明确感染证据,曾予糖皮质激素治疗有效,予甲泼尼龙 80mg 每日 1 次静脉注射控制炎症状态。

2. 对症支持治疗

(1)急性少尿性肾衰竭、高钾血症:启动肾脏替代治疗,短时间快速脱水减轻容量负荷,维持水电解质、酸碱平衡。

(2)氧疗支持,引流胸腹水纠正呼吸衰竭。

(3)贫血、凝血异常:对症输血支持。

诊治经过:经过糖皮质激素及以上对症支持治疗后,患者体温正常,呼吸改善,尿量逐渐恢复至 1 000ml/d,肾功能改善,逐步脱离透析。11 天后血肌酐降至 68μmol/L,复查尿沉渣:蛋白 0.3g/L,红细胞 105.4/μl,异形比例 70%,24 小时尿蛋白 1.8g。与此同时,患者出现咳嗽、咳痰,胸 CT 示双肺多发斑片及结节,部分可见空洞,痰培养回报多重耐药的肺炎克雷伯菌和烟曲霉,考虑肺部感染。在抗感染治疗同时减量糖皮质激素至泼尼松 70mg 每日 1 次口服,随后迅速出现水肿、多浆膜腔积液的再次加重,并继发肠梗阻;血小板迅速降低至 26×10^9/L。3 月 6 日回报血管内皮生长因子(vascular endothelial growth factor,VEGF)6 172ng/ml。

💬 问题 4:诊断思路和后续计划?

患者急性肾衰竭、发热、多发淋巴结肿大、多浆膜腔积液、血小板减低等临床表现,结合 VEGF 显著增高,经过大剂量糖皮质激素治疗后肾功能迅速恢复。结合临床表现,考虑淋巴增殖性疾病可能性大,尤其是 TAFRO 综合征。该疾病为 Castleman 病的罕见特殊类型。临床表现以血小板减少、容量负荷重、骨髓增生纤维化、急性肾功能不全、脏器肿大为特点,多为人类疱疹病毒(human herpes virus,HHV)-8 阴性,预后较其余类型的 Castleman 病更差,诊断需要淋巴结活检病理支持。患者临床表现较为符合,目前尚缺乏病理证据支持,因此,需完善淋巴结活检等系列诊断相关检查。

治疗方面,患者病情加重出现在糖皮质激素减量之后,同时合并感染,应当在充分抗感染基础上,将糖皮质激素加量。

诊治经过:3 月 7 日起加量激素至甲泼尼龙 60mg,每日 1 次静脉注射,3 月 15 日起患者腹胀逐渐缓解,可拔除腹腔引流管。同时完善骨髓活检(3 月 7 日送检):(右髂后)骨髓组织可见淋巴样细胞浸润伴局部纤维组织增生及退变。网织纤维染色(+)。在输注血小板支持下于 3 月 19 日完成右侧腋窝淋巴结切除活检,3 月 22 日病理回报:(右侧腋窝淋巴结)淋巴结组织,部分淋巴滤泡萎缩,套区略增生,可见少数生发中心血管长入,病变部分示 Castleman 病(透明血管型)表现(图 20-1)。同时查 HHV8-DNA 阴性。至此,患者 TAFRO 综合征诊断明确。

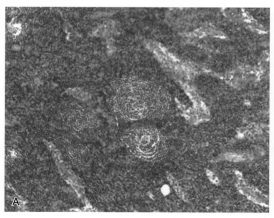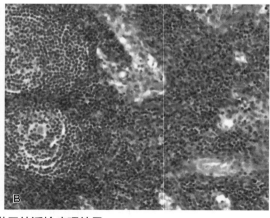

图 20-1　本例患者淋巴结活检病理结果

注：淋巴结组织大部脂肪化，残余淋巴结组织中可见淋巴滤泡内生发中心萎缩。套区淋巴细胞围绕生发中心同心圆样排列，呈"洋葱皮"样改变，偶见硬化血管径向穿入生发中心现象（lollipop 征）。滤泡间区高内皮小静脉增生，管壁玻璃样变，未见大量浆细胞聚集。镜下符合透明血管型 Castleman 病表现。（A. HE，× 40；B. HE，× 100）。

💬 问题 5：TAFRO 综合征的诊断依据和肾脏表现？

　　TAFRO 综合征是一种以血小板减少（thrombocytopenia）、全身水肿（anasarca）、发热（fever）、骨髓纤维化（myelofibrosis）和器官增大（organomegaly）为主要临床特征的罕见系统性炎症疾病。2010 年日本学者首次报道 TAFRO 综合征。TAFRO 综合征的病因尚不明确，但其在临床表现、实验室检查、淋巴结病理方面与特发性多中心 Castleman 病（idiopathic multicentric Castleman disease，iMCD）存在诸多相似之处，加之治疗 iMCD 的药物对部分 TAFRO 患者有效，因此有学者将 TAFRO 综合征视作 iMCD 的一种特殊类型（TAFRO-iMCD），但也有人认为 TAFRO 综合征是一种独立的疾病，TAFRO-iMCD 只是 TAFRO 综合征与 iMCD 表现相重叠的部分。除了 5 种典型特征之外，TAFRO 综合征患者往往还有腹痛、乏力、肾衰竭等表现，实验室辅助检查多有 C 反应蛋白、白细胞介素 -6、VEGF、白细胞介素 -2 升高，低白蛋白血症，贫血，蛋白尿；病原学检查方面，HHV-8 阴性是 TAFRO 综合征的一个重要特征。Iwaki 等人基于 25 例 TAFRO 患者的信息提出的诊断标准如下（表 20-1）。

表 20-1　TAFRO 综合征的诊断标准（Iwaki 等的标准）

组织学标准：
- 与 TAFRO-iMCD 的淋巴结病理表现相匹配
- HHV-8 潜伏期相关核抗原（LANA-1）阴性

主要标准：
- 血小板减少（thrombocytopenia）
- 全身水肿（anasarca）
- 发热（fever）
- 骨髓纤维化（myelofibrosis）
- 器官增大（organomegaly）

续表

次要标准：
- 无高伽马球蛋白血症
- 体积较小的淋巴结病
- 骨髓巨核细胞正常或增生
- 血清碱性磷酸酶高水平但无转氨酶显著升高

诊断要求：满足 2 条组织学标准 +3 条主要标准 + 至少 1 条次要标准

注：iMCD，特发性多中心 Castleman 病；HHV-8，人类疱疹病毒 -8。

目前已报道的 TAFRO 综合征病例百余例，超过一半病例存在肾脏受累，多表现为急性少尿型肾衰竭，少量血尿、蛋白尿。目前全球仅有不足 30 例进行了肾活检，与 POEMS 综合征的肾脏病理表现相似。光镜表现为膜增生样肾小球肾炎（42%）或血栓性微血管病样（58%）；双轨征、内皮细胞肿胀 / 增生、系膜溶解（图 20-2）。免疫荧光大部分为阴性。电镜表现符合光镜改变，无特殊提示。急性期往往需要肾脏替代治疗，原发病治疗缓解后肾功能可改善。

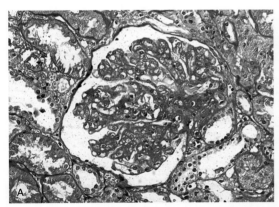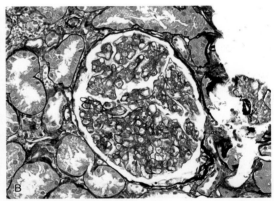

图 20-2　本中心其他 TAFRO 综合征患者的肾脏病理

注：肾小球内皮肿胀，伴节段性增生。同时可见肾小球基底膜内疏松层增宽呈"双轨"征，符合肾小球微血管病样改变（A. PAS，×200，B. PASM，×200）。

💬 问题 6：TAFRO 综合征的治疗？

TAFRO 综合征病因和发病机制目前仍不清楚，也无标准治疗方案，有猜测认为该病可能与血清中白细胞介素 -6 和 VEGF 升高相关，但缺乏明确证据。目前 TAFRO 综合征的治疗主要参考 Castleman 病。一线药物是糖皮质激素（泼尼松、甲泼尼龙），用药剂量和用药时间主要取决于病情严重程度和临床经验。其他药物包括细胞毒性药物（环磷酰胺）、免疫抑制剂（环孢素 A）、抗白细胞介素 -6 单抗（tocilizumab，siltuximab），抗 CD20 单抗（利妥昔单抗）、血小板生成素受体激动剂（罗米司亭、艾曲波帕）等。往往需要多种药物联合使用。本例患者采用 BCD 方案（每周予硼替佐米 1.3mg/m² 皮下注射 + 复方环磷酰胺片 300mg/m² 口服 + 地塞米松 40mg 口服，每 4 周 1 个疗程），治疗间期泼尼松 50mg 每日 1 次，并逐渐减量（图 20-3）。经过治疗 1 个月后，患者各项临床指标趋于正常（图 20-3），共治疗 9 个疗程后患者进入停药观察阶段。目前已停止治疗 1 年余患者血肌酐 40~50μmol/L，蛋白尿＜0.3g/d，无血尿。血常规及凝血正常，多浆膜腔积液消失（图 20-4），炎症指标正常，生活完全自理。

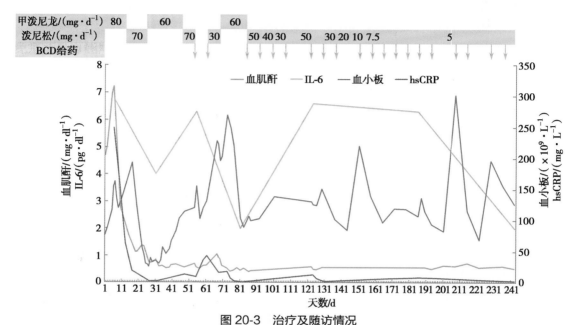

图 20-3　治疗及随访情况

注：BCD，硼替佐米 + 环磷酰胺 + 地塞米松；hsCRP，超敏 C 反应蛋白；IL-6，白细胞介素 6。

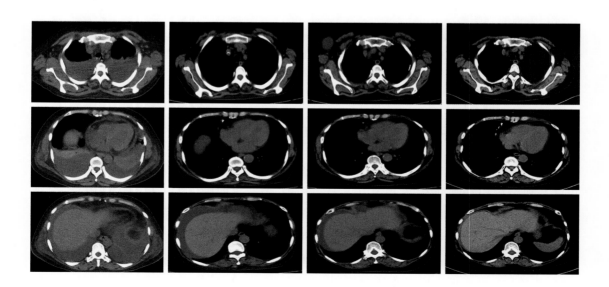

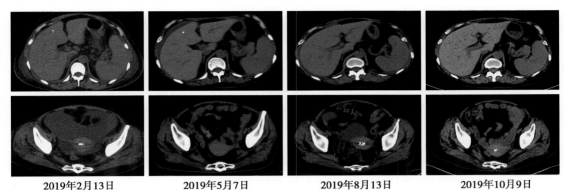

| 2019年2月13日 | 2019年5月7日 | 2019年8月13日 | 2019年10月9日 |

图 20-4　患者治疗前后胸部、腹部、盆腔 CT 影像

注：经过治疗后患者多浆膜腔积液迅速缓解。

最终诊断：TAFRO 综合征；急性肾衰竭

（作者　夏鹏，审稿　李明喜）

专家点评

　　急性肾衰竭是肾内科医生常遇见的临床状况，对于同时合并多浆膜腔积液、血细胞减少、淋巴结肿大、炎症反应重等情况的患者，除重点鉴别自身免疫性疾病以外，也应充分考虑到淋巴增殖性疾病的可能，而此时组织病理的诊断价值非常重要。TAFRO 综合征的肾脏病理常表现为类似于血栓性微血管病或膜增生性肾小球肾炎的表现，可能与肾脏局部的血管调节失衡有关。因患者常有严重炎症状态、低白蛋白血症、少尿甚至无尿，因此往往需要肾脏替代治疗。在充分治疗原发病之后，肾功能往往恢复良好。对于类似的患者，应采用积极的态度探索原发病的治疗手段。

参考文献

［1］ITO S, UCHIDA T, ITAI H, et al. Serial manifestation of acute kidney injury and nephrotic syndrome in a patient with TAFRO syndrome [J]. Intern Med, 2018, 57 (21): 3129-3133.

［2］IWAKI N, FAJGENBAUM D C, NABEL C S, et al. Clinicopathologic analysis of TAFRO syndrome demonstrates a distinct subtype of HHV-8-negative multicentric Castleman disease [J]. Am J Hematol, 2016, 91 (2): 220-226.

［3］TANAKA M, TSUJIMOTO H, YAMAMOTO K, et al. Clinicopathological features of progressive renal involvement in TAFRO syndrome: A case report and literature review [J]. Medicine (Baltimore), 2017, 96 (40): e8216.

［4］NISHIMURA Y, HANAYAMA Y, FUJII N, et al. A comparison of the clinical characteristics of TAFRO

Syndrome and idiopathic multicentric Castleman disease in general internal medicine: a 6-year retrospective study [J]. Intern Med J, 2020, 50 (2): 184-191.

[5] IGAWA T, SATO Y. TAFRO Syndrome [J]. Hematol Oncol Clin North Am, 2018, 32 (1): 107-118.

[6] VAN RHEE F, VOORHEES P, DISPENZIERI A, et al. International, evidence-based consensus treatment guidelines for idiopathic multicentric Castleman disease [J]. Blood, 2018, 132 (20): 2115-2124.

[7] MASAKI Y, KAWABATA H, TAKAI K, et al. Proposed diagnostic criteria, disease severity classification, and treatment strategy for a novel disorder; TAFRO syndrome [J]. Rinsho Ketsueki, 2016, 57 (10): 2029-2037.

[8] LEURS A, GNEMMI V, LIONET A, et al. Renal pathologic findings in TAFRO Syndrome: Is there a continuum between thrombotic microangiopathy and membranoproliferative glomerulonephritis？A case report and literature review [J]. Front Immunol, 2019, 10: 1489.

[9] SHIRAI T, ONISHI A, WAKI D, et al. Successful treatment with tacrolimus in TAFRO syndrome: two case reports and literature review [J]. Medicine (Baltimore), 2018, 97 (23): e11045.

[10] TSURUMI H, FUJIGAKI Y, YAMAMOTO T, et al. Remission of refractory ascites and discontinuation of hemodialysis after additional rituximab to long-term glucocorticoid therapy in a patient with TAFRO syndrome [J]. Intern Med, 2018, 57 (10): 1433-1438.

[11] MIZUNO H, SEKINE A, OGURO M, et al. Renal histology in a patient with TAFRO syndrome: a case report [J]. Hum Pathol, 2018, 82: 258-2563.

[12] MEGURI Y, ASADA N, NAKASAKO Y, et al. A case report of TAFRO syndrome successfully treated by immunosuppressive therapies with plasma exchange [J]. Ann Hematol, 2019, 98 (2): 537-539.

[13] ZHANG L, ZHAO A L, DUAN M H, et al. Phase 2 study using oral thalidomide-cyclophosphamide-prednisone for idiopathic multicentric Castleman disease [J]. Blood, 2019, 133 (16): 1720-1728.

[14] NODA Y, SAKA Y, KATO A, et al. Successful rituximab treatment of TAFRO syndrome with pathological findings of glomerular endothelial damage [J]. Clin Nephrol Case Stud, 2018, 6: 16-20.

病例 **21** 干燥综合征背后的单克隆免疫球蛋白血症

//// **专家导读** ////

中年女性临床表现为干燥综合征,同时存在脾大、全身多发淋巴结肿大、皮肤色素沉着、周围神经损害及 M 蛋白血症,是否另有病因？肾脏病理中间质淋巴细胞浸润,系膜基质、系膜细胞、内皮细胞增生,如何解读？背后疾病的诊疗进展如何？

患者女性,53 岁,因"面部红斑 5 年,肌酐升高 3 年余"于 2019 年 7 月 22 日入院。

【病情概述】2014 年起患者出现面部紫红色皮疹,伴光过敏,无口腔溃疡、关节痛、脱发、牙齿脱落等,无口眼干等,夜尿 1~2 次/天。2015 年 2 月起自觉面部紫红色皮疹颜色加深,外院查血、尿常规正常,生化:白蛋白 44.1g/L,肌酐 83μmol/L,抗核抗体核颗粒型 1:320,抗 SSA 抗体、抗 SSB 抗体(+++),24 小时尿蛋白 57.2mg,间断使用"羟氯喹、白芍总苷"。2016 年 1 月患者自觉乏力、眼干,一过性双侧眼睑水肿,左侧腮腺肿大,监测血肌酐逐渐上升至 117μmol/L(2018 年 5 月)。2019 年 3 月 21 日我院查:白蛋白 44g/L,血肌酐 119μmol/L;抗核抗体(+)S(斑点型)1:640,抗 SSA 抗体(++)、抗 SSB 抗体(++)、抗双链 DNA 抗体及抗 Sm 抗体阴性;抗心磷脂抗体阳性,狼疮抗凝物阴性;补体 C3、C4、免疫球蛋白定量正常范围;抗中性粒细胞胞质抗体、抗人球蛋白实验阴性。皮肤科考虑"亚急性皮肤型红斑狼疮",4 月 1 日起予"羟氯喹 0.2g 每日 2 次、吡美莫司乳膏外用"。眼科及口腔科检查支持干眼症及口干症表现。进一步加用"泼尼松 30mg 每日 1 次、环磷酰胺 1 片每日 2 次,白芍总苷胶囊、艾拉莫德片 25mg 每日 2 次",腮腺肿大逐渐好转。6 月 21 日复测血肌酐 110μmol/L。仍觉乏力,食欲不佳。为明确诊断收入院。既往史:高血压。家族史:哥哥患系统性红斑狼疮。查体:血压 134/89mmHg,体重指数 21.41kg/m²,肤色偏黑,颜面可见红色皮疹,凸出皮面,无脱屑、溃疡。躯干及面部可见血管瘤,双侧颈部可触及多个淋巴结肿大,大小约 1cm,质韧,无压痛。心律齐。双肺呼吸音清,未闻及异常干湿啰音。腹软,无压痛。肝脾肋下未及,双下肢无水肿。四肢针刺觉对称正常。

💬 **问题 1:该患者的诊治思路及下一步的检查?**

患者为中年女性,慢性病程。临床上为多系统受累:①近 5 年反复出现面部红斑伴光过敏,无关节痛、口腔溃疡、脱发,齿列整齐,腮腺无肿大,皮肤科会诊考虑皮肤型红斑狼疮;②眼科及口腔科会诊客观证据符合干燥综合征表现;③近 3 年肌酐升高,尿检无明显活动性肾炎表现,无低钾及酸中毒病史;④颈部多发淋巴结肿大;⑤抗核抗体阳性,抗 SSA 抗体、抗 SSB 抗体强阳性,但系统性红斑狼疮的特异性抗体阴性,补体正常。

根据以上表现,首先考虑存在干燥综合征(Sjögren's syndrome,SS)。SS 是以淋巴细胞增殖及进行性外分泌腺体损伤为特征的慢性炎症性自身免疫病,患者血清中存在多种自身抗体。除有涎腺、泪腺功能受损外,可出现多脏器多系统受累。目前采用的最新分类诊断标准为 2016 年美国风湿病学会 / 欧洲抗风湿病联盟联合制定。

1. 纳入标准 至少有眼干或口干症状之一者,即下述至少一项为阳性:①每日感到不能忍受的眼干,持续 3 个月以上;②眼中反复沙砾感;③每日需用人工泪液 3 次或 3 次以上;④每日感到口干,持续 3 个月以上;⑤吞咽干性食物需频繁饮水帮助。或在 SS 疾病活动度指数(ESSDAI)问卷中出现至少一个系统阳性的可疑 SS 者。

2. 排除标准 患者出现下列疾病,因可能有重叠的临床表现或干扰诊断试验结果,应予以排除:①头颈部放疗史;②活动性丙型肝炎病毒感染;③艾滋病;④结节病;⑤淀粉样变性;⑥移植物抗宿主病;⑦ IgG4 相关性疾病。

3. 适用于任何满足上述纳入标准并除外排除标准者,且下述 5 项评分总和 ≥4 者诊断为原发性干燥综合征(primary Sjögren's syndrome,pSS):①唇腺灶性淋巴细胞浸润,且灶性指数 ≥1 个灶 /4mm^2,为 3 分;②血清抗 SSA 抗体阳性,为 3 分;③至少单眼角膜染色计分 ≥5 分或 Van Bijsterveld 评分 ≥4 分,为 1 分;④至少单眼泪液分泌试验(Schirmer 试验)≤ 5mm/5min,为 1 分;⑤未刺激的全唾液流率 ≤ 0.1ml/min(Navazesh 和 Kumar 测定法),为 1 分。常规使用胆碱能药物者应充分停药后再行上述③、④、⑤。

结合患者眼干症状,口干、眼干的客观证据,抗 SSA 抗体阳性,考虑 SS。但本患者同时还存在多发淋巴结肿大,根据分类诊断标准,诊断 pSS,需除外有无合并其他疾病或状态:患者无头颈部放疗病史,无移植病史,丙型肝炎病毒及人类免疫缺陷病毒阴性,故除外上述可能;患者肌酐升高,肾脏损伤考虑 SS 所致间质性损害可能性大,可行肾活检进一步明确。患者虽然存在面部红斑及光过敏,但尚不足以诊断系统性红斑狼疮。结节病方面,患者无肺内结节、皮肤丘疹样皮损、葡萄膜炎等常见的受累表现,考虑可能性不大,肾脏病理有助于疾病的鉴别诊断。此外,患者免疫球蛋白定量正常,但可以进一步完善 IgG 亚类,协助 IgG4 相关性疾病的判断;可完善免疫固定电泳等寻找是否存在单克隆免疫球蛋白相关疾病的蛛丝马迹。

进一步查 IgG 亚型定量正常。血清蛋白电泳:M 蛋白 0.30g/L。血清免疫固定电泳:IgAλ(+)。骨髓穿刺提示浆细胞比例稍高,形态正常;骨髓活检未见明显异常。腹部超声提示脾大,肺部 CT 未见明显占位,胸部、腹部、盆腔 CT 及颈部淋巴结超声均提示多发淋巴结肿大。鉴于患者存在单克隆免疫球蛋白阳性,需考虑血液系统疾病可能。

单克隆免疫球蛋白病是浆细胞或 B 淋巴细胞克隆性增殖所致,病因包括血液系统恶性肿瘤,如多发性骨髓瘤、淋巴浆细胞性淋巴瘤、B 细胞淋巴增生性肿瘤,或非恶性的浆细胞或 B 淋巴细胞小克隆性增生。在单克隆免疫球蛋白病的情况下,肾脏疾病的发展取决于分泌的 M 蛋白的肾毒性潜力。本患者骨髓穿刺及病理没有恶性肿瘤的提示,故考虑患者的单克隆免疫球蛋白病为非恶性的浆细胞或 B 淋巴细胞增生导致。同时,患者合并肾损害,需考虑是否是具有肾脏意义的单克隆免疫球蛋白病（monoclonal gammopathy of renal significance，MGRS）。后续应进一步行肾活检协助判断。

在单克隆免疫球蛋白相关肾病中，根据发病机制不同可表现为不同的病理类型（图21-1）。

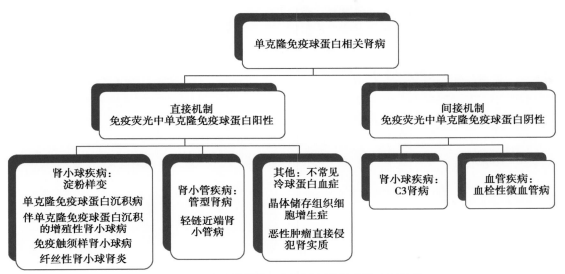

图 21-1　单克隆免疫球蛋白相关肾脏疾病的病理类型

💬　问题 2：该患者肾活检病理如下，有哪些特点及提示？

免疫荧光：全阴性。

光镜：11 个肾小球，2 个球性硬化。部分肾小球呈分叶状。系膜细胞重度增生，内皮细胞节段性增生。肾小球基底膜见节段性系膜插入及"双轨"形成，内疏松层节段性增宽。间质可见灶性密集的炎症细胞（以淋巴细胞为主）浸润。考虑符合内皮细胞病及干燥综合征肾损害（图 21-2A、B）。

电镜：系膜细胞与系膜基质重度增生，见节段性系膜细胞与系膜基质插入（图 21-2C）。内皮细胞轻度增生，内疏松层节段性增宽（图 21-2D）。上皮细胞足突节段融合。间质见较多淋巴细胞浸润。考虑单克隆免疫球蛋白相关的增生性肾炎不除外。

结合病理结果，肾小管间质可见淋巴细胞浸润，符合干燥综合征肾损害的表现；同时可见内皮细胞轻度增生，内疏松层节段性增宽，肾小球基底膜可见节段性增厚，伴系膜插入及"双轨"形成。提示内皮细胞病（血栓性微血管病）可能，非 SS 肾损伤常见表现，高度提示患者存在单克隆免疫球蛋白相关肾病。结合患者有脾大、全身多发淋巴结肿大，M 蛋白阳性，皮肤可疑色素沉着及血管瘤表现，需考虑如 POEMS 综合征等非恶性增殖的浆细胞或 B 淋巴细胞疾病。

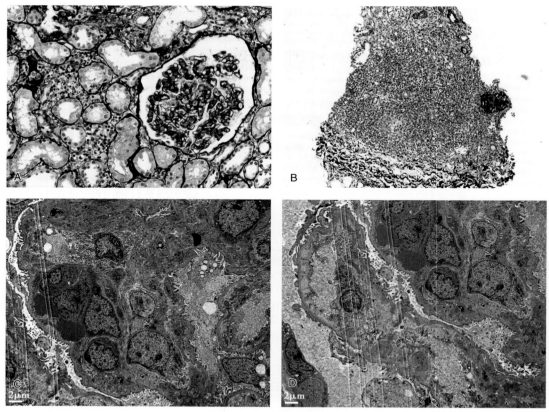

图 21-2　患者肾脏病理结果

注：A. 系膜细胞重度增生，伴节段性系膜插入及"双轨"形成（PASM，×200）；B. 间质灶性密集的淋巴细胞浸润（PASM，×100）；C. 系膜重度增生伴系膜插入，并见内皮细胞增生（TEM，×4 000）；D. 内皮细胞增生、肿胀，内疏松层增宽（TEM，×4 000）。

💬　问题 3：为明确诊断还需完善哪些检查？

POEMS 综合征是一种与浆细胞病有关的多系统病变，临床上以多发性周围神经病（polyneuropathy）、脏器增大（organomegaly）、内分泌障碍（endocrinopathy）、M 蛋白（monoclonal protein）血症和皮肤病变（skin changes）为特征，取各种病变术语英文字首组合命名为 POEMS 综合征。目前诊断 POEMS 综合征需满足 2 条必要标准：多发性周围神经病变及单克隆浆细胞增殖性疾病；至少 1 条主要标准：Castleman 病、硬化性骨病、血管内皮生长因子（vascular endothelial growth factor，VEGF）升高；及至少 1 条次要标准：肝、脾或淋巴结等脏器肿大；血管外容量负荷增加（水肿、胸腔积液或腹水）；内分泌（肾上腺、甲状腺、垂体、性腺、甲状旁腺及胰腺等）疾病；皮肤改变（色素沉着、多毛、肾小球样血管瘤、白甲、发绀等）；视乳头水肿或血小板增多。

为明确诊断，该患者进一步完善了肌电图检查，提示上下肢周围神经损害；左侧腋窝淋巴结活检符合 Castlemans 病（透明血管型）；血 VEGF 3 592pg/ml（正常范围<600pg/ml）；胸

部、腹部、盆腔及头颅 CT 未提示明显硬化性骨改变；内分泌相关激素：促肾上腺皮质激素升高，血总游离皮质醇正常范围，促甲状腺激素轻度升高；眼底检查提示视乳头水肿。故本患者满足诊断 POEMS 的 2 条必要条件，2 条主要诊断标准及 4 条次要诊断标准。

Castleman 病（Castleman disease，CD）是一组具有共同组织病理学特征的异质性淋巴细胞增生性疾病，根据具有典型组织病理学特征的肿大淋巴结区域数目，可以分为单中心型 CD（unicentric CD，UCD）和多中心型 CD（multicentric，MCD），CD 也与很多疾病，包括淋巴瘤和 POEMS 综合征相关。在梅奥的 POEMS 患者队列中，约 15% 患者合并 CD；在另 2 个主要队列中的报道发生率为 19%~24%。

VEGF 主要作用于内皮细胞，能快速增加血管通透性，而且对血管的生成也至关重要。此外，它也广泛表达于成骨细胞、巨噬细胞及肿瘤细胞，包括浆细胞中。目前已证实在 POEMS 综合征患者的骨髓浆细胞中，VEFG 的 mRNA 明显升高。也有研究证实 POEMS 综合征的神经病变是由 VEGF 过度表达直接或间接引起内皮损伤导致的。

目前，干燥综合征合并 POEMS 综合征仅有个案报道，二者的相关性尚不明确。

💬 问题 4：POEMS 综合征的肾脏表现？

肾脏受累不是 POEMS 的诊断标准，但却是它的表现之一。在本中心的队列中，22.4% 的 POEMS 患者会出现肾功能受损［肾小球滤过率 $\leqslant 60ml/(min \cdot 1.73m^2)$］。北京协和医院报道 POEMS 综合征患者肾脏最主要的病理改变发生于肾小球，包括肾小球增大、细胞增生、肾小球系膜溶解及内皮细胞明显肿胀。约 2/3 的患者经过积极治疗肾功能可逆转。梅奥中心研究队列证实在 146 例血栓性微血管病的患者中，13.7% 的患者存在单克隆免疫球蛋白，其中在 $\geqslant 50$ 岁的患者中，21% 的患者存在单克隆免疫球蛋白，是其他人群的将近 5 倍。其中的机制可能与 M 蛋白直接损伤内皮细胞或干扰纤维蛋白结构相关，或间接通过功能性抑制调节血栓形成的蛋白相关。

💬 问题 5：治疗及预后？

由于该疾病较为罕见，尚无针对该疾病的标准一线治疗方案。基于来那度胺的方案是较为主流的治疗 POEMS 综合征的化疗方案。既往研究中，采用来那度胺联合地塞米松治疗该病的缓解率超过 70%，3 年无进展生存率可达 60%~75%。除来那度胺为基础的方案外，其他针对浆细胞的治疗，包括硼替佐米、马法兰、自体干细胞移植等，也都在 POEMS 综合征的治疗中展现出一定的价值。就本患者而言，采用来那度胺联合地塞米松的方案，取得了较好疗效。

本患者诊断 POEMS 综合征后，血液科加用了来那度胺联合地塞米松方案的治疗，同时服用阿司匹林。干燥综合征方面，由于患者临床症状轻，未再针对干燥综合征进行免疫抑制或对症治疗。治疗 12 个疗程后患者血清蛋白电泳中 M 蛋白转阴，甲状腺功能正常，血肌酐下降至 85μmol/L，目前停药 1 年余，随访中。

最终诊断：POEMS 综合征，肾小球内皮细胞病变；干燥综合征，肾小管间质损害

（作者　胡蓉蓉，审稿　张　路　李明喜）

专家点评

　　POEMS 综合征是一类由浆细胞疾病引起的罕见的副肿瘤综合征，该病的发病机制尚不明确，目前该疾病的诊断标准主要由临床及实验室特征组成，故如果未考虑到该疾病，在临床上极易漏诊。

　　肾脏损害不是 POEMS 综合征诊断标准之一，但肾脏却是其常见受累脏器。POEMS 综合征肾小球内皮细胞损伤可能与细胞因子介导有关，临床上肾脏受累的表现不一，既往有蛋白尿、镜下血尿的报道，但在我中心队列中发现肾功能受损是常见的表现。目前尚无 POEMS 综合征肾损害的统一定义。当遇到以肾功能损害为表现、肾脏病理提示内皮细胞病的情况时，需要将单克隆免疫球蛋白病，尤其是 POEMS 综合征考虑在其中。

参考文献

[1] YU Y Y, GAO X M, ZHAO H, et al. Treatment and outcomes of POEMS syndrome: changes in the past 20 years [J]. Blood Cancer J, 2021, 11 (8): 145.

[2] SETHI S, RAJKUMAR S V, D'AGATI V D. The complexity and heterogeneity of monoclonal immuno-globulin-associated renal diseases [J]. J Am Soc Nephrol, 2018, 29 (7): 1810-1823.

[3] YE W, WANG C, CAI Q Q, et al. Renal impairment in patients with polyneuropathy, organo-megaly, endocrinopathy, monoclonal gammopathy and skin changes syndrome: incidence, treatment and outcome [J]. Nephrol Dial Transplant, 2016, 31 (2): 275-283.

[4] DISPENZIERI A. POEMS Syndrome: 2019 update on diagnosis, risk-stratification, and manage-ment [J]. Am J Hematol, 2019, 94 (7): 812-827.

[5] RAVINDRAN A, GO R S, FERVENZA F C, et al. Thrombotic microangiopathy associated with monoclonal gammopathy [J]. Kidney Int, 2017, 91 (3), 691-698.

[6] LI J, HUANG X F, CAI Q Q, et al. A prospective phase Ⅱ study of low dose lenalidomide plus dexa-methasone in patients with newly diagnosed polyneuropathy, organomegaly, endocrinopathy, monoclonal gammopathy, and skin changes (POEMS) syndrome [J]. Am J Hematol, 2018, 93 (6): 803-809.

病例 **22**　双肋疼痛、肾功能不全、单克隆轻链阳性

专家导读

　　患者男性,65 岁,以双肋疼痛为首发症状,发现血尿、蛋白尿、尿糖阳性、轻度血肌酐升高、低尿酸、低磷,但血钾正常,诊断为肾小管酸中毒、低磷软骨病。但藏在老年男性肾小管酸中毒背后的继发病因有哪些? 肾活检病理对寻找肾小管酸中毒的病因有无帮助? 当原发病不需要积极治疗时,肾脏病治疗如何决策?

　　患者男性,65 岁,因"双肋疼痛伴尿中泡沫增多半年"于 2021 年 7 月 20 日入院。

　　【病情概述】2021 年初患者无明显诱因出现双侧肋部疼痛,伴尿中泡沫增多、乏力,无外伤史,不伴水肿、发热等不适,未诊治。2021 年 6 月查血常规正常。尿常规:潜血(+),蛋白(++),葡萄糖(+)。24 小时尿蛋白 2.77g。便常规 + 隐血(-)。血生化:血肌酐 145μmol/L,白蛋白46.2g/L,尿酸 128μmol/L,钾 3.9mmol/L,钙 2.21mmol/L,磷 0.66mmol/L,葡萄糖 4.6mmol/L。乙型肝炎病毒表面抗原阴性。免疫方面:抗核抗体谱(-)、免疫球蛋白定量及补体正常。血、尿清免疫固定电泳 κ 轻链(+)。肿瘤标志物(-)。胸部 CT 示双侧多条肋骨多发骨折、骨痂形成。泌尿系超声提示右肾 10.7cm,左肾 9.8cm,双皮质回声增强。骨密度提示骨质疏松。予骨化三醇、补钙治疗等对症支持治疗。2021 年 7 月为进一步诊治就诊我科,查血气分析:pH 7.34,氧分压 100mmHg,二氧化碳分压 39mmHg,碳酸氢根 20.7mmol/L,绝对碱剩余-4mmol/L,阴离子间隙 5.1mmol/L。血肌酐 141μmol/L,电解质水平基本同前。尿常规:蛋白 1g/L、潜血(-)。尿氨基酸(+)。考虑"蛋白尿、慢性肾功能不全"原因待查收入病房。既往史:否认高血压、冠心病、糖尿病等慢性病史。慢性乙型肝炎 20 年,曾短期行抗病毒治疗,已停用十余年。否认其他长期用药史。个人史:铜铝双合金公司从事管理工作,不接触生产产品,否认特殊化学品及放射性物质接触史。吸烟 40 年,1 包 / 天,社交性饮酒。查体:体温36.2℃、脉搏 64 次 /min、呼吸 18 次 /min、血压 124/75mmHg、指脉氧 99%(自然状态)、体重指数 20.7kg/m²。全身浅表淋巴结未触及肿大。胸骨无压痛,双肋部轻度挤压痛,双肺呼吸音清。腹部未触及肝脾大。双下肢不肿。

💬 问题 1:该患者的诊治思路,需要补充询问的病史及需要完善的检查?

　　患者老年男性,慢性病程。临床表现为 3 方面:①双侧肋骨痛为首发症状,存在双肋多发骨折、骨质疏松;②肾脏损害表现:中等量蛋白尿不伴低白蛋白血症、血尿不明显、血糖正

常情况下尿糖阳性、低血磷、低血尿酸及慢性肾功能不全,高度疑诊范科尼综合征(Fanconi syndrome,FS)。③血液系统:检查提示血、尿κ轻链阳性。

患者表现较多,可以先从肾脏损害切入进行分析。如上所述,患者临床表现为氨基酸尿、糖尿,低磷血症、低尿酸血症,酸中毒等,提示 FS(结合文献报道,笔者团队提出肾脏 FS 诊断标准,具体可详见病例 8)。本患者入院后应完善诊断相关检查明确判断。FS 的蛋白尿以少量蛋白尿为主(<1g/d),本例患者表现为中等量蛋白尿,考虑与 FS 同时合并尿中单克隆 κ 轻链相关,但仍需警惕存在肾小球源性病变,可进一步完善尿蛋白分子量测定协助判断尿蛋白来源。

FS 病因较多,该患者老年发病,无类似患者家族史,故考虑获得性因素。常见继发因素包括感染、过敏、药物、代谢性疾病、免疫性疾病、血液系统疾病及特发性间质性肾炎。在年龄超过 50 岁的范科尼综合征患者中,单克隆免疫球蛋白病是主要病因。结合本例患者存在血尿单克隆轻链阳性,高度提示为单克隆免疫球蛋白所致近端肾小管损伤,故入院后应尽快行骨髓穿刺检查等评估基础的淋巴浆细胞疾病。FS 其他继发病因的鉴别方面,患者乙型肝炎 20 年,曾短期服用抗病毒药物。核苷类抗病毒药物是导致肾小管损伤的常见药物之一,部分患者也可表现为 FS,多数患者停药后肾小管功能可恢复。该患者已经停用抗病毒药物十余年,近半年出现肾损伤,病史不支持。患者无前驱感染、其他用药史,无干燥综合征、IgG4 相关性疾病等自身免疫病的临床表现且自身抗体谱阴性,考虑上述病因可能性小。

单克隆免疫球蛋白的肾脏损伤表现各异(图 22-1),肾小球性病变常见,表现肾小管性损伤者主要为管型肾病及轻链近端肾小管病(light-chain proximal tubulopathy,LCPT)。管型肾病几乎只见于多发性骨髓瘤,病情较急,常表现为急性肾衰竭伴多发性骨髓瘤的其他表现如贫血、高钙血症、骨痛。该患者整体表现偏慢性,无尿量减少和肾功能短期恶化,也尚缺乏多发性骨髓瘤其他证据,需进一步完善骨髓穿刺检查确定原发病,肾活检可协助明确肾脏病理。LCPT 可见于各种浆细胞病变导致的单克隆游离轻链增加,由于单克隆游离轻链可变区突变,不能为溶酶体酶完全降解,故游离轻链经肾小球滤出后,被肾小管上皮重吸收、分

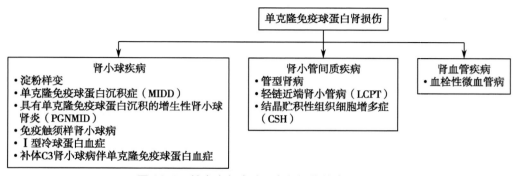

图 22-1 单克隆免疫球蛋白肾损伤的表现分类

解后的截短片段以结晶或非结晶形式沉积于肾小管内导致功能障碍,表现为完全或不完全范科尼综合征,也有部分患者有小管上皮损伤证据,但不表现范科尼综合征。据目前报道,导致 LCPT 的游离轻链多为 κ 轻链,少数为 λ 轻链。该患者临床可符合 LCPT 表现,明确诊断应行肾穿刺活检。

患者入院后完善相关检查:血磷 0.77mmol/L(参考范围 0.81~1.45mmol/L)、24 小时尿磷 310mg/d(低磷血症下,若 24 小时尿磷 >100mg/d 为排泄增加)。动脉血气分析:pH 7.38,二氧化碳分压 32mmHg,氧分压 116mmHg,钾 3.3mmol/L,碳酸氢根 18.6mmol/L,碱剩余 -5mmol/L。尿分子量测定:肾小管性蛋白 75.6%(其中 α_1 微球蛋白 39.4%、β_2 微球蛋白 7.9%,游离轻链 24.4%)。以上结果均支持 FS 诊断。同时完善血液学评估,血清游离轻链(serum Free Light Chain,sFLC)κ 652.5mg/L(参考范围 3.3~19.6mg/L),sFLC-λ16mg/L(参考范围 5.7~26.3mg/L),sFLC-κ/λ 40.781(参考范围 0.26~1.65),免疫固定电泳 IgA、IgG、IgM、IgD(−)。骨髓细胞学提示浆细胞比例增高占 12%。骨髓活检:造血组织明显减少。全身磁共振成像:所见诸中轴及附肢骨质弥散加权成像未见明显异常高信号灶;双侧肋骨多发骨折后改变;左侧股骨中段小片低信号灶,考虑良性病变可能。患者虽有骨及肾脏病变,但骨病变考虑与低磷血症相关、肾脏病变并非由管型肾病引起。经血液科会诊评估,尚不符合多发性骨髓瘤的标准,予诊断为冒烟型骨髓瘤。除上述检查外,肾穿刺活检为本例患者最重要的检查。

💬 问题 2:该患者肾脏病理是否支持轻链近端肾小管病诊断?

患者肾活检病理结果如下(图 22-2)。免疫荧光:冰冻切片全阴性,石蜡切片肾小管上皮细胞胞浆 κ 链局灶阳性(+~++)。光镜:11 个肾小球,1 个球性硬化。系膜细胞轻度节段性增生,部分基底膜变性、皱缩伴鲍曼囊的囊腔扩张。近端肾小管上皮细胞扁平、刷状缘脱落,胞浆内见蛋白滴。小动脉管壁增厚伴玻璃样变。电镜:近曲小管上皮胞浆内溶酶体增多,并见较多圆形、类圆形、矩形、菱形或不规则形状的结晶样物质形成。

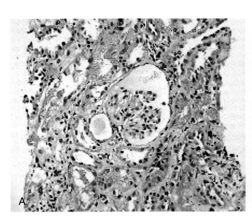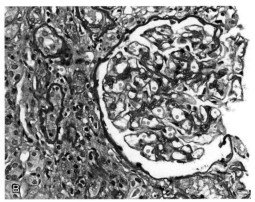

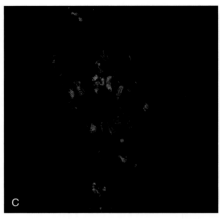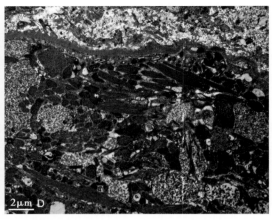

图 22-2　患者肾脏病理

注：A. 光镜：近端肾小管胞浆内见蛋白滴（HE，×400）；B. 光镜：肾小球基本正常，周围可见灶状小管萎缩、炎症细胞浸润（PAS，×400）；C. 免疫荧光：上皮细胞浆内 κ 链局灶阳性（+～++）（FITC，×400）；D. 电镜：肾小管上皮内较多圆形、类圆形、矩形、菱形或不规则形状的结晶样物质形成（×8 000）。

　　患者肾脏病理支持 LCPT 诊断。LCPT 肾脏病理可呈现单克隆轻链在肾小管内沉积的直接证据及继发近端肾小管形态结构异常的间接表现（表 22-1）。除肾小管上皮细胞外，其他细胞诸如肾组织细胞、足细胞、甚至全身多器官组织细胞也可出现轻链晶体形成，导致结晶贮积性组织细胞增多症。

表 22-1　轻链近端肾小管病的肾脏病理表现

方法	观察结果	
光镜	直接征象：HE 及 Masson 染色见肾小管上皮细胞肥大、胞质内见嗜复红物质、PAS 染色多为淡染或阴性。非晶体型 LCPT 可见肾小管上皮细胞内大量嗜银颗粒。部分晶体型 LCPT 近端肾小管上皮细胞胞质内出现针状结晶或裂隙。 间接征象：绝大多数晶体型及部分非晶体型 LCPT 可呈现肾小管上皮细胞空泡变性、刷状缘脱落、甚至基底膜裸露等急性肾小管损伤的病理改变。多数患者可有轻中度的小管萎缩、间质纤维化。 其他表现：部分患者可出现肾小管中蛋白管型，不除外与肾小管变性溶解、内容物释放至管腔内有关。	
免疫荧光	肾小管基底膜和上皮细胞内单克隆轻链染色呈现阳性。	
电镜	近端肾小管上皮胞质内菱形、棒状、针形或不规则形的结晶包涵体（结晶型 LCPT），或上皮胞质内溶酶体增多形成不规则形态的包涵体，内见纤维样或绒毛样的非晶体结构（非结晶型 LCPT）。	

注：HE，苏木精 - 伊红染色；LCPT，轻链近端肾小管病；MASSON，马松染色；PAS，过碘酸希夫染色。

　　本例患者免疫荧光阴性。据文献报道，晶体型 LCPT 的常规免疫荧光法检测轻链多数为阴性或弱阳性，可能与形成晶体状态后抗原表位不易识别有关。而石蜡切片经蛋白酶处理再进行检测，可使抗原表位得到暴露而提高检测的灵敏度。对此患者重复行石蜡切片的免疫荧光检测提示 κ 轻链染色阳性,支持了这一观点,同时电镜给最终诊断提供了直接证据。

💬 问题 3:后续应如何治疗?

首先应针对 FS 予以纠正酸中毒、电解质异常,防治低磷骨软化等对症支持治疗。其次需考虑是否启动针对单克隆淋巴细胞的治疗。患者血液系统的基础疾病为冒烟型骨髓瘤,一般认为随访观察至进展为活动性多发性骨髓瘤再予以治疗。据报道,多数 LCPT 患者在诊断时其基础淋巴浆细胞为惰性。Stokes 等人总结的 46 例 LCPT 患者队列显示:诊断多发性骨髓瘤者 33%,冒烟型骨髓瘤 15%,意义未明的单克隆免疫球蛋白增多症 46%。当血液系统的原发疾病本身并不需要治疗,针对肾脏受累是否要启动化疗是一个值得探讨的问题。目前,尚无治疗共识,应根据患者年龄、一般状况、肾功能水平、治疗副反应以及血液系统原发病的危险分层予以综合考虑,肾内科与血液科协作决策。如患者年轻,慢性肾脏病 1~3期,则考虑积极治疗延缓肾脏疾病进展。慢性肾脏病 4~5 期患者如准备行肾移植,化疗及骨髓移植应在肾移植前或后进行;如不考虑肾移植,化疗获益少。具体的治疗方案可参照多发性骨髓瘤,予以硼替佐米、环磷酰胺、沙利度胺等药物,化疗无效者可采用高剂量苯丙氨酸氮芥配合干细胞移植。上述 Stokes 等人的队列中,22 例晶体型 LCPT 患者接受化疗或联合干细胞移植,7 例肾脏功能改善,11 例稳定,4 例进展;8 例未接受特殊治疗者 1 例肾功能改善,4 例稳定,2 例发展至终末期肾病。就诊时 eGFR 是肾脏预后的独立危险因素。我中心的 1项 26 例患者的队列研究显示,接受了化疗的 LCPT 患者较未化疗组肾功能更好。

本例患者接受包含硼替佐米的化疗方案,具体为硼替佐米 2.2mg d1,d8,d15,d22,环磷酰胺 500mg d1,d8,d15,地塞米松 40mg d1,d8,d15,d22。同时,予碳酸氢钠、枸橼酸钾、维生素 D 等对症支持。目前患者已行 5 个疗程化疗,2021 年 12 月复查 sFLC-κ 189.5mg/L,sFLC-λ 13.1mg/L,sFLC-κ/λ 14.466。血液学评估部分缓解。血肌酐 139μmol/L,尿酸 129μmol/L,血磷 0.81mmol/L。

> **最终诊断:**冒烟型骨髓瘤(κ 型);近端轻链肾小管病;范科尼综合征;慢性肾功能不全(慢性肾脏病 3 期)

(作者 吴海婷 秦岩,审稿 陈丽萌)

/// 专家点评

轻链近端肾小管病是一种少见的单克隆免疫球蛋白肾损伤类型,当中老年患者出现不明原因的肾小管病变,尤其是范科尼综合征时应警惕本病可能。少数病例也可能与其他单克隆免疫球蛋白所致疾病如淀粉样变、轻链沉积病、管型肾病等合并存在,易为其他疾病的突出临床表现所掩盖,故对存在范科尼综合征者应注意鉴别。石蜡切片的肾免疫荧光及电镜检查为本病诊断提供重要依据。轻链近端肾小管病常继发于惰性的淋巴浆细胞疾病。故针对原发病的治疗与否及方案选择建议由肾内及血液专科的医生建立合作团队、共同决定。对于一般状况好、肾功能尚可的患者建议积极开展治疗、减少轻链对肾功能的损害。同时,对所有的患者都应该予以对症支持治疗,纠正酸碱及电解质异常。

参考文献

［1］ CHEN Z, LI J, SHI X, et al. Clinicopathological characteristics and long-term prognosis of monoclonal immunoglobulin light chain associated Fanconi syndrome [J]. Ther Adv Hematol, 2021, 12: 2040620720983127.

［2］ 许辉, 张旭, 喻小娟, 等. 轻链近端肾小管病的临床病理分析 [J]. 中华肾脏病杂志, 2017, 33 (4): 241-248.

［3］ 李超, 李剑, 苏薇, 等. 与肾脏相关的单克隆免疫球蛋白病的诊治进展 [J]. 中华内科杂志, 2018, 57 (2): 155-160.

［4］ STOKES M B, VALERI A M, HERLITZ L, et al. Light chain proximal tubulopathy: clinical and pathologic characteristics in the modern treatment era [J]. J Am Soc Nephrol, 2016, 27 (5): 1555-1565.

［5］ FERMAND J P, BRIDOUX F, KYLE R A, et al. How I treat monoclonal gammopathy of renal significance (MGRS)[J]. Blood, 2013, 122 (22): 3583-3590.

病例 **23** 皮疹、肾病综合征、乙型肝炎病毒表面抗原阳性

//// **专家导读**

乙型肝炎病毒相关性肾炎是常见病,而乙型肝炎病毒相关性冷球蛋白血症性血管炎导致的肾脏损害较少见。冷球蛋白血症性血管炎的治疗仍是临床关注的焦点。该病例的临床诊断程序有不少可借鉴之处,该文重点讨论了乙型肝炎病毒相关性冷球蛋白血症性血管炎的治疗,强调了抗病毒治疗的重要性,是成功治疗的典型病例,对乙型肝炎病毒相关性肾炎的治疗有很好的示范作用。

患者男性,29 岁,因"皮疹 6 年,水肿、尿检异常 3 年,再发加重 1 个月"于 2018 年 11 月入院。

【病情概述】患者 2012 年双下肢胫前针尖大小红色皮疹,1 天后消退,遗留色素沉着。2015 年 4 月,上呼吸道感染后尿中泡沫增多,眼睑及双下肢水肿,夜间阵发性呼吸困难。2015 年 6 月我院就诊,血压 125/90mmHg。血常规:血红蛋白 88g/L,血小板、白细胞正常。血生化:白蛋白 31 → 26g/L,血肌酐 152μmol/L,谷丙转氨酶 32U/L,谷草转氨酶 35U/L。尿常规 + 沉渣:蛋白 ≥3.0g/L,红细胞(潜血)200cells/μl,异形 90%。24 小时尿蛋白 4.87g。N 末端脑钠肽前体(NT-proBNP)32 826pg/ml。C3 0.444g/L↓,C4 0.013g/L↓;类风湿因子 253.8IU/ml↑。免疫球蛋白定量:IgG 4.31g/L,IgA 2.26g/L,IgM 2.40g/L↑。冷球蛋白定性:(+)。乙型肝炎病毒五项:乙型肝炎病毒表面抗原、乙型肝炎病毒 e 抗原、乙型肝炎病毒核心抗体(+),乙型肝炎病毒表面抗体、乙型肝炎病毒 e 抗体(−);乙型肝炎病毒 -DNA 2.37×10^5 拷贝 /ml。抗核抗体:H 1∶80(+);抗肾小球基底膜抗体、抗中性粒细胞胞质抗体、抗磷脂抗体谱、狼疮抗凝物(−)。CT:双侧胸腔积液,双肺多发淡片、实变、条索影。超声心动图:左心增大,左室壁运动普遍减低,射血分数 43.13%。凝血:活化部分凝血活酶时间 39.5s,未行肾活检。2015 年 6 月 5 日恩替卡韦 0.5mg 隔日 1 次;6 月 17 日予以泼尼松龙 60mg 每日 1 次,贝那普利 10mg 每日 1 次,美托洛尔(倍他乐克)25mg 每 12 小时 1 次,呋塞米、螺内酯以及促红细胞生成素治疗。患者憋气、水肿好转。复查血肌酐 175 → 115μmol/L,24 小时尿蛋白 3.53g/d,血红蛋白 100g/L。2015 年 7 月出院后,泼尼松每 2 周减量 5mg,2015 年 9 月 21 日泼尼松 45mg 每日 1 次,血肌酐 93μmol/L,白蛋白 42g/L,24 小时尿蛋白 1.63g。乙型肝炎病毒 -DNA 2.18×10^4 拷贝 /ml。2015 年 10 月至 2018 年 8 月外院间断检查:血肌酐 70~80μmol/L,白蛋白、转氨酶正常。24 小时尿蛋白 0.12g(2016 年 7 月)。乙型肝炎病毒 -DNA 2×10^3 拷贝 /ml(2017 年)。2016 年 1 月停用泼尼松。2018 年 4 月自行停用恩替卡韦。2018 年 11 月 5 日水肿再次加重,尿量 600~1 000ml/d,遂就诊入院。既往史:1995 年发

现乙型肝炎病毒感染,未予规律诊治。已婚已育。个人史无特殊。家族史:父亲患乙型肝炎。体格检查:血压 132/88mmHg,脉搏 86 次 /min。无肝掌、蜘蛛痣,胫前区皮肤散在斑点样色素沉着。心、肺查体无殊。腹壁无静脉曲张,腹软无压痛,肝、脾肋下未及,移动性浊音阴性。双下肢无水肿。入院检查:血常规、便常规正常。尿常规:红细胞(潜血)200cells/μl,蛋白 ≥3.0g/L。24 小时尿蛋白 5.57g。肝肾功能:谷丙转氨酶 105U/L,白蛋白 32g/L,血肌酐 128μmol/L,胆红素正常。凝血未见异常。乙型肝炎病毒 -DNA 1.24×10⁴ 拷贝 /ml。乙型肝炎病毒耐药基因检测:恩替卡韦、拉米夫定、替比夫定、阿德福韦、替诺福韦均敏感。肝纤维化指标:Ⅳ 型胶原 169.9ng/ml↑,余阴性。冷球蛋白定量:4%(参考范围 0~1%),687.3mg/L(参考范围 0~60mg/L);冷球蛋白分型:Ⅱ 型冷球蛋白(IgMκ)阳性。血尿免疫固定电泳(−)。C3 0.499g/L↓,C4 0.065g/L↓;类风湿因子 368.2IU/ml↑。免疫球蛋白定量:IgG 3.85g/L,IgA 1.91g/L,IgM 2.73g/L。超声心动图:心肌病变,左心室增大,左心室射血分数 56%,节段性室壁运动异常。泌尿系超声、腹部超声:未见明显异常。

💬 问题 1:该患者的诊断思路?

青年男性,慢性病程,以紫癜样皮疹起病,先后出现多系统受累。①肾脏:表现为肾病综合征,镜下血尿突出,急性肾损伤。②心脏:起病出现急性左心衰竭症状,NT-proBNP 升高,超声心动图提示左心室收缩功能下降,心肌病变。③肝脏:肝酶升高,慢性乙型肝炎病毒感染,复制活跃。④辅助检查:抗核抗体弱阳性,低补体血症以 C4 下降更为突出,类风湿因子阳性。冷球蛋白定性阳性。

需对以下继发性病因进行鉴别:①冷球蛋白血症性血管炎:冷球蛋白血症性血管炎属于免疫复合物介导的小血管炎,根据冷球蛋白的成分可分为 3 型。Ⅱ 型冷球蛋白由单克隆免疫球蛋白(IgM 或 IgG 或 IgA)和多克隆免疫球蛋白(主要是 IgG)混合组成,实验室检查出现 C4 降低为主的低补体血症,以及类风湿因子强阳性高度提示该疾病。Ⅱ 型冷球蛋白血症常继发于病毒感染(乙型肝炎病毒、丙型肝炎病毒感染)、结缔组织病(如系统性红斑狼疮)以及肿瘤。结合患者慢性乙型肝炎病史,停用抗病毒药物后疾病复发需考虑乙型肝炎病毒相关的冷球蛋白血症性血管炎。复习文献,有关乙型肝炎病毒相关性冷球蛋白血症性血管炎的报道明显少于丙型肝炎病毒相关性冷球蛋白血症性血管炎,并且冷球蛋白血症性血管炎累及心肌罕有报道。②系统性红斑狼疮:患者青年男性,多系统受累,出现抗核抗体阳性、低补体血症,使用糖皮质激素治疗有效,停药后病情复发,需要考虑系统性红斑狼疮的可能。本病可出现心肌受累,也可继发冷球蛋白血症。根据现有临床资料,患者诊断存疑,肾活检病理有助于明确诊断。

💬 问题 2:该患者肾活检病理的诊断意义?

患者完善肾穿刺活检,病理结果如下。免疫荧光:肾小球毛细血管袢、系膜区可见 IgM(+)(图 23-1A)、C3(±~+)、C1q(+)弥漫颗粒样沉积。光镜(图 23-1B):45 个肾小球,4 个球性硬化。部分肾小球呈分叶状。系膜细胞、内皮细胞弥漫重度增生。肾小球基底膜见节段性系膜插入及双轨形成。见小灶性、轻重不等的肾小管萎缩,伴间质纤维化及较多炎症细胞浸润。光镜诊断:膜增生性肾小球肾炎,伴内皮细胞增生。电镜(图 23-1C 和 D):系膜细胞重度增生伴插入,并见内皮细胞增生及中性粒细胞浸润,系膜区、内皮下见电子致密物沉积。

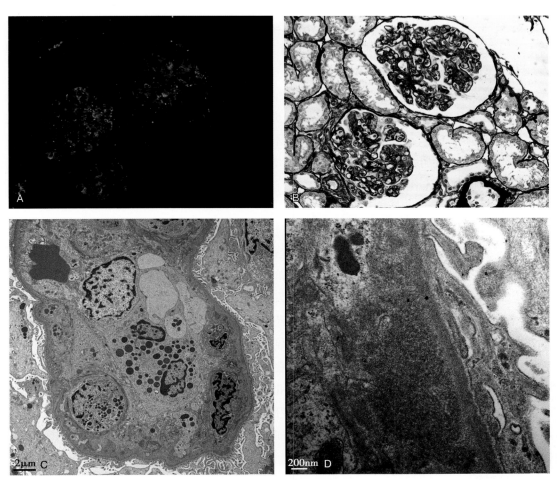

图 23-1　肾活检病理

注:A. 免疫荧光:IgM 在毛细血管袢、系膜区沉积(FITC,×200);B. 光镜:系膜细胞重度增生伴“双轨形成”及内皮细胞增生(PASM,×200);C. 电镜:内皮细胞增生及中性粒细胞浸润(TEM,×4 000);D. 电镜:系膜区见电子致密物沉积(TEM,×40 000)。

本例患者病理表现为毛细血管内增生性肾小球肾炎。此病理类型多见于急性链球菌感染后肾小球肾炎,但显然与患者的整体临床表现不符合。表现为毛细血管内增生性肾小球肾炎的其他疾病包括冷球蛋白血症性肾炎、C3 肾炎、单克隆免疫球蛋白相关肾损伤、少数狼疮性肾炎等。结合患者冷球蛋白阳性,补体下降、类风湿因子强阳性等临床特点,考虑诊断冷球蛋白血症性血管炎。但本患者的病理确也有不典型之处。典型的冷球蛋白血症性肾炎,光镜下可在毛细血管袢腔内发现冷球蛋白沉积形成的"透明血栓",但这种沉积物与血中冷球蛋白的浓度有关,并具有形成快、消散快的特点,因此在部分病例中可能并不会发现。冷球蛋白血症性肾炎如光镜下表现为典型的膜增生性肾小球肾炎,对应的免疫荧光典型表现为 IgM 或 IgG 沿着内皮下的花瓣样沉积,如光镜下表现为毛细血管内增生性肾小球肾炎,则免疫荧光 IgM 或 IgG 沉积方式不具有上述特征。冷球蛋白血症性肾炎的电镜表现多样,既可以表现为无定形的电子致密物沉积,也可以在此基础上出现有序结构,如微管、纤维以及晶格样结构。如发现这些特征性的超微结构改变支持冷球蛋白血症性肾炎诊断,但无相关特征性表现,不能除外冷球蛋白血症性肾炎诊断。因此,在冷球蛋白血症性肾炎的病理表现不典型时,需要结合临床病史综合判断。

其他鉴别诊断方面,患者肾脏病理免疫荧光不是狼疮性肾炎典型的满堂亮的表现;光镜下未见到白金耳、袢坏死、新月体等狼疮性肾炎常见的活动性病理改变;电镜下电子致密物仅沉积于系膜区,故病理诊断狼疮性肾炎证据不足。乙型肝炎病毒相关性肾炎其病理表现多样,以不典型膜性肾病最为多见,其次为膜增生性肾小球肾炎;免疫荧光可见乙型肝炎病毒相关抗原阳性,与本例不符。

💬 问题 3:治疗方案与预后?

目前乙型肝炎病毒相关性冷球蛋白血症性肾小球肾炎的最佳治疗方法尚不确定。队列研究证实:使用核苷类似物抑制乙型肝炎病毒复制与清除冷球蛋白存在相关性,提示乙型肝炎病毒复制在冷球蛋白血症性血管炎的发病机制中发挥重要作用。在不同的核苷类似物中,恩替卡韦具有良好的抗病毒疗效、低耐药性以及低肾毒性的特点,目前作为首选推荐。考虑到有限的临床使用经验以及潜在的药物副作用,目前不推荐使用干扰素 -α 治疗乙型肝炎病毒相关性冷球蛋白血症性肾小球肾炎。在乙型肝炎病毒相关性冷球蛋白血症性血管炎中,文献报道核苷类似物治疗在大多数轻度和中度冷球蛋白血症性血管炎患者中获得了较高的病毒学应答和满意的临床反应,但在重度冷球蛋白血症性血管炎中单独使用疗效欠佳。因此,对于病情严重的患者,建议在高效抗病毒治疗的基础上进行免疫抑制治疗(表 23-1),以防止乙型肝炎病毒再激活。

免疫抑制治疗针对的是参与血管炎发病机制的炎症细胞。值得注意的是,如果未使用有效的抗病毒治疗,而单独使用皮质类固醇,会导致病情复发或治疗抵抗。利妥昔单抗在治疗丙型肝炎病毒相关的冷球蛋白血症性血管炎取得良好的效果,在病情严重时甚至可以在抗丙型肝炎病毒治疗前优先使用,但利妥昔单抗治疗乙型肝炎病毒相关的冷球蛋白血症性肾炎缺乏循证医学证据。虽然,有病例报道描述了利妥昔单抗对乙型肝炎病毒相关的冷球蛋白血症性肾炎的疗效和安全性,但考虑到使用利妥昔单抗有导致乙型肝炎病毒再活化的潜在风险,现阶段我们对于利妥昔单抗治疗乙型肝炎病毒相关性冷球蛋白血症性肾小球肾炎持审慎态度。在开始使用常规免疫抑制疗法之前,应评估治疗相关不良反应的发生风险,如严重的感染,特别是对肾功能不全的老年患者。

表 23-1　乙型肝炎病毒相关性冷球蛋白血症性血管炎的推荐

严重程度	临床表现	推荐治疗
轻度	• 瘀点性皮疹(不伴坏死病灶) • 轻度感觉性神经病变 • 关节痛或关节炎 • 无重要器官受累证据	• 抗病毒治疗 • 对症治疗
中度	介于两者之间	• 抗病毒治疗 • 糖皮质激素治疗
重度	• 活检证实的肾小球肾炎 • 肢端缺血面临截肢 • 胃肠道血管炎:腹痛、胃肠道出血 • 进行性神经病变 • 中枢神经系统血管炎:脑卒中或急性认知损害 • 肺血管炎:弥漫性肺泡出血或呼吸衰竭	• 抗病毒治疗 • 糖皮质激素冲击疗法 • 血浆置换

本例患者后续治疗及随访:恩替卡韦 0.5mg 每日 1 次,贝那普利 5mg 每日 1 次,未应用糖皮质激素。2018 年 11 月化验:血肌酐 92μmol/L,转氨酶正常。24 小时尿蛋白 0.89g。C3 0.74g/L,C4 0.053g/L。类风湿因子 11.3IU/ml。乙型肝炎病毒 -DNA 7.36×10^2 拷贝 /ml。2021 年 8 月化验:血肌酐 76μmol/L。24 小时尿蛋白 0.1g。

最终诊断:乙型肝炎病毒相关性冷球蛋白血症性血管炎;毛细血管内增生性肾小球肾炎

(作者　李超,审稿　李学旺)

/// 专家点评 ///

相较于丙型肝炎病毒感染,乙型肝炎病毒感染在中国乃至亚太地区发病率更高,其肝脏外器官受累应予以重视。慢性乙型肝炎病毒感染患者出现肾脏病,需考虑乙型肝炎病毒相关性肾炎的可能,若同时出现其他器官受累,以及实验室检查类风湿因子强阳性和 C4 降低为主的低补体血症时,需考虑乙型肝炎病毒相关性冷球蛋白血症性血管炎的诊断,进行冷球蛋白分型及定量检测以及肾活检对明确诊断至关重要。冷球蛋白血症性肾炎作为乙型肝炎病毒相关性肾炎相对少见的病理类型,病理表现多样,不典型的病理改变需结合临床信息综合判断。基于有限的证据,目前,乙型肝炎病毒相关性冷球蛋白血症性肾炎应选择高效、低耐药、低肾毒性的核苷类似物抗病毒药物作为基础治疗,病情严重者需考虑使用糖皮质激素,必要时联合血浆置换。

参考文献

［1］MAZZARO C, DAL MASO L, URRARO T, et al. Hepatitis B virus related cryoglobulinemic vasculitis: A multicentre open label study from the Gruppo Italiano di Studio delle Crioglobulinemie-GISC [J]. Dig Liver Dis, 2016, 48 (7): 780-784.

［2］VIGANO M, MARTIN P, CAPPELLETTI M, et al. HBV-associated cryoglobulinemic vasculitis: remission after antiviral therapy with entecavir [J]. Kidney Blood Press Res, 2014, 39 (1): 65-73.

［3］D'AMICO E, PACE-PALITTI V, DI LEMBO E, et al. Successful treatment of hepatitis B virus infection and related cryoglobulinaemic purpura with nucleoside/nucleotide analogues [J]. Clin Exp Rheumatol, 2013, 31 (1): 155.

［4］ENOMOTO M, NAKANISHI T, ISHII M, et al. Entecavir to treat hepatitis B-associated cryoglobulinemic vasculitis [J]. Ann Intern Med, 2008, 149 (12): 912-913.

［5］ENRIQUEZ R, SIRVENT A E, ANDRADA E, et al. Cryoglobulinemic glomerulonephritis in chronic hepatitis B infection [J]. Ren Fail, 2010, 32 (4): 518-522.

［6］PASQUET F, COMBARNOUS F, MACGREGOR B, et al. Safety and efficacy of rituximab treatment for vasculitis in hepatitis B virus-associated type Ⅱ cryoglobulinemia: a case report [J]. J Med Case Rep, 2012, 6: 39.

第四章

补体相关疾病肾损害

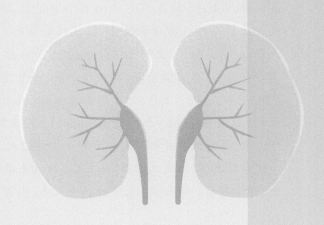

病例 24　水肿、少尿、急性肾衰竭、血两系下降

███ **专家导读** ███

　　中年男性，病程 3 个月，临床表现为微血管病性溶血性贫血、血小板减少、急性肾衰竭，该患者血栓性微血管病的诊断是否成立？如何考虑鉴别诊断流程？患者肾脏病理对诊断的帮助作用如何，而进一步明确诊断又需要完善哪些检查？该病的治疗方法和预后如何？

　　患者男性，44 岁，因"水肿、少尿、血小板减少、肌酐升高 3 个月"于 2014 年 5 月 16 日入院。

　　【病情概述】患者于 2014 年 2 月 16 日上呼吸道感染后出现尿中泡沫增多、眼睑及下肢轻度可凹性水肿，伴黄疸、茶色尿，无发热、寒战、腰痛、皮肤瘀点、头痛、视力视野变化、肢体运动障碍等。2014 年 2 月 20 日就诊当地医院，监测血压 160/100mmHg，尿量减少至 200~300ml/d，伴低热，体温高峰 37.5℃，无咳嗽、咳痰，查血常规：白细胞 7.11×10^9/L，中性粒细胞百分比 80.7%，血红蛋白 114g/L，血小板 40×10^9/L，网织红细胞百分比 2.56%；尿常规：蛋白 3+，潜血 2+，尿胆原（-）；24 小时尿蛋白 7.05g；生化：白蛋白 38.9g/L，总胆红素 75.1μmol/L，间接胆红素 67μmol/L，血钾 4.8mmol/L，血肌酐 201μmol/L，尿素 12.2mmol/L，乳酸脱氢酶 2 147U/L；红细胞沉降率 7mm/h，C 反应蛋白 4.23mg/L；补体正常；血涂片：可见破碎红细胞；抗人球蛋白试验、糖水试验（-）；抗双链 DNA 抗体、抗肾小球基底膜抗体、抗中性粒细胞胞质抗体、抗可溶性核抗原抗体谱（-）；肾脏超声：左肾大小及形态正常，右肾体积增大（12.9cm×5.8cm）。当地医院诊断为"血栓性微血管病性肾损害"，予单膜血浆置换治疗，每周 1 次，每次 2L，共 8 次。因置换过程患者出现皮疹、胸闷憋气等过敏反应，每次仅可耐受 2L 血浆置换量，2 月 22 日开始静脉滴注甲泼尼龙 80mg 每日 1 次 ×3 日→静脉滴注 40mg 每日 1 次 ×10 日→泼尼松 40mg 每日 1 次口服并逐渐减量；予静脉注射丙种球蛋白及头孢类抗生素、降压药物治疗（具体不详）。2 月 24 日复查血红蛋白 69g/L，血小板 33×10^9/L，血肌酐 812μmol/L，开始按需血液透析，每周 2~3 次。此后，患者黄疸逐渐好转，尿色淡黄清亮，监测血小板、血红蛋白逐渐回升，胆红素、乳酸脱氢酶下降，尿量 1 200~1 600ml/d。3 月 30 日复查血常规：血红蛋白 90g/L（间断输血），血小板 107×10^9/L；生化：白蛋白 33g/L，血肌酐 469μmol/L，乳酸脱氢酶 510U/L。患者口服甲泼尼龙 28mg 每日 1 次，每周血液透析 3 次。为进一步诊治收入我科，患者发病以来精神、食欲、睡眠欠佳，小便如前所述，大便正常，体重下降 10kg，无腹泻、血便，无皮疹、光过敏、关节肿痛、口干、眼干、雷诺现象。既往史：无特殊。个人史、婚育史及家族史：弟弟 18 岁时患急性肾衰竭，妹

妹 30 岁时因急性肾衰竭去世,病程中有溶血,父母无类似病史。入院查体:体温 36.5℃,呼吸 18 次 /min,脉搏 80 次 /min,血压 150/95mmHg,双下肺可闻及少量湿啰音,心律齐,各瓣膜区未及杂音,腹软,无压痛、反跳痛,肝脾肋下未及,双下肢轻度可凹性水肿。入院后完善相关检查:补体 C3 0.719g/L(参考范围 0.73~1.46g/L),C4 正常。血管性血友病因子裂解酶(ADAMTS13)活性 528μg/L(参考范围 481~785μg/L)。

💬 问题 1:该患者血栓性微血管病的诊断是否成立?如何考虑鉴别诊断流程?

该患者有血红蛋白下降,间接胆红素和乳酸脱氢酶升高,网织红细胞比例升高,指向溶血性贫血;而抗人球蛋白试验阴性,血涂片可见破碎红细胞,提示为微血管病性溶血性贫血(microangiopathic hemolytic anemia,MAHA);结合患者存在消耗性血小板减少以及没有其他原因可以解释的急性肾损伤,故该患者血栓性微血管病(thrombotic microangiopathy,TMA)诊断明确。TMA 是一种特殊的病理损害,由于微动脉和毛细血管的血管壁异常导致微血管血栓形成。虽然 TMA 是一种根据组织活检做出的病理诊断,然而临床上该诊断通常是在有相应脏器损伤的临床表现下,通过观察到 MAHA 和血小板减少推断得出。

导致 TMA 的病因包括:①血栓性血小板减少性紫癜(thrombotic thrombocytopenic purpura,TTP),通常血小板 $<30 \times 10^9$/L,血肌酐 <200μmol/L,而 ADAMTS13 活性 $<10\%$ 伴或不伴抗 ADAMTS13 抗体是诊断的关键;②溶血尿毒症综合征(hemolysis uremia syndrome,HUS),通常为产志贺菌素的大肠埃希菌感染后出现,常有腹泻,血便等临床表现,粪便中检出志贺菌素是诊断关键;③不典型溶血尿毒症综合征(atypical hemolysis uremia syndrome,aHUS):通常为除外性诊断,经典三联征(MAHA、血小板减少和急性肾衰竭)是诊断 aHUS 的临床依据,伴或不伴补体水平的下降,部分患者有阳性家族史或既往溶血尿毒症综合征发作史。TMA 鉴别诊断流程见图 24-1。

对于该患者而言,患者起病前无腹泻,血便,不支持 HUS;ADAMTS13 活性正常不支持 TTP;结合患者有阳性家族史,C3 水平轻度下降,高度怀疑 aHUS。

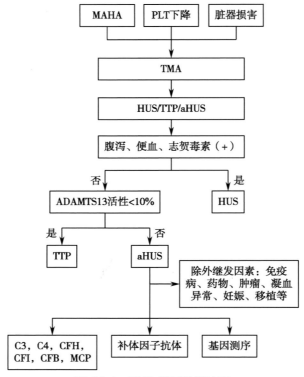

图 24-1　TMA 鉴别诊断流程

注：MAHA，微血管病性溶血性贫血；PLT，血小板；TMA，血栓性微血管病；HUS，溶血尿毒症综合征；
TTP，血栓性血小板减少性紫癜；aHUS，不典型溶血尿毒症综合征；ADAMTS13，血管性血友病因子裂解
酶；CFH，补体因子 H；CFI，补体因子 I；CFB，补体因子 B；MCP，膜辅因子蛋白。

💬 问题 2：肾脏病理结果如下，有哪些特点及提示？

免疫荧光：阴性。光镜：25 个肾小球，1 个球性硬化，2 个节段硬化，系膜细胞节段性增
生。大部分肾小球基底膜变性，皱缩伴鲍曼囊的囊腔扩张，内疏松层节段性增宽呈"双轨
样"改变（图 24-2A）。多灶性分布的肾小管萎缩，伴间质水肿与轻度纤维化。肾内小血管管
壁普遍性增厚、弹力纤维增生、管腔狭窄、闭塞，内皮细胞增生肿胀、内膜水肿、黏液变性及红
细胞碎片沉积（图 24-2B）。电镜：部分肾小球基底膜变性、皱缩，内疏松层节段性增宽，未见
电子致密物沉积。

本患者肾活检病理以肾内血管病变为特征，既有内膜水肿、黏液变性的急性期改变，也
有纤维增厚、管壁增厚的慢性期改变；肾小球缺血性改变（基底膜皱缩、鲍曼囊扩张）及基底
膜内疏松层增厚也常见于血栓性微血管病。小管间质无特异性，为伴随改变。结合病史表
现符合血栓性微血管病。

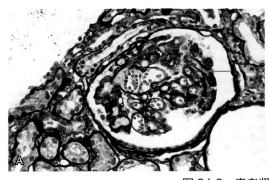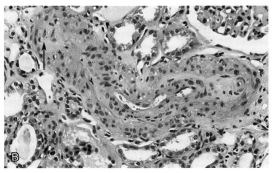

图 24-2　患者肾穿刺活检光镜结果

注：A. 肾小球基底膜内疏松层节段性增宽呈"双轨样"改变（蓝色箭头）（PASM，×400）；B. 肾内小血管内皮细胞肿胀、内皮下黏液样变性（黄色五角星），管腔狭窄及红细胞碎片沉积（黑色箭头）（PAS，×400）。

💬 问题 3：疑诊 aHUS 需要完善哪些检查？遗传学检查的局限性？

该患者肾活检病理证实了患者的肾脏表现确实是由 TMA 所致，结合临床和阳性家族史考虑 aHUS 可能性大。aHUS 是一种罕见疾病，患病率约 7/100 万，多数 aHUS 存在补体相关因子的基因突变，6%~10% 的患者病因涉及补体蛋白抗体，部分 aHUS 还可继发于其他病因，包括药物（如钙调蛋白酶抑制剂、氯吡格雷、顺铂、口服避孕药等）、感染（如人免疫缺陷病毒，流感病毒，新型冠状病毒等）、自身免疫性疾病（如系统性红斑狼疮、抗磷脂抗体综合征、硬皮病等）、妊娠相关（如先兆子痫或子痫、HELLP 综合征）、恶性肿瘤、实体器官或骨髓移植，以及钴胺素缺乏等。

该患者通过对继发因素的筛查除外了继发于免疫病、肿瘤、感染、药物以及凝血异常所致的 aHUS，阳性家族史提示需要进一步筛查补体蛋白相关基因突变及补体因子抗体。导致 aHUS 常见遗传变异包括补体旁路调节基因（如补体因子 H，补体因子 I 或 CD46）的功能丧失性突变或效应基因（如补体因子 B 或 C3）的功能获得性突变。

该患者补体 H 因子水平轻度下降（241.8mg/L，正常值 277~1 018mg/L），I 因子正常（54mg/L，均值为 35mg/L），H 因子抗体阴性，故考虑可能存在 H 因子基因突变。患者补体 H 因子基因测序共检出 4 个错义突变，其中 1 个突变（p.Ser1191Leu）在人类基因突变数据库（HGMD）有 aHUS 的相关报道，该变异在 clinvar 数据库被认为是 aHUS 的致病基因或危险因素。至此患者 H 因子基因突变导致 aHUS 诊断明确。

H 因子的 N 末端与 C3b 结合，介导 C3b 降解为 iC3b，可以防止补体旁路途径过度激活，而 C 末端与内皮细胞表面的糖胺多糖结合，保护内皮细胞免受攻击。该患者 H 因子的突变位于 H 因子的 C 端，肾小球内皮细胞补体旁路途径的活化异常，清除补体 C3 的循环被打断，补体通路持续激活，膜攻击复合物不断产生，内皮细胞损伤，故而产生 aHUS 一系列临床表现。

需要强调的是，虽然该例患者最终经基因检测证实为 H 因子突变所致的 aHUS，但是并非所有的 aHUS 患者都能发现突变基因或抗体。aHUS 患者中不到 75% 患者存在已知基因突变或抗体,故基因检测阴性并不能除外 aHUS 诊断。并且由于基因检测结果获得通常需要数日至数周,对于活动期病变的患者,如果等待基因检测的结果再开始治疗,可能造成不可逆的肾脏损伤或猝死等不良预后,所以对于 TMA 患者在除外了 HUS、TTP 以及继发性 aHUS 等情况后则需考虑原发性 aHUS,早期开始补体抑制治疗。

💬 问题 4:该病的治疗方法和预后如何?

aHUS 预后主要与基因突变类型有关,其中 H 因子突变预后最差,MCP 突变预后最好。H 因子的基因突变是导致 aHUS 的最主要突变类型,占 20%~30%,可以在出生后即发病,也可以在成人期发病,第一次发病后 1 年内死亡或者进入终末期肾病的比例高达 50%~70%,肾移植后复发的比例更是高达 75%~90%。

依库珠单抗(eculizumab)是目前治疗 aHUS 的一线用药,在除外了其他原因导致 TMA 的情况下推荐尽早使用。该药是一种抑制补体 C5 的重组人源型单克隆抗体,对 C5 有高度亲和力,能阻断 C5a 和 C5b-9 的形成,从而在补体活化的终末阶段抑制膜攻击复合物的形成及后续一系列病理生理过程。2 项前瞻性的 II 期临床试验均证实依库珠单抗有助于改善 aHUS 患者的血液系统改变以及肾功能。从北京协和医院近期经验来看,使用依库珠单抗治疗后 aHUS 患者血液系统的改变是最迅速的,用药 1 周以内血小板即上升至正常范围,血红蛋白稳定;而肾功能和其他脏器功能的改善需要数周的时间,与文献报道一致。但是依库珠单抗应用在患者选择、治疗时机以及疗程方面还有许多未能解决的问题有待进一步研究。由于该药的作用机制使得脑膜炎双球菌感染风险增加,在启动依库珠单抗治疗前必须注射脑膜炎球菌疫苗。

在依库珠单抗问世以前,血浆输注或血浆置换一直作为这类疾病的常规治疗。实际上对于 aHUS,血浆置换的作用可能有限,并且这与突变的基因相关,血浆治疗的有效率在 25%~97%,膜辅因子蛋白(membrane cofactor protein,MCP)突变所致者效果最好,其次为血栓调节蛋白(thrombomodulin,THBD)和 H 因子抗体所致。对于抗体导致的 aHUS,文献报道血浆置换虽然有效但是复发率高,所以通常推荐血浆置换联合免疫抑制治疗。而依库珠单抗出现后,对于 H 因子抗体所致的 aHUS,依库珠单抗疗效可能优于血浆置换联合免疫抑制治疗。

对于该患者,检查没有发现存在 H 因子抗体,激素逐渐减停。由于当时依库珠单抗尚未进入国内市场,我们仍然采取间断血浆置换和血浆输注的方法来进行治疗。治疗后患者血液系统改变稳定,血红蛋白 96g/L、血小板 199×10^9/L、网织红细胞比例 1.79%,乳酸脱氢酶 210U/L,胆红素正常,血涂片未见破碎红细胞。血肌酐波动在 520μmol/L 左右,尿量 1 000ml/d,暂时脱离透析出院。

最终诊断：不典型溶血尿毒症综合征

（作者　王颖，审稿　秦岩）

专家点评

　　不典型溶血尿毒症综合征（aHUS）是血栓性微血管病（TMA）的一种，其发病机制与补体旁路途径的异常活化相关，所以也称为补体介导的溶血尿毒症综合征。虽然补体活化在疾病发生和发展中发挥了重要作用，但临床上不一定会检测到补体水平下降或相关基因突变，诊断主要是除外性诊断，即临床上表现为 TMA 的患者，在除外了血栓性血小板减少性紫癜、溶血尿毒症综合征后就需要考虑 aHUS 的诊断。早期治疗跟患者预后相关，在出现不可逆的严重脏器功能损害之前应尽早启动治疗。对于这类患者，推荐送检ADAMTS13 活性和抗体检测后，早期开始血浆置换，同时完善其他病因筛查，一旦除外其他病因所致 TMA 而怀疑 aHUS 诊断时，在有条件的情况下应该早期使用依库珠单抗从而改善患者预后。

参考文献

［1］FAKHOURI F, FREMEAUX-BACCHI V. Thrombotic microangiopathy in aHUS and beyond: clinical clues from complement genetics [J]. Nat Rev Nephrol, 2021, 17 (8): 543-553.

［2］GOODSHIP T H, COOK H T, FAKHOURI F, et al. Atypical hemolytic uremic syndrome and C3 glomerulopathy: conclusions from a "Kidney Disease: Improving Global Outcomes"(KDIGO) controversies conference [J]. Kidney Int, 2017, 91 (3): 539-551.

［3］LEGENDRE C M, LICHT C, MUUS P, et al. Terminal complement inhibitor eculizumab in atypical hemolytic-uremic syndrome [J]. N Engl J Med, 2013, 368 (23): 2169-2181.

［4］NORIS M, CAPRIOLI J, BRESIN E, et al. Relative role of genetic complement abnormalities in sporadic and familial aHUS and their impact on clinical phenotype [J]. Clin J Am Soc Nephrol, 2010, 5 (10): 1844-1859.

［5］JOKIRANTA T S. HUS and atypical HUS [J]. Blood, 2017, 129 (21): 2847-2856.

病例 25 肾病综合征、低补体血症

/// 专家导读 ///

青少年男性,病程2个月,临床表现为肾病综合征、镜下血尿、血压升高,伴有明显低补体血症。如何进行诊断及鉴别诊断?肾脏病理表现对该病例诊断有何帮助?如何评价补体系统活化情况?该患者是否存在补体相关基因缺陷?治疗预后如何?本病例一步步推导分析,系统性地展示了这样一经典病例的诊治过程。

患者男性,15岁,因"颜面水肿2个月余,血压升高1个月余"于2019年11月入院。

【病情概述】2019年9月患者自觉颜面水肿,晨起著。2019年10月于当地医院就诊,查血压160/90mmHg,尿常规:蛋白2+,潜血2+;24小时尿蛋白4.7g,血白蛋白28g/L,肌酐53μmol/L;补体C3 0.1g/L(参考范围0.73~1.46g/L),C4 0.05g/L(参考范围0.10~0.40g/L),其余化验检查不详。予贝那普利10mg每日1次,泼尼松50mg每日1次治疗。2019年11月复查尿常规:蛋白2+,潜血3+;24小时尿蛋白1.2g,血白蛋白34g/L,肌酐58μmol/L;补体C3 0.1g/L,C4 0.06g/L,为进一步诊治来笔者医院。既往史、个人史、家族史无特殊。入院查体:血压125/70mmHg,心肺腹查体无特殊,颜面及双下肢无明显水肿。

💬 问题1:该患者的诊治思路,需要补充询问的病史及需要完善的检查?

患者青少年男性,隐匿起病。主要表现为镜下血尿,大量蛋白尿伴低蛋白血症,血压升高,肾功能正常,可诊断慢性肾炎综合征。患者低补体血症表现突出,补体C3、C4均下降,提示存在补体介导的肾脏疾病。

继发性肾脏疾病方面,需重点考虑:①系统性红斑狼疮:是肾炎综合征伴低补体血症的最常见病因,女性多见,男性患者通常预后较女性患者为差。需注意询问病程中有无光过敏、脱发、皮疹、关节痛等系统性红斑狼疮相关临床表现,并对相应自身抗体予以排查。②冷球蛋白血症:冷球蛋白(cryoglobulins,CG)是指遇冷沉淀的血清蛋白,可导致冷球蛋白血症性血管炎。CG分为3型:Ⅰ型为单克隆免疫球蛋白,Ⅱ型和Ⅲ型为混合性冷球蛋白,其中Ⅱ型为单克隆IgM与多克隆IgG蛋白,Ⅲ型为多克隆IgM与多克隆IgG的混合成分。多克隆CG中常常含有补体成分,而单克隆CG沉淀过程中也可能激活补体,因此常伴低补体血症。由于经典途径激活为主,故C4下降通常较C3更为明显。病史询问中需注意有无遇冷加重的临床症状如皮疹,关节痛,肉眼血尿等。冷球蛋白血症的常见病因包括慢性乙型肝炎病毒、丙型肝炎病毒感染,自身免疫性疾病及骨髓增殖性疾病,需注意询问相关病史并予以排查。血冷球蛋白检测可以提供 CG 的直接证据，在不具备条件的情况下，血蛋白电泳、类风湿因子也有助于诊断和鉴别诊断。③系统性血管炎：在血管炎中，如抗中性粒细胞胞质抗体相关性血管炎，以及低补体荨麻疹性血管炎中，补体参与介导血管壁炎症及组织破坏，补体下降通常不如系统性红斑狼疮中明显，但是低补体血症常提示更严重的脏器受累。④感染后肾炎：多有前驱感染史，病程通常呈自限性，低补体血症于 6~8 周内缓解，但若隐匿的感染未得到控制，如感染性心内膜炎的情况下，低补体血症可能持续存在，需对感染相关的症状体征予以询问和排查。

除继发因素外，原发性肾小球肾炎的发病中都有补体参与，呈现不同程度的补体水平下降。需重点考虑补体介导的膜增生性肾小球肾炎（membranoproliferative glomerulonephritis，MPGN），其中包括 C3 肾病，C4 肾病。确诊依赖肾穿刺活检。

本患者病因筛查方面，询问病史无前述系统性疾病表现，类风湿因子、乙型肝炎病毒表面抗体、丙型肝炎病毒抗体、抗核抗体、抗双链 DNA 抗体、抗中性粒细胞胞质抗体、血蛋白电泳、胸部、腹部、盆腔 CT 均无阳性发现，需重点考虑补体介导的 MPGN。肾穿刺活检有助于该患者肾脏病的诊断及鉴别诊断。

💬 问题 2：该患者肾活检病理如下（图 25-1），有哪些特点及提示？

免疫荧光：IgG（±~+），IgM（+），C3（++~+++），C4（−），C1q（±~+），弥漫、颗粒状沉积于系膜区及毛细血管袢。光镜：肾小球增生明显呈分叶状，系膜细胞弥漫性重度增生，伴节段性内皮细胞增生。毛细血管袢受压变窄、闭塞。肾小球基底膜见系膜插入和"双轨"形成。系膜区、内皮下可见嗜复红蛋白沉积。电镜：系膜细胞重度增生并插入内皮下，电子致密物广泛沉积于系膜区、内皮下、上皮下、基底膜。

膜增生性肾小球肾炎（MPGN）是一种特征性组织学改变，包括肾小球系膜细胞、内皮细胞增生，双轨征等特征。MPGN 并非最终诊断，在肾活检中若发现 MPGN 病变，需积极寻找潜在的病因。传统上，根据电镜特征，将 MPGN 分为 3 型，但随着对 MPGN 发病机制的认识深入，不同发病机制的 MPGN 的电镜分型可能有所重叠，因此基于发病机制的分型更为合理（图 25-2）。

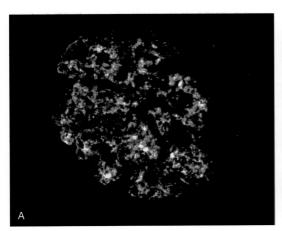
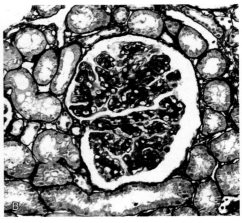

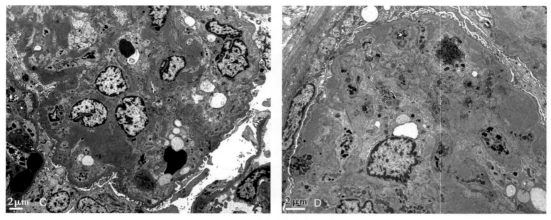

图 25-1　本例患者肾脏病理

注：A. 免疫荧光：C3 强阳性（FITC，×200）；B. 光镜：系膜重度增生伴"双轨形成"（PASM，×200）；
C. 电镜：系膜区团块状电子致密物（TEM，×4 000）；D. 电镜：内皮下团块状电子致密物（TEM，×6 000）。

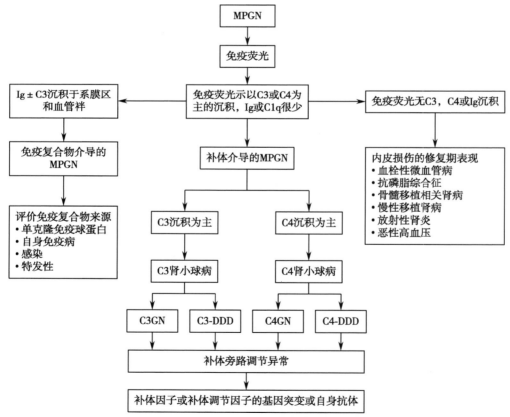

图 25-2　基于发病机制对膜增生性肾小球肾炎进行分型诊断的流程

注：DDD，致密物沉积病；C3GN，C3 肾小球肾炎；C4GN，C4 肾小球肾炎；
MPGN，膜增生性肾小球肾炎。

该患者光镜病理符合MPGN,免疫荧光以C3沉积为主,诊断C3肾小球病。电镜见电子致密物沉积于系膜区、内皮下、上皮下、基底膜内,符合Ⅲ型MPGN的特征。综合光镜、电镜,结合免疫荧光以C3为主的沉积,诊断C3肾小球肾炎(C3 glomerulonephritis,C3GN)。

问题3:根据目前病理诊断,该患者还需要做什么评估?

C3肾小球病是2013年提出的一类罕见肾脏病,用于指代一系列以C3沉积为主的肾小球病变,包括致密物沉积病(dense deposit disease,DDD)和C3GN,其发病机制主要是由于先天或获得性的补体旁路途径调节异常,致补体旁路异常激活,导致补体成分尤其是C3在肾脏内沉积,及相应的肾小球增殖性表现,光镜病理可表现为系膜增生、毛细血管内增生、系膜毛细血管增生、新月体形成等。DDD的电镜改变特征性表现为肾小球基底膜致密层可见均质、飘带样电子致密物沉积,而C3GN表现为内皮下、系膜区、伴或不伴上皮下的电子致密物沉积。临床表现可以呈现从无症状血尿、不同程度蛋白尿、急性肾损伤到慢性肾功能不全等的多样性和异质性。通常伴有血清C3水平的低下。

补体旁路途径全程受到精细的调控。其活化始于C3的自发降解为C3a和C3b,C3b可在补体因子B(complement factor B,CFB)和补体因子D(complement factor D,CFD)的作用下形成C3bBb(C3转化酶),该酶可以促进C3裂解为C3a和C3b,但很不稳定,可以在补体调节因子如补体因子H(complement factor H,CFH)的作用下降解,此外CFH还可以直接降解C3b,因此正常情况下不导致补体旁路的级联激活。其他补体旁路的调节因子包括I因子、H因子样蛋白,补体H因子相关蛋白(complement factor H-related protein,CFHR)等。当补体旁路的调节机制异常,则可导致补体旁路异常激活及其下游事件,最终致C5转化酶形成(C3bBb3b),该酶可将C5切割为C5a和C5b,C5b进一步参与膜攻击复合物形成。

在C3肾小球病中,导致补体旁路激活的机制包括:①先天性因素:约25%的C3肾小球病患者存在补体旁路的罕见遗传变异,可能导致对应蛋白的功能异常,致补体旁路途径异常激活。C3、CFB、CFH、补体因子I(complement factor I,CFI),CFHR5的变异均有报道。②获得性因素:相当比例的C3肾小球病患者中可检出针对补体因子或补体途径调节蛋白的自身抗体,部分患者可检出多种抗体。其中以针对C3转化酶的自身抗体(又称C3肾炎因子,C3NeF)最为常见,约见于80%的DDD患者及50%的C3GN患者,该自身抗体可结合于C3bBb,抑制其降解,从而促进补体旁路的持续活化。其次为针对C5转化酶的自身抗体(C5肾炎因子,C5NeF),见于50%的C3肾小球病患者,但是其致病意义尚不明确。其他自身抗体包括针对补体经典途径C3转化酶C2b4b的自身抗体(C4肾炎因子,C4NeF),CFH、CFB抗体等,总检出率<10%。

针对病理确诊C3肾小球病的患者,若条件具备,应对补体系统的活化情况进行全面评估,包括总补体活性,测量补体蛋白及其分裂产物的血清水平以及自身抗体筛查,自身抗体应重点筛查较为常见的C3NeF和C5NeF,并应对C3和C5转化酶的功能进行评价。低血清C3水平、高血清可溶性C5b-9水平和高稳定能力的C3肾炎因子被认为是预测快速进展至终末期肾病(end-stage renal disease,ESRD)的生物标志物。此外,补体途径蛋白如 C3、CFB、CFH、CFHR5 和 CFI 测序,以及 CFH-CFHR 基因簇的拷贝数变异和重排检测,也有助于发病机制的进一步探讨,携带上述遗传学变异的患者似乎对免疫抑制治疗反应更差。

并非所有病理表现为 C3 沉积为主的肾小球肾炎都是 C3 肾小球肾病,需注意与以下疾病鉴别诊断:①免疫复合物介导的 MPGN:免疫荧光对免疫复合物的检出有一定的假阴性率,部分免疫复合物介导的 MPGN 可能表现出类似于 C3GN 的病理学特征,链霉蛋白酶 E 免疫荧光可能增加抗原表位的暴露,提高诊断的灵敏度和特异度。②感染后肾小球肾炎:感染后肾炎的特征性免疫荧光表现为 IgG 及 C3 的沉积,但在感染后肾炎的后期,约 30% 的患者表现为 C3 的沉积,可以通过感染后肾炎在临床上自限性病程的特征鉴别诊断。③副蛋白血症相关的肾小球肾炎:M 蛋白也可能致补体途径激活,呈现类似于 C3 肾小球病的临床和病理表现,对于 50 岁以上的患者,应注意针对 M 蛋白予以筛查。

该患者病理符合 C3 肾小球病,结合电镜的电子致密物沉积特点,诊断 C3GN。进一步完善全外显子测序,未检出 C3 及补体旁路调节蛋白的罕见或可疑致病的基因变异。查 C3NeF、CFH 抗体均阴性。综上所述,该患者未筛查到明确的致 C3 肾小球病的先天性或获得性异常。不过由于条件受限,未能对 C5NeF 进行排查,此外患者来诊时已应用激素,不除外自身抗体经激素治疗后转阴的可能性。

💬 问题 4:本患者的治疗及预后?

C3 肾小球病发病率低,因此尚无随机临床试验指导其治疗决策。临床应用的治疗措施包括:①血浆治疗:如采用血浆输注治疗先天性补体因子 H 缺陷相关的 C3 肾小球病,采用血浆置换治疗抗体介导的 DDD,均为个案报道。②免疫抑制治疗:可抑制 C3 肾小球病中的细胞免疫和体液免疫,数项研究评估了免疫抑制治疗如激素联合吗替麦考酚酯,激素联合环磷酰胺治疗 C3 肾小球病的疗效,结果并不一致。目前,尚不明确哪一部分患者更可能从免疫抑制治疗中获益。不过研究数据显示,DDD 患者及存在遗传性血清因子缺陷者可能对免疫抑制治疗反应更差。③ C5 单抗:数个个案报道及病例系列报道使用补体 C5 单抗成功治疗 C3 肾小球病,但在 1 项回顾性研究中,53% 的患者对补体 C5 单抗治疗无应答。C5 单抗抑制补体终末途径,在动物实验中可以改善肾小球炎症,而并不能改善 C3 在肾脏的沉积,或许为其疗效受限的原因。④新型抗补体治疗:数个针对补体上游途径的补体抑制剂尚处于临床试验阶段,包括 C3 抑制剂,CFB 抑制剂,CFD 抑制剂等,因其针对补体上游途径,未来或可克服 C5 单抗的缺陷,进一步改善 C3 肾小球病预后。

综上所述,C3 肾小球病的治疗原则包括:①一般治疗:低盐饮食,戒烟,控制血压,利用肾素 - 血管紧张素系统抑制剂类药物降尿蛋白,控制血脂;②对于临床表现明显的疾病,如 24 小时尿蛋白 ≥ 0.5g、肾病综合征、肾功能不全,应针对潜在的病因予以治疗。若考虑发病机制为自身抗体介导,治疗包括激素、免疫抑制剂、利妥昔单抗,或抗补体治疗,对于快速进展的肾损伤,可考虑血浆置换。若考虑发病机制为遗传性血清因子缺陷,可定期输注新鲜冰冻血浆或给予抗补体治疗(图 25-3)。

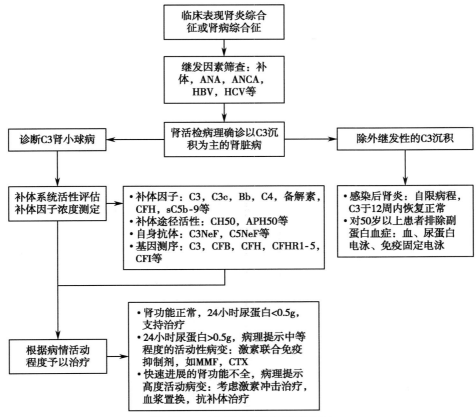

图 25-3　C3 肾小球病的诊治流程

注:ANA,抗核抗体;ANCA,抗中性粒细胞胞质抗体;C3NeF,C3 肾炎因子;C5NeF,C5 肾炎因子;CFB,补体因子 B;CFH,补体因子 H;CFI,补体因子 I;CFHR,补体因子 H 相关性蛋白;CTX,环磷酰胺;HBV,乙型肝炎病毒;HCV,丙型肝炎病毒;MMF,吗替麦考酚酯。

关于 C3 肾小球病的预后:DDD 的预后通常较差,但从 MPGN 进展至 ESRD 的发生率文献报道存在较大差异,发生率 19%~76%,进展至 ESRD 的时间从 3 个月到 16 年不等,中位时间为诊断 DDD 后 9 年。活检时年龄较大和血清肌酐水平较高是进展至 ESRD 的独立预测因素。C3GN 的预后各不相同,但通常比 DDD 好。1 项研究显示:中位随访 28 个月时有 23% 的 C3GN 患者进展至 ESRD,而 DDD 患者中该比例为 47%。另 1 项纳入了 60 例 C3GN 患者研究显示:中位随访 4 年时有 17% 的患者发生 ESRD。不过,大多数报道肾脏预后的研究都进行较早,随着对 C3 肾小球病发病机制认识的不断深入,针对发病机制制定个性化治疗方案,以及抗补体治疗的临床应用,其预后或将得以改善。

本例患者遗传学筛查未见补体途径致病突变,虽未检测到血清抗体,考虑为抗体介导疾病可能性大。考虑患者为青年男性,肾病综合征起病,予泼尼松 50mg 每日 1 次,联合吗替麦考酚酯 0.75g 每日 2 次,福辛普利 10mg 每 12 小时 1 次,尿蛋白水平最低可降至 0.5g/24h。激素减量至 15mg 每日 1 次时 24 小时尿蛋白增加至 1.7g,改吗替麦考酚酯 0.75mg 每日 2 次为环孢素 100mg 每日 2 次,逐渐减量,24 小时尿蛋白可控制在 0.5g 以内。至 2021 年 1 月环孢素减量至 50mg 每 12 小时 1 次,至 2021 年 8 月停用泼尼松,至 2021 年 11 月复查,血肌酐 81μmol/L,24 小时尿蛋白 0.65g,C3 0.24g/L,血压 110/60mmHg。

最终诊断:C3 肾小球肾炎;肾病综合征

（作者　乐偲,审稿　秦岩）

专家点评

C3 肾小球病是一类以 C3 沉积为主的肾小球病变,包括致密物沉积病(DDD)和 C3 肾小球肾炎(C3GN),其发病机制主要是由于先天或获得性的补体旁路途径调节异常致补体成分在肾脏内沉积,导致肾损伤,临床表现可以从无症状血尿、蛋白尿、急性肾损伤,到慢性肾功能不全,通常伴有血清 C3 水平的低下。

除了 DDD 和 C3GN,感染后肾小球肾炎和 M 蛋白相关的肾脏病,也可导致补体途径激活,呈现以补体 C3 沉积为主的病理特征,可以通过临床病程及血、尿 M 蛋白检测予以鉴别诊断。

在 C3 肾小球病中,导致补体旁路调节异常的机制包括,补体因子及补体调节蛋白的遗传变异,以及针对补体因子或补体途径调节蛋白的自身抗体。不同发病机制的 C3 肾小球病,其治疗侧重点和预后不尽相同,在诊断 C3 肾小球病之后,应尽可能地针对上述机制进行详细评估排查。

参考文献

[1] SETHI S, FERVENZA F C. Membranoproliferative glomerulonephritis--a new look at an old entity [J]. N Engl J Med, 2012, 366 (12): 1119-1131.

[2] RICHARD J H S, GERALD B A, ANNA M B, et al. C3 glomerulopathy-understanding a rare complement-driven renal disease [J]. Nat Rev Nephrol, 2019, 15 (3): 129-143.

第五章

泌尿系结构病变

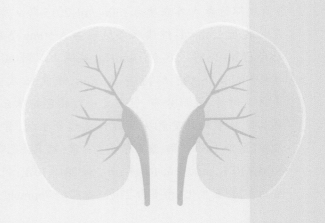

病例 **26** 肾病综合征、甲沟纤维瘤，面部皮脂腺瘤、多发血管平滑肌脂肪瘤

//// **专家导读** ////

　　青年男性，慢性病程，有肾病综合征表现，长时间应用糖皮质激素与免疫抑制剂治疗，无明确缓解趋势，确实是难治性肾病综合征。那肾病综合征的病因究竟是什么？入院后经查体发现，患者有面部皮脂腺瘤、甲沟纤维瘤及鲨革斑等独特的外观体征，肾内科医师积极发挥多学科合作的优势，及时经皮肤科医师会诊，考虑诊断为结节性硬化症；而影像学检查发现双肾、肝脏、心脏多发血管平滑肌脂肪瘤，进一步证实结节性硬化症的诊断。但本病一般并不伴有明显蛋白尿，究竟是某种特殊类型，还是合并另一种少见的肾脏病？这种追根求源的精神和经验值得借鉴。

　　患者男性，22岁。因"水肿、蛋白尿2年"于2016年2月收入院。

　　【病情概述】患者2014年3月无明显诱因出现双下肢对称可凹性水肿，逐渐进展至全身，无眼睑、颜面部水肿，无肉眼血尿，无头痛、咽痛、发热、皮疹、关节痛等不适。当地医院查尿常规：蛋白3+，潜血3+；24小时尿蛋白7.7g；血白蛋白22g/L；血肌酐70.5μmol/L；超声提示双肾体积偏大（长径13.5cm），双肾内多发结节，肾静脉超声未见明显异常。未行肾穿刺，考虑诊断"肾病综合征"，予口服泼尼松65mg/d，并注射环磷酰胺1g/月，泼尼松每月减量5mg，减至55mg/d后更改为每2周减量5mg，环磷酰胺注射5月后更改为100mg/d口服。2014年8月水肿渐消退，复查24小时尿蛋白3.9g，血白蛋白35g/L，考虑环磷酰胺尚未累积至有效剂量，继续维持激素联合环磷酰胺的治疗。2014年11月复查24小时尿蛋白5.4g，加用雷公藤多苷30mg，3次/d。2015年2月患者泼尼松减量至25mg/d，复查24小时尿蛋白为10.3g，血白蛋白30g/L，停用环磷酰胺和雷公藤多苷，更改为环孢素A 50mg，2次/d，2015年3月测环孢素A谷浓度为130ng/ml，2015年9月复查24小时尿蛋白4.7g，血白蛋白36g/L，泼尼松减至15mg/d，继续联合环孢素A 50mg，2次/d至入院前。治疗期间，间断测定血压波动于（120~135）/（80~90）mmHg，监测血肌酐60~80μmol/L。患者无糖尿病、高血压等病史。体检：体温36.8℃，脉搏78次/min，呼吸18次/min，血压129/80mmHg；双侧颊部及口鼻三角区见对称、蝶形分布、针尖大小红褐色蜡状丘疹，压之不褪色，右侧示指、左侧拇指及右侧第4足趾甲沟处见乳头状瘤样突起赘生物，背部、腰骶部可见两处肉色皮纹，纹理似橘皮，质软（图26-1）。心、肺、腹未见明显异常；双下肢无明显水肿。门诊检查结果如下。血常规：白细胞10.34×10⁹/L，血红蛋白140g/L，血小板284×10⁹/L；尿常规：红细胞80cells/μl，蛋白≥3.0g/L；24小时尿蛋白5.7g；血生化：白蛋白27g/L，血肌酐76μmol/L；环孢素A谷浓度52ng/ml。

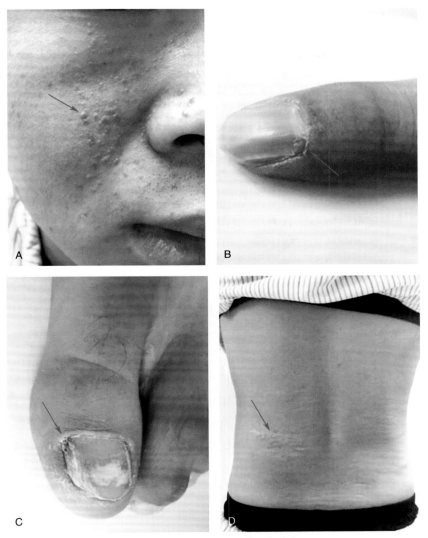

图 26-1　患者皮肤及附属物改变

注：A. 患者面部皮脂腺瘤（红色箭头）；B. 右手示指甲沟纤维瘤（红色箭头）；
C. 左足踇趾甲沟纤维瘤（红色箭头）；D. 腰骶部鲨革斑（红色箭头）。

💬　问题 1：原发病的诊断思路？

　　患者青年男性，慢性病程。临床表现为水肿、肾病范围蛋白尿和低白蛋白血症，肾病综合征（nephrotic syndrome，NS）可明确诊断，既往长时间经糖皮质激素、烷化剂、钙调磷酸酶抑制剂等免疫抑制治疗，无明确缓解趋势，考虑为难治性 NS。对于难治性 NS 的后续诊疗，需要从 3 方面考虑：①是否存在 NS 的并发症？ NS 发展过程中，部分并发症会影响 NS 的缓解，如肾静脉血栓形成后，不仅影响蛋白尿缓解，还导致肾功能损害；严重低蛋白血症可导致胃肠道黏膜水肿，影响药物吸收。但本病例目前无并发症的临床证据。②是否存在难治的病理类型？膜性肾病、膜增生性肾小球肾炎、局灶节段性肾小球硬化症等类型，单纯使用激素效果差，往往需要联合免疫抑制剂，且糖皮质激素和免疫抑制剂是否使用充分与预后相关。患者不除外难治性 NS 病理类型，但最初诊治时未进行肾穿刺，此次入院应重新评估进行肾穿刺的可行性。患者对激素联合环磷酰胺和环孢素 A 的治疗方案似乎均有反应，但门诊检查提示环孢素 A 剂量未达标，可能也是 NS 未缓解的原因之一。③是否存在影响疗效的基础疾病或 NS 存在继发因素？感染、肿瘤、免疫、遗传、药物等继发因素可导致 NS，而在治疗过程中，若基础疾病或导致 NS 的原发疾病未彻底治疗，病情亦难以缓解。在继发因素中，本例患者病史无明确提示，体检可见患者面颊蝶形分布的丘疹，与红斑狼疮的皮肤改变并不相似，亦不像长期使用糖皮质激素的面部痤疮，为进一步排查免疫病的可能性，可筛查自身抗体、补体等免疫指标。患者面颊、甲沟、背部和腰骶部的多处皮肤改变尚无合理的解释，入院后请皮肤科会诊。

完善入院检查：红细胞沉降率 6mm/h，超敏 C 反应蛋白 3mg/L，抗核抗体、抗中性粒细胞胞质抗体、血清免疫固定电泳等指标均阴性，补体 C3 1.16g/L，补体 C4 0.3g/L。肾静脉超声检查未见血栓。核素肾血流图：总肾小球滤过率 90.3ml/（min·1.73m²），右肾 40.73ml/（min·1.73m²），左肾 49.63ml/（min·1.73m²）。皮肤科会诊：患者皮肤改变分别为面部皮脂腺瘤、甲沟纤维瘤及背部鲨革斑，需考虑结节性硬化症（tuberous sclerosis complex，TSC）。进一步完善胸部、腹部、盆腔 CT 见：右肺上叶及下叶小结节影；双肾、肝脏、心脏多发血管平滑肌脂肪瘤（angiomyolipoma，AML）。泌尿系 MRI 显示：肾实质多发异常信号占位并腰椎多发斑片状异常信号，最大者位于右肾上极，约 66mm×92mm，右侧肾中上肾盏受压。头颅磁共振成像显示：大脑多发钙化灶，脑室旁室管膜下钙化灶（图 26-2）。

入院后继续泼尼松 15mg/d，环孢素 A 加量至 75mg，2 次 /d，1 周后复查环孢素 A 谷浓度升至 102ng/ml，血药浓度达标。

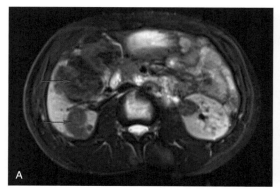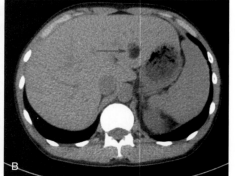

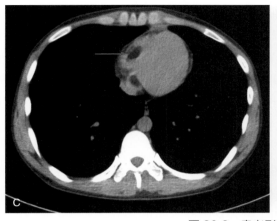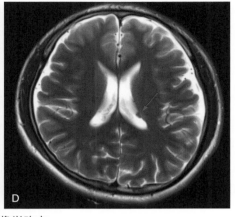

图 26-2   患者影像学改变

注：A. 泌尿系统磁共振成像示肾血管平滑肌瘤 (红色箭头)；B. 腹部 CT 示肝血管平滑肌瘤 (红色箭头)；C. 胸部 CT 示心脏横纹肌瘤 (红色箭头)；D. 头颅磁共振成像显示脑室旁室管膜下钙化结节 (红色箭头)。

💬 问题 2：结节性硬化症如何通过临床线索确诊？

结合患者皮肤和影像学改变，考虑诊断为 TSC。TSC 的患病率为 1/6 000~1/10 000，是一种多系统受累的神经皮肤综合征，主要为外胚层发育异常，包括神经、眼、皮肤，可合并中、内胚层发育异常，包括心、肺、肝、肾，属于少数几种仅凭临床表现即能确诊的遗传病。TSC 的临床诊断标准包括 11 项主要特征和 6 项次要特征，确诊需满足 2 个主要特征，或 1 个主要特征 + 大于等于 2 个次要特征。患者 3 种皮肤改变均为主要特征，而影像学中提示双肾、肝脏、心脏多发 AML，脑室旁室管膜下钙化灶也均为主要特征。因此，患者诊断 TSC 明确。

基因检测能够为 TSC 的诊断提供更充分的证据。TSC 为常染色体显性遗传，50% 有家族史，常见的致病基因有，*TSC1*：9q34，编码错构蛋白；*TSC2*：16p13.3，编码马铃薯球蛋白；两者可作用于鸟苷三磷酸酶，导致酶失活，继而发生鸟苷三磷酸酶结合蛋白不适当活化，以及对细胞增殖的抑制失调。对 43 例 TSC 患者［平均年龄 (28.26 ± 10.54) 岁，男 17 例，女 26 例］进行二代基因测序，95% 可检测到至少 1 处 *TSC1* 或 *TSC2* 变异，其中 *TSC2* 突变居多 (34 例)，与 *TSC1* 变异相比，*TSC2* 变异中直径超过 4cm 的肾脏 AML 更为常见 ($P < 0.05$)。

该患者的家族史和基因检测都有待进一步完善。入院后追问病史，患者 1996 年发现甲沟纤维瘤，2001 年出现颊部皮脂腺瘤，但在出现肾脏病变前未规律体检，亦无明确诊断过 TSC。父母无类似疾病，家族无肾病患者。后续拟进一步安排基因检测。

💬 问题 3：如何进一步确定结节性硬化症和肾病综合征的关系？

TSC 中 60%~80% 存在肾脏受累，严重肾脏损害是 TSC 患者的重要死因，仅次于严重神经系统受累。TSC 的肾脏损害最常见血管平滑肌脂肪瘤 (AML)，其次为肾囊肿，少数发生肾细胞肾癌。无症状 AML 多数不影响肾功能,直径>4cm 的 AML 可能引起出血。少数患者继发肾脏功能改变,后续可能出现少量蛋白尿,但大量蛋白尿和 NS 罕见。文献中 TSC 合并 NS 的病例仅 1 例,但该患者未行肾活检及基因检测,无法追溯 NS 的病理类型和疾病原因。

此类患者不适合肾穿刺取病理或手术取病理。因双肾存在多发 AML,没有肾穿刺取病理的条件。此类肾脏瘤体无假包膜,容易出血,大的错构瘤破裂甚至有致命危险,手术也并非推荐的治疗,且该患者肾脏瘤体积过大,切除后将严重影响残余肾功能。因此,该患者的难治性 NS 无法从病理角度进一步分析。

从肾脏疾病角度出发,患者存在难治性 NS,需排除包括遗传在内的继发性因素。鉴于 TSC 的遗传背景,需要考虑 TSC 与难治性 NS 的相关性,完善遗传学检查,从基因层面确定 TSC,同时进行遗传性 NS 相关基因的筛查。患者基因筛查回报:TSC1 基因正常,TSC2 基因杂合突变;先天性肾病综合征相关基因:载脂蛋白 L1(apolipoprotein L1,APOL1)的基因变异。未能获得患者父母的基因检测,但本例患者的父母均不存在 TSC 临床表现,也无肾病病史,由此考虑患者的基因异常不除外新发突变。

患者存在 TSC2 基因杂合突变,从遗传学层面诊断 TSC。APOL1 基因变异提示不除外遗传性局灶节段性肾小球硬化(focal segmental glomerulosclerosis,FSGS)。基因相关的 NS 通常激素抵抗,解释了患者为何长期使用激素效果不佳。APOL1 基因产物表达于足细胞和正常肾脏近端小管,与 FSGS、高血压肾病相关,位于染色体 22q,文献中尚未发现 APOL1 与 TSC 存在关系。TSC 和 APOL1 的位点不在同一条染色体,两者同时发生突变的概率很小,因此考虑本例患者的临床情况罕见。

💬 问题 4: 如何制定该患者结节性硬化症和难治性肾病综合征的治疗方案?

TSC 目前尚缺乏特异性治疗。文献报道雷帕霉素靶蛋白(mammalian target of rapamycin,mTOR)受体抑制剂(包括西罗莫司和依维莫司),能够抑制 mTOR 通路阻断各种生长因子异常信号的转导,缓解神经系统症状,控制错构瘤生长,因此对 TSC 具有一定疗效。此类药物对合并肾血管平滑肌脂肪瘤者应当优先应用,但应用时机与时程尚不明确。在 1 项开放性前瞻性自身对照研究中,18 例存在肾脏受累且至少 1 处肾 AML 直径>3cm 的 TSC 患者应用 mTOR 抑制剂治疗,2/3 的患者在治疗 12 个月时 AML 体积缩小达原有 1/2 以上。而另一方面,mTOR 通路激活会导致足细胞损害,认为是 FSGS 的可能致病机制。1 项前瞻性观察性队列研究中,13 例肾脏病理为 FSGS 的糖皮质激素抵抗 NS 患者应用 mTOR 抑制剂后蛋白尿完全或部分缓解。但亦有研究表明:肾移植患者应用 mTOR 抑制剂,尿蛋白呈现显著上升。因此,本例患者使用 mTOR 受体抑制剂后,需观察后续肾功能和尿蛋白改变。

确定 TSC 和糖皮质激素抵抗 NS 诊断后,2016 年 3 月停用环孢素 A,调整为西罗莫司为主的治疗方案,并监测血药浓度调整剂量。2016 年 5 月复查泌尿系磁共振成像:瘤体较前略缩小,最大约 63mm×59mm。但西罗莫司使用期间,监测 NS 始终未缓解。2016 年 9 月发现血肌酐逐渐升高至 129μmol/L,同时期泌尿系磁共振成像提示瘤体增大。2017 年 3 月监测血肌酐升至 222μmol/L,停用西罗莫司,并开始非透析治疗:监测血压、血糖和血脂,补充维生素 B 和叶酸。2018 年 10 月电话随访未联系到患者,未能获得治疗近况。

最终诊断:结节性硬化症;双肾、肝脏、心脏多发血管平滑肌脂肪瘤;*APOL1* 基因相关局灶节段性肾小球硬化可能性大;肾病综合征

(作者 陈罡,审稿 郑法雷)

专家点评

结节性硬化(TSC)是一种多系统受累的罕见病,主要受累的是外胚层发育部位。该罕见疾病属于少数几种能够仅凭临床表现就能确诊的遗传病,它具有比较典型的外观特征,比如面部皮脂腺瘤、甲沟纤维瘤及鲨革斑。该患者入院后接诊医生已经注意到这些查体征象,但最终还是在皮肤科会诊下得出 TSC 的诊断。这提示我们在医学分科细化的今天,多学科合作的重要性,另外也提示我们在平时的临床工作中,需要用心收集特征性的疾病体征。

该案例又属于 TSC 中的少见情况。TSC 的肾脏受累常见,但出现肾病综合征表现的情况少之又少。基因分析提示该患者同时存在 *TSC2* 基因和载脂蛋白 L1 基因突变,很可能后者在肾脏受累的过程中起到重要作用。特征性的临床表现识别和精准的基因解读是诊治罕见疾病的金钥匙,也是临床医生应当加以重视的临床技能。

参考文献

[1] COCKERELL I, GUENIN M, HEIMDAL K, et al. Renal manifestations of tuberous sclerosis complex: patients′ and parents′ knowledge and routines for renal follow-up-a questionnaire study [J]. BMC Nephrol, 2018, 19 (1): 39-46.

[2] NORTHRUP H, KRUEGER D A, International Tuberous Sclerosis Complex Consensus Group. Tuberous sclerosis complex diagnostic criteria update: recommendations of the 2012 Iinternational Tuberous Sclerosis Complex Consensus Conference [J]. Pediatr Neurol, 2013, 49 (4): 243-254.

[3] CAI Y, LI H, ZHANG Y. Assessment of tuberous sclerosis complex associated with renal lesions by targeted next-generation sequencing in mainland China [J]. Urology, 2017, 101: 170. e1-170. e7.

[4] SHEPHERD C W, GOMEZ M R, LIE J T, et al. Causes of death in patients with tuberous sclerosis [J]. Mayo Clin Proc, 1991, 66 (8): 792-796.

[5] CAI Y, GUO H, WANG W, et al. Assessing the outcomes of everolimus on renal angiomyolipoma associated

with tuberous sclerosis complex in China: a two years trial [J]. Orphanet J Rare Dis, 2018, 13 (1): 43-51.

［6］ SAUTER M, BERGER F, FISCHEREDER M. Nephrotic syndrome in a woman with tuberous sclerosis [J]. Dtsch Med Wochenschr, 2014, 139 (20): 1046-1050.

［7］ 中国抗癫痫协会结节性硬化专业委员会. 结节性硬化症相关癫痫外科治疗中国专家共识 [J]. 中国当代儿科杂志, 2019, 21 (8): 735-742.

［8］ ZSCHIEDRICH S, BORK T, LIANG W, et al. Targeting mTOR signaling can prevent the progression of FSGS [J]. J Am Soc Nephrol, 2017, 28 (7): 2144-2157.

［9］ LIERN M, DE REYES V, FAYAD A, et al. Use of sirolimus in patients with primary steroid-resistant nephrotic syndrome [J]. Nefrologia, 2012, 32 (3): 321-328.

［10］ GUNEY M, SAHIN G, YILMAZ B, et al. Proteinuria associated with mTOR inhibitors after kidney transplant [J]. Exp Clin Transplant, 2014, 12 (6): 539-542.

病例 **27** 双侧泌尿系结石

专家导读

　　中年女性,间断左下腹痛 1 年余,腹痛发作呈绞窄性,肌内注射山莨菪碱后腹痛可缓解;无水肿。尿液检查提示间断镜下血尿,无明显蛋白尿,超声与 CT 检查均提示双肾结石伴左肾积水,父亲有肾结石病史。

　　该患者泌尿系结石的临床表现比较典型,检查是否到此为止?是否还需要进一步鉴别结石是哪种类型?对本例患者并未就此止步,而是进一步追查,对结石成分进一步分析发现结石成分为 L- 胱氨酸与草酸盐。在此基础上完善了基因检测,进一步明确诊断与治疗方案。本病的诊疗思路具有很好的科学性,值得借鉴。

　　患者女性,38 岁,因"间断左下腹痛 1 年余"于 2021 年 9 月 2 日入院。

　　【病情概述】患者于 2020 年 8 月无明显诱因出现持续性左下腹绞痛,疼痛数字评分 10 分(评分等级 0~10 分),就诊当地医院,查尿常规 + 沉渣:pH 7.0,潜血 3+,蛋白(−);血钙 2.52mmol/L,血磷 1.07mmol/L,血镁 0.72mmol/L(0.75~1.02mmol/L)。泌尿系超声示双肾结石伴左侧肾盂积水,左侧输尿管末端结石并全程扩张,考虑"肾结石及泌尿系梗阻",予"山莨菪碱 10mg"肌内注射腹痛可缓解,排出 2 枚小结石。1 周后再次出现持续性左下腹痛,疼痛评分 10 分,就诊当地医院查泌尿系超声提示:"左侧输尿管结石嵌顿",予体外碎石术后,腹痛可缓解,泌尿系超声提示左肾积水好转。半年前就诊于笔者医院查尿常规 + 沉渣:pH 7.0,未见红白细胞、尿蛋白;动脉血气分析:pH 7.39,二氧化碳分压 38mmHg,氧分压 92mmHg,碳酸氢根 22.1mmol/L;游离钙 1.15mmol/L。血常规:白细胞 6.27×10^9/L,血红蛋白 143g/L,血小板 158×10^9/L;血生化:白蛋白 45g/L,肌酐 60μmol/L,钠 140mmol/L,氯 104mmol/L,钙 2.27mmol/L,磷 1.17mmol/L,尿酸 303μmol/L;尿总蛋白肌酐比 51mg/g;24 小时尿钙 4.27mmol,24 小时尿磷 22.71mmol;红细胞沉降率、补体 2 项、抗核抗体谱 17 项(−)。结石成分分析:L- 胱氨酸(红外光谱法)。泌尿系结石双能量 CT+ 成分分析:双肾多发结石,含草酸盐。行基因检测提示 *SLC3A1*(chr2:44539756)纯合突变。自发病以来,患者精神、食欲、睡眠可,二便如常。既往史:3 年前妊娠期诊断亚临床甲状腺功能减低,目前使用左甲状腺素片治疗。3 年前妊娠期诊断妊娠期糖尿病,目前未使用降糖治疗。1 年前因甲状旁腺激素升高、25- 羟基维生素 D 降低,诊断维生素 D 缺乏,继发甲状旁腺功能亢进,予口服维生素 D_3 治疗。半年前发现间断血压升高,未规律使用降压药。个人史、月经婚育史:无特殊。家族史:母亲患糖尿病,父亲 60 岁诊断肾结石、高血压。入院查体:脉搏 89 次 /min,血压 130/80mmHg,一般状况可,心、肺及腹查体无阳性体征,肾区叩痛(−),双下肢不肿。

💬 问题 1：成人肾结石最常见的结石成分和危险因素？

成人不同结石成分的发生频率分别为：草酸钙 70%~80%，磷酸钙 15%，尿酸 8%，胱氨酸 1%~2%，磷酸铵镁 1%，其他成分<1%。危险因素包括可干预的危险因素和不能干预的危险因素。前者包括：①尿液因素：如高尿钙、高草酸尿、低枸橼酸尿、高尿酸尿及低尿量等，尿液 pH 值也会影响某些类型结石形成风险，如 pH 值小于等于 5.5 的酸性尿易于尿酸沉淀，pH 值大于等于 6.5 的碱性尿可促进磷酸钙结石形成。②膳食因素：液体、钙、钾和植酸盐（肌醇六磷酸盐）摄入减少及草酸盐、钠、蔗糖、果糖、维生素 C 及动物蛋白摄入较多，会增加钙结石形成风险。钙摄入的影响存在矛盾，结石风险随膳食钙的增加而降低，但在使用钙补充剂时增加或无变化。动物蛋白摄入较多及果蔬摄入较少会降低尿液 pH 值，增加尿酸生成，增加尿酸结石风险。不能干预的危险因素包括：肾结石家族史、基因因素和多种基础疾病，包括原发性甲状旁腺功能亢进，高血压、痛风、糖尿病、肥胖、髓质海绵肾、Ⅰ型肾小管酸中毒、炎症性肠病、短肠综合征等胃肠道疾病患者及尿路感染。胱氨酸尿也是导致结石出现的重要病因之一。

此患者确诊的关键是完成结石成分分析，为胱氨酸和草酸盐混合结石。胱氨酸结石多与胱氨酸尿症相关。结石成分分析分为体外分析及体内分析：体外分析方法包括 X 射线衍射、红外光谱及偏振显微镜分析，但其不足在于需首先取得结石；体内结石分析最常用的方法为双源 CT，通过在一次扫描过程中同时进行高能量和低能量扫描，对被照射物体进行成像，利用被照射物体在不同条件下产生的 X 射线衰减值的差异性进行二维能量空间内的定位和成像显示，从而鉴别结石成分。既往研究发现双源 CT 能较好鉴别尿酸、胱氨酸及含钙结石，但较难鉴别磷酸铵镁结石及含钙结石亚型，因其化学成分上存在重叠。

💬 问题 2：患者是否存在胱氨酸尿症？

胱氨酸尿症是罕见遗传病，平均每 7 000 例新生儿中就有 1 例患病。胱氨酸结石见于 1%~2% 的结石患者，是儿童肾结石的重要原因（约 5%）。胱氨酸是半胱氨酸的同源二聚体，其相对分子质量为 240，主要来源为肠内食物蛋白分解及体内蛋白转换，通过小肠上皮吸收入血，正常情况下，经肾小球自由滤过，并在近端肾小管通过 rBAT 和 $b^{0,+}$AT 形成的异源二聚体转运，几乎完全被重吸收。胱氨酸尿症患者正是由于编码 rBAT 和 / 或 $b^{0,+}$AT 的基因缺陷，导致此转运二聚体功能障碍，从而进一步导致肾脏近端肾小管重吸收胱氨酸减少，尿中胱氨酸排泄量增加，从而产生胱氨酸结石。

临床分型主要根据患者双亲的胱氨酸排泄量进行表型分类：若双亲胱氨酸排泄量正常，则为 Ⅰ 型；若患者双亲半胱氨酸排泄量显著增加或中度增加，则分别为 Ⅱ 型或 Ⅲ 型。随着对导致这种疾病的基因的识别（特别是 *SLC3A1* 和 *SLC7A9*），已采用胱氨酸尿症的基因型分类，可表现为常染色体隐性或常染色体显性遗传病。*SLC3A1* 基因缺陷：该基因编码 rBAT，它是正常转运胱氨酸和二碱基氨基酸所需的蛋白质。该基因纯合子突变患者为 A 型胱氨酸尿症。多数 A 型胱氨酸尿症患者双亲胱氨酸排泄量正常,为临床 I 型。*SLC7A9* 基因缺陷:该基因编码氨基酸转运体 $b^{0,+}AT$。纯合子为 B 型胱氨酸尿症,多数病例双亲尿中胱氨酸水平升高(但无结石),为非 I 型表型,是一种肾结石常染色体显性遗传病(不完全外显)。

肾结石患者诊断胱氨酸尿症需要合并以下 1 条或多条特点。

(1)结石分析显示胱氨酸。

(2)有胱氨酸尿家族史。

(3)尿液分析中见到具有诊断意义的六角形胱氨酸结晶,可见于 25% 患者的初始尿液分析。

此患者行结石分析提示为胱氨酸结石,基因检测提示 *SLC3A1*(chr2:44539756)纯合突变,胱氨酸尿症诊断明确。按表型分型为 I 型,基因型分型为 *SLC3A1* 基因缺陷,其双亲未行基因检测,推测皆为杂合子突变。

问题 3:患者是否存在近端肾小管对其他物质的重吸收障碍或肾脏储备功能受损?

患者相关基因突变除了导致近端肾小管重吸收滤过的胱氨酸减少,同时亦影响近端肾小管对其他二碱基氨基酸的重吸收,包括鸟氨酸、精氨酸和赖氨酸等,但是这些化合物相对易溶解,且尿中排泄量增加并不导致结石形成。尚无文献报道此基因突变是否影响近端肾小管对其他物质的重吸收。

该患者入院后完善近端小管功能重吸收功能评价:尿 α_1 微球蛋白、尿 β_2 微球蛋白、尿总蛋白肌酐比、尿白蛋白肌酐比、尿 N- 乙酰 -β-D- 氨基葡萄糖苷酶均正常。24 小时尿尿酸、钾、钠、氯正常范围内。磷廓清试验结果:0.91mmol/L(参考范围 0.80~1.35mmol/L);蛋白负荷试验(评估肾脏储备能力):胱抑素 C 评估的肾小球滤过率经蛋白负荷升高 4.96ml/min [参考值 (12.5 ± 2.5) ml/min]。结合试验结果,未见近端肾小管对其他物质重吸收功能障碍,但肾脏储备能力下降。

问题 4:胱氨酸尿症如何治疗?

胱氨酸尿症治疗原则为保持尿中胱氨酸浓度低于其溶解度水平。尿中胱氨酸的溶解度呈 pH 值依赖性,碱性 pH 值时溶解度较高。临床目标为胱氨酸浓度低于 250mg/L 和尿液 pH 值大于 7。降低胱氨酸过饱和度的方法包括:①增加液体摄入量:可嘱患者增加液体摄入量,并指导患者白天和晚上均要喝水以实现此目标,如夜间尿量减少,仍有结石生成可能;②限制钠和蛋白质摄入:限钠可减少胱氨酸排泄,机制尚不明确,限制蛋白摄入同样可减少胱氨酸排泄,可能是通过减少胱氨酸前体——蛋氨酸的摄入量;③碱化尿液:碱性尿液中胱氨酸溶解度增加可高达 3 倍,但仅在尿 pH 值大于 7 时有此效果,可按需分 3~4 次摄入枸橼酸钾或碳酸氢钾,以实现全天尿液碱化,但避免使用枸橼酸钠或碳酸氢钠,因钠负荷可增加钙和胱氨酸排泄。这 3 种措施是相互补充的,所有胱氨酸尿症患者均应尝试采用。

保守治疗失败定义为：①24小时尿液检测结果中，尿胱氨酸的浓度未能降低至243mg/L以下且尿pH值不能升至7.0以上。②尿液分析可见胱氨酸晶体存留，表明尿液中胱氨酸过饱和。③采取保守措施后结石复发。如果保守治疗尝试3个月后无效或者因依从性差而受限，可将含巯基药物与保守治疗措施联合使用。胱氨酸是2个半胱氨酸分子通过二硫键交链形成的同源二聚体。含巯基药物的巯基基团可以还原胱氨酸二硫键，产生半胱氨酸二硫化物，比同源胱氨酸二聚体更可溶。可选用的药物包括青霉胺、硫普罗宁、卡托普利等。含巯基药物的不良反应包括发热、皮疹、味觉异常、关节炎、白细胞减少、再生障碍性贫血、肝毒性及维生素 B$_6$ 缺乏等，此外，患者可能出现蛋白尿（通常由膜性肾病引起），开始治疗后3个月内应监测一次血常规、肝功能及随机尿蛋白/肌酐比值，之后每6个月1次，持续1~2年，此后至少每年1次。

近年对胱氨酸尿症分子遗传机制研究更为深入，已出现多种胱氨酸尿小鼠模型，为研究胱氨酸尿靶向治疗提供了研究基础。目前研究发现：在 SLC3A1 基因敲除的胱氨酸尿小鼠模型中，胱氨酸双胺作为胱氨酸类似物，能有效防止胱氨酸结石形成。由于肾脏结构的特殊性，足细胞和肾小管细胞与血管之间存在基底膜，造成基因靶向导入成功率大大减低，目前，关于胱氨酸尿症基因治疗尚无报道，随着分子生物学进展，这一治疗也将成为可能。

💬 问题 5：如何进行随访？

胱氨酸尿症患者可通过生化学和影像学2种方式对治疗反应进行随诊评估。内科治疗的效果通常是基于新的结石形成或原有结石增长来确定的。生化监测：应通过收集24小时尿液评估尿量及测定胱氨酸浓度、尿 pH 值、尿肌酐、尿钠和尿钙来监测治疗反应与治疗依从性。最初是每3~6个月监测1次，直到患者治疗状况稳定，然后约每6个月1次。如果采用固定的治疗方案，持续几年没有新的结石形成证据，监测可减至每年1次。影像学监测：首选影像学检查方式为 CT，每年监测1次。如形成大结石和尿路梗阻，需泌尿外科干预，胱氨酸结石为均一晶体结构，其对体外震波碎石术相对抵抗，结石小于1.5cm 使用此方法，也可使用输尿管镜取石，大块结石首选经皮肾镜碎石术。

本例患者入院后建议其大量饮水，且建议其夜间亦注意饮水，每日尿量达到2 500ml 以上；建议患者限制钠及蛋白摄入，予低盐低蛋白饮食；患者未使用碱化尿液治疗，尿 pH 值可自行维持于7.0。住院期间病情稳定，无结石梗阻事件发生。建议患者规律门诊随诊，复查尿常规、24小时尿钠、尿肌酐、尿钙，每年复查腹部 CT。

最终诊断：胱氨酸尿症；双侧泌尿系结石

（作者　刘岩，审稿　郑法雷）

//// **专家点评** ////

　　胱氨酸尿是一种遗传性疾病,是引起肾结石的原因之一,平均每出生 7 000 人中就有 1 人患病,在儿童起病的肾结石患者中比例更高,可达 5%。其起病原因主要为患者肾脏的氨基酸转运体存在缺陷,导致胱氨酸重吸收减少,以致相对溶解度较低的胱氨酸在尿中排泄增多,导致结石形成。在儿童或青年起病、存在家族史的肾结石患者中要考虑到此病的可能,如尿液分析中发现六角形胱氨酸晶体,则对诊断具有较强提示意义。如有可能,完善结石成分分析及基因检测,则可进一步明确诊断。但已知的 *SLC3A1* 和 *SLC7A9* 基因缺陷并不能解释所有胱氨酸尿症的患者,表明可能还存在其他未识别的基因缺陷,此后需进一步研究进行证实。

　　目前的治疗既有针对尿路结石的一般性治疗,如增加液体摄入;亦有针对胱氨酸结石特征的治疗,如减少钠和蛋白摄入、碱化尿液。如保守治疗无效,亦可加用含巯基药物(如硫普罗宁)治疗,使用时需注意药物不良反应。治疗效果可通过生化指标及影像学检查两方面进行随访评估。

参考文献

[1] SINGH P, ENDERS F T, VAUGHAN L E, et al., Stone composition among first-time symptomatic kidney stone formers in the community [J]. Mayo Clin Proc, 2015, 90 (10): 1356-1365.

[2] HIDAS G, ELIAHOU R, DUVDEVANI M, et al., Determination of renal stone composition with dual-energy CT: in vivo analysis and comparison with x-ray diffraction [J]. Radiology, 2010, 257 (2): 394-401.

[3] CHILLARÓN J, FONT-LLITJÓS M, FORT J, et al., Pathophysiology and treatment of cystinuria [J]. Nat Rev Nephrol, 2010, 6 (7): 424-434.

[4] STAPLETON F B. Childhood stones [J]. Endocrinol Metab Clin North Am, 2002, 31 (4): 1001-1015, ix.

[5] MATTOO A, GOLDFARB D S. Cystinuria [J]. Semin Nephrol, 2008, 28 (2): 181-191.

[6] GOLDFARB D S, COE F L, ASPLIN J R. Urinary cystine excretion and capacity in patients with cystinuria [J]. Kidney Int, 2006, 69 (6): 1041-1047.

[7] TASIC V, LOZANOVSKI V J, RISTOSKA-BOJKOVSKA N, et al. Nephrotic syndrome occurring during tiopronin treatment for cystinuria [J]. Eur J Pediatr, 2011, 170 (2): 247-249.

[8] SAHOTA A, TISCHFIELD J A, GOLDFARB D S, et al. Cystinuria: genetic aspects, mouse models, and a new approach to therapy [J]. Urolithiasis, 2019, 47 (1): 57-66.

[9] HU L, YANG Y, ALOYSIUS H, et al. l-Cystine diamides as l-cystine crystallization inhibitors for cystinuria [J]. J Med Chem, 2016, 59 (15): 7293-7298.

[10] WAREJONCAS Z, CAMPBELL J M, MARTÍNEZ-GÁLVEZ G, et al. Precision gene editing technology and applications in nephrology [J]. Nat Rev Nephrol, 2018, 14 (11): 663-677.

第六章
其他肾脏相关罕见疾病

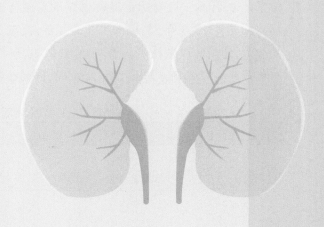

病例 28 介入诊疗术后肾功能异常、腹痛、认知功能下降

/// 专家导读 ///

　　老年男性患者,冠状动脉介入术后血肌酐进行性升高,认知功能下降,左足红肿、疼痛,双下肢及腹部多发片状瘀斑,左中上腹持续、间断加重的绞痛,血嗜酸性粒细胞比例升高,很容易想到是否为胆固醇结晶栓塞。然而术后 14 天又行腹部增强 CT 检查并发生了皮疹等过敏表现,无形中又增加了诊断与鉴别诊断的难度。加之患者高血压、糖尿病以及其他多种疾病的夹杂,也使得治疗决策更为困难。在诊断上如何拨云见日,在治疗上如何做到主次分明,该病例报告有不少可借鉴之处。

　　患者男性,65 岁,因"介入诊疗术后肾功能异常、腹痛、认知功能下降 1 个月"于 2007 年 9 月入院。

　　【病情概述】患者 2007 年 7 月因急性心肌梗死急诊行经皮冠状动脉成形并支架置入术。术后给予冠心病二级预防。术前查血肌酐 118μmol/L,术后监测血肌酐进行性升高(见表 28-1)。术后 3 天患者出现表达及反应迟钝,计算力和记忆力下降,性格较以前暴躁,无头痛、意识改变、大小便失禁、偏瘫等;术后出现左足红肿、疼痛,以及双下肢、腹部多发片状瘀斑,20 天后逐渐消退。此外,患者出现左中上腹痛,多为绞痛,持续性,间断加重,无呕吐、腹泻、便血等,查便潜血间断阳性。术后 14 天行腹部增强 CT 后出现恶心、呕吐、皮疹,伴瘙痒,口服抗过敏药物后好转。术后 38 天因腹痛症状加重入院。查尿常规大致正常。血常规:嗜酸性粒细胞比例 20.1%~22.0%。便潜血阴性。血肌酐 433~484μmol/L,甘油三酯 1.23mmol/L,总胆固醇 3.29mmol/L。免疫学方面:抗核抗体(−)、抗双链 DNA 抗体(−)、抗中性粒细胞胞质抗体(−)、抗可溶性抗原抗体谱(−),免疫球蛋白定量正常。腹部 B 超:双肾弥漫性病变。血管超声检查:双侧颈动脉硬化斑块,左颈内动脉中度狭窄>50%,右颈内动脉狭窄<50%;双下肢动脉粥样硬化伴多发斑块形成,肠系膜上动脉未见明显异常。既往史:冠心病病史 10 余年,发现血压升高 2 年,最高 200/110mmHg,2 型糖尿病 2 年。8 个月前反复头晕,诊断陈旧脑梗死。个人史:吸烟 40 余年。查体:反应迟钝,蹒跚步态,心肺查体(−),双侧第一跖趾关节可见大小约 1cm×1cm 的暗红色紫癜,双下肢轻度水肿。

表 28-1　介入术后血肌酐变化趋势

时间	血肌酐 /(μmol·L^{-1})
术前	118
术后第 5 天	169

续表

时间	血肌酐/(μmol·L⁻¹)
术后第 11 天	216
术后第 15 天	226
术后第 40 天	455
术后第 50 天	484

💬 问题 1：该患者诊疗的关键问题？

患者老年男性，有高血压、冠心病、糖尿病等多种基础疾病，起病急，有介入操作的明确诱因，临床呈多系统受累表现，包括肾脏（急性肾衰竭）、胃肠道（持续性腹痛）、神经系统（新出现的认知障碍）、肢体与皮肤（腹部瘀斑、足趾肿痛红斑）等。线索繁多时应该以什么为切入点呢？入院前检查内容不多，但比较突出的是血嗜酸性粒细胞升高、肌酐进行性亚急性升高。患者肾损伤重，同时诊断不明，肾脏病变应作为诊疗的核心与重点。

💬 问题 2：肾功能损害的诊断与鉴别诊断？

本例急性肾损伤特点为诱因明确、亚急性过程、非少尿型、尿检大致正常，伴随有血嗜酸性粒细胞升高、认知功能改变、腹痛、皮肤瘀斑，病程中有明确的过敏事件发生。从本例的临床表现很容易排除肾前性与肾后性肾衰竭，应集中考虑肾脏实质性疾病的病因。可能的疾病为：①肾小血管与肾小球病变：系统性小血管炎、结缔组织病可有多系统表现，血清学检查容易排除，本例不符合；代谢性疾病如糖尿病肾病、淀粉样变等，过程缓慢，且蛋白尿明显，本例不符合；其他如高血压肾损害、感染相关性肾炎、肿瘤相关性肾炎等继发性肾小球疾病本例也容易排除；而原发性肾小球肾炎多有尿检异常，肾功能损害相对出现更晚，且不能解释本例的多系统表现。考虑到介入操作诱因，小动脉的栓塞是不能除外的。因此胆固醇结晶栓塞（cholesterol crystal embolism，CCE）是本例患者应当考虑的诊断之一。②肾间质疾病：常见的急性间质性肾炎（acute interstitial nephritis，AIN）多有过敏诱因，临床可表现为急性肾衰竭、尿检正常、血嗜酸性粒细胞升高等，在本例是应当考虑的诊断之一，但难以解释其多系统症状。③肾小管疾病：对比剂肾病（contrast induced nephropathy，CIN）常在使用对比剂后出现，临床过程即急性肾小管坏死的表现。本例患者先后 2 次使用对比剂，不能除外 CIN。但 CIN 一般无肾外表现，与本例不符。④肾大血管病变（如肾静脉血栓形成或肾动脉闭塞等）：血管超声诊断率高，且临床应有相应的危险因素与症状，本例不支持。综上所述，目前鉴别的重点集中在 3 个疾病：CCE、AIN、CIN，鉴别要点见表 28-2。

表 28-2　CCE、AIN、CIN 的鉴别诊断

因素	CCE	AIN	CIN
危险因素	糖尿病、高血压、冠心病、血脂异常、吸烟、饮酒、运动减少等	抗生素、非甾体抗炎药等	基础肾病、糖尿病、高龄、心力衰竭、低血容量、老年、动脉粥样硬化等
诱因	大动脉有创性或介入性诊疗	致敏原接触	对比剂
起病	起病隐匿	用药后数天至数周	造影后 24~48 小时内发生
病程	多亚急性经过,缓慢进展	数周至数月,类固醇激素有效	数周,急性肾小管坏死表现
伴随症状	多器官栓塞症状、血嗜酸性粒细胞升高	发热皮疹、血嗜酸性粒细胞升高	少
确诊指标	肾、皮肤或肌肉活检、眼底	临床、肾活检	临床、肾活检
本例患者	临床基本符合,但尚缺乏确诊证据	肾脏临床表现符合,不支持点:多系统症状	不支持点:多系统症状

注:CCE,胆固醇结晶栓塞;AIN,急性间质性肾炎;CIN,对比剂肾病。

　　至此,仅从临床分析,更倾向于 CCE,AIN 仍不能完全除外。需进一步寻找胆固醇栓子的证据,病理是金标准,组织活检尤其肾活检当然是第一考虑。但遗憾的是,由于患者冠状动脉病变情况不具备停用抗血小板药物的条件,肾活检无法实施,而其他部位活检(皮肤活检、肢端活检)或风险大或缺乏针对性。只能通过细致的眼底检查来寻找胆固醇栓子证据。

　　患者后续行眼科检查。眼底检查,双眼颞下支血管可见细小分支血管上散在数个节段性亮晶闪光(图 28-1);视野检查,左眼鼻侧偏盲,右眼颞侧偏盲。

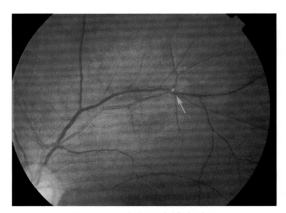

图 28-1　患者眼底检查结果
注:患者眼底 Hollenhorst 斑,箭头示胆固醇栓子。

问题 3：该患者的最终诊断和个体化治疗？

肾脏 CCE 确诊金标准是肾脏病理发现双面凸起的针形裂隙，常伴含嗜酸性粒细胞的血管周围炎。一般认为具备明确诱因、典型皮肤表现、急性或亚急性肾损伤表现的可不行肾活检，眼底 Hollenhorst 斑征象意义重要。本例患者总体符合 CCE 诊断，不典型之处在于外周血嗜酸性粒细胞升高时间过长（一般 CCE 发生后血嗜酸性粒细胞升高维持 1 周左右），且合并可疑药物过敏史，因此 AIN 仍不能完全除外。治疗上，CCE 无特异性治疗措施，主要是冠心病二级预防，尤其是他汀类降脂药，对于类固醇激素的效果尚存有争议。但就本例患者，临床上仍存在血嗜酸性粒细胞增多，无论是考虑肾脏 CCE 嗜酸性血管周围炎还是急性间质性肾炎，激素使用均有指征。

后续治疗及转归情况：给予对症支持、冠心病二级预防的同时，于 9 月 14 日开始泼尼松口服，40mg 每日 1 次治疗，患者血肌酐逐渐下降（见表 28-3），1 周后复查血常规嗜酸性粒细胞计数及比例恢复正常；腹痛缓解；但认知能力恢复不明显。

表 28-3 治疗后血肌酐变化趋势

泼尼松治疗时间	血肌酐 /($\mu mol \cdot L^{-1}$)
第 0 天	469
第 3 天	410
第 14 天	248
第 21 天	203
第 28 天	185

最终诊断：胆固醇结晶栓塞综合征；急性肾衰竭；急性间质性肾炎不除外

（作者　刘炳岩，审稿　李学旺）

专家点评

CCE 的栓子来源于动脉粥样硬化斑块脱落，因此动脉粥样硬化的危险因素也是造成 CCE 的危险因素，主要包括：老年、男性、大动脉有创性或介入性诊疗。抗凝或溶栓诱发 CCE 也有报道，但因果关系尚不能确定；也有无诱因自发发生者。由于 CCE 无症状者更多，因此发病率难以确定。CCE 临床表现多样，常见肾外表现：皮肤网状青斑；肢端栓塞（蓝趾综合征）；消化系统受累可出现消化道溃疡、肠道缺血、出血、梗死、梗阻或穿孔、胰腺炎、胆囊炎等；神经系统可出现脑梗死，表现为认知障碍；眼底检查可见特异的 Hollenhorst 斑；非特异性症状主要有低热、体重下降、肌肉疼痛及头痛等。CCE 的肾脏表现不同于一般的肾动脉血栓栓塞,由于动脉阻塞不完全,一般不造成肾梗死;栓塞后发生小血管异物反应、肾小球血管内膜增生、管腔狭窄。由于栓塞的范围不同,临床表现多样,可表现为急性肾衰竭、慢性肾衰竭、缺血性肾病等,部分病例肾功能可部分恢复。肾功能损害多为亚急性起病,阶梯式进展,这与对比剂肾病明显不同。辅助检查早期可有尿嗜酸性粒细胞增多;外周血可见白细胞尤其是嗜酸性粒细胞增多、红细胞沉降率增快、C 反应蛋白升高、低补体血症。肾脏病理:光镜下典型者可见胆固醇结晶造成的细长的针状空间,肾小球缺血,慢性肾小球病变为玻璃样变性和全小球硬化,病变晚期可见相应的间质纤维化和单个核细胞浸润,也可见到局灶节段性肾小球硬化。鉴别诊断主要是与对比剂肾病、原发性小血管炎、急性间质性肾炎鉴别。CCE 尚无肯定的有效治疗,主要是防止心脏事件的发生,文献报道他汀类降脂药可预防复发,类固醇激素效果有争议,也有尝试使用前列腺素类药物、血浆置换的报道。至于血小板抑制剂、血管扩张剂及低分子右旋糖酐均证实无效,抗凝剂应避免使用。CCE 预后与基础病情有关,死因以心血管疾病为主。有文献报道 354 例 CCE 随诊 2 年,死亡 28.8%,透析 32.8%。

随着糖尿病、高血压、冠心病、血脂异常等发病率明显升高,以及介入性检查的普遍开展,CCE 的发病率也会相应增加,应引起重视。

参考文献

[1] SCOLARI F. Clinical presentation, evaluation, and treatment of renal atheroemboli [EB/OL].(2021-08-23) [2022-10-11]. https://www. uptodate. com/contents/clinical-presentation-evaluation-and-treatment-of-renal-atheroemboli.

[2] LI X, BAYLISS G, ZHUANG S. Cholesterol crystal embolism and chronic kidney disease [J]. Int J Mol Sci, 2017, 18 (6): 1120.

病例 **29** 肉眼血尿、紫癜样皮疹

//**专家导读**//

　　1 例腰痛、肉眼血尿、下肢"紫癜样"皮疹和急性肾损伤的男性患者,从凝血功能异常入手,明确了凝血因子缺乏,进一步溯源。在患者否认用药史后,经血尿毒物检测到溴敌隆(第 2 代抗凝血杀鼠药,属 4- 羟基双香豆素类抗凝血素),再经肾活检排除了过敏性紫癜及其他肾小球肾炎。给予维生素 K_1 注射后患者凝血异常得到纠正、血尿缓解、肾功能改善。此例的诊断思路、检查及治疗值得学习。

　　患者男性,42 岁,因"腰痛、肉眼血尿 1 周,双下肢紫癜样皮疹 5 天"于 2010 年 12 月 17 日入院。

　　【病情概述】患者 2010 年 12 月 8 日无明显诱因出现双侧腰部疼痛,当地医院查尿常规:蛋白 2+,潜血 2+,次日出现持续的暗红色肉眼血尿,尿中无明显血凝块。12 月 11 日出现双下肢踝部出现针尖样暗红色皮疹,不突出皮面,按之不褪色,无瘙痒及脱屑。遂于当地医院检查:血常规正常,凝血功能正常,尿常规:蛋白 2+,潜血 3+,红细胞计数 9 789/μl,异形比例 97.4%,肾功能:血肌酐 235μmol/L(参考范围 <115μmol/L),尿素 13.1mmol/L。当地诊断"过敏性紫癜、紫癜性肾炎";给予甲泼尼龙 1g 静脉滴注冲击治疗,1 天后续贯口服泼尼松 60mg/d,患者肉眼血尿及双下肢皮疹好转,为行进一步诊治收入我院。起病以来患者精神、食欲、睡眠可,尿量无明显变化,大便正常。既往史:高血压病史 8 年,未规律治疗,血压平素 150/(90~100)mmHg。无肾结石病史。个人史、婚育史及家族史:无特殊。入院查体:血压 170/100mmHg,心肺查体无特殊,双下肢未见明显皮疹及水肿。

💬 问题 1: 患者肉眼血尿、双下肢紫癜样皮疹、肾功能损伤的诊断思路?

　　患者以腰痛、肉眼血尿为首发症状,首先应排查外科性血尿,包括泌尿系结石、肿瘤、外伤。双下肢紫癜样皮疹,首先需要鉴别是否为血小板减少性紫癜、凝血功能异常的出血性皮疹。尿沉渣以异形红细胞为主,血小板、凝血功能正常的紫癜样皮疹,同时伴有蛋白尿、急性肾损伤(acute kidney injury,AKI),需要鉴别过敏性紫癜性肾炎、抗中性粒细胞胞质抗体相关血管炎、狼疮性肾炎、冷球蛋白血症及高球蛋白血症性疾病,另外肉眼血尿伴急性肾损害,还需要除外抗肾小球基底膜病。

　　患者在外院已按照过敏性紫癜予以糖皮质激素治疗,入院后维持泼尼松 60mg/d,查尿常规:蛋白(+),潜血 3+,红细胞计数 11 573/μl,正常形态红细胞 100%;肾功能:血肌

酐 183μmol/L,尿素 15.19mmol/L;24 小时尿蛋白 2.79g;凝血:凝血酶原时间(prothrombin time,PT)＞70s,活化部分凝血活酶时间(activated partial thromboplastin time,APTT)146s。免疫球蛋白及补体正常,抗核抗体、抗中性粒细胞胞质抗体及抗肾小球基底膜抗体(−)。肾脏超声未显示泌尿系的结石、占位及梗阻征象。

💬 问题 2:患者凝血功能异常的诊断思路?

患者入院后发现凝血功能异常,鉴别思路如图 29-1。

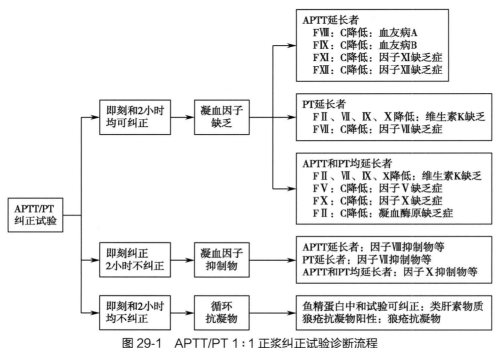

图 29-1 APTT/PT 1:1 正浆纠正试验诊断流程

注:APTT,活化部分凝血活酶时间;PT,凝血酶原时间;F,凝血因子。

予以患者 APTT/PT 1:1 正浆纠正试验,PT 2 小时可纠正至 15s,APTT 2 小时可纠正至 36s,为完全纠正,根据以上凝血功能异常鉴别,考虑与凝血因子缺乏相关,也可以检测患者凝血因子Ⅱ、Ⅶ、Ⅸ、Ⅹ等的水平。但患者既往无明显出血倾向,考虑维生素 K 缺乏或其拮抗剂(如双香豆素类抗凝剂)存在的可能,双香豆素类抗凝剂其作用是通过与维生素 K 发生竞争性抑制,阻碍维生素 K 依赖性凝血因子Ⅱ、Ⅶ、Ⅸ、Ⅹ的合成,从而起到抗凝血的作用,常见的此类药物如:双香豆素、华法林、醋硝香豆素等。

患者无服用上述药物史,遂送血浆及尿液行毒物检测,结果显示:血溴敌隆 106ng/ml。溴敌隆是第 2 代抗凝血杀鼠药,属 4-羟基双香豆素类抗凝血素,人类中毒原因主要是误食、自杀及他杀。溴敌隆等抗凝血灭鼠剂中毒潜伏期较长,大多于中毒中期(3~7 天后)才开始出现症状,并有蓄积作用,且持续作用时间长(半衰期长达 24 天)。故补充维生素 K_1 的时间要足够,常常需持续应用 2~3 个月,停药过早病情容易反复。

住院期间给予患者维生素 K_1 10mg/d 肌内注射。1 周后复查凝血:PT 12.1s,国际标准化比值(international normalized ratio,INR)1.02,APTT 26.8s。

💬 问题 3:患者急性肾损害的原因?

患者本次入院后明确为灭鼠药中毒,纠正凝血异常后患者血尿、肾功能较前恢复,且免疫指标均阴性,患者 AKI 原因需要考虑抗凝剂相关肾病(anticoagulant-related nephropathy,ARN),此前也称为华法林相关肾病(warfarin-related nephropathy,WRN)。

ARN 临床表现主要取决于 AKI 的严重程度。目前已有的数据表明大多数 AKI 发生在开始华法林治疗的 8 周内,一部分患者可能出现血尿,随后发现血肌酐升高至基线以上,肉眼血尿少于镜下血尿,尿沉渣分析可以发现变形的红细胞,偶尔出现红细胞管型。但并非所有 ARN 的患者都存在血尿,ARN 的动物模型显示也可能无血尿。ARN 可以发生于华法林及其他新型抗凝剂如直接凝血酶抑制剂达比加群、凝血因子Ⅹa 抑制剂利伐沙班治疗的患者中。

根据肾组织活检分析和动物实验结果,ARN 的发病机制主要包括:①过度抗凝导致的肾小球出血,从而导致肾小管内形成阻塞性红细胞管型(ARN 最显著的组织学特征);②肾小管上皮细胞损伤,可能由于肾小球的出血、血红素和铁的氧化活性所致的肾小管损伤,抗凝剂也可能对肾小管有直接毒性。ARN 发生的主要危险因素为华法林或其他抗凝剂导致的中重度凝血障碍,INR 值多在 4~5。有基础慢性肾脏病的患者更易发生 ARN,根据有限的数据,其他的危险因素还包括糖尿病、心力衰竭、高血压和肾小球肾炎,尤其是肾病综合征。

如果患者在过度抗凝过程中发生了 AKI,应怀疑 ARN,肾活检有助于确诊。但是 ARN 的诊断往往由于患者出血风险较高,一般不对接受抗凝治疗的患者进行活检。根据经验,接受长期华法林治疗且出现 AKI 的患者中,通过临床表现和血清学检查除外其他 AKI 原因,可以诊断为 ARN。所有患者还需要行肾脏超声除外尿路梗阻。如果纠正了过度抗凝状态血肌酐仍持续升高或血尿,是行肾活检的指征。

ARN 治疗主要是纠正过度抗凝和给予 AKI 相关的支持治疗,避免合用其他肾损伤药物,如非甾体抗炎药等。预防 ARN 最重要的是调整适当的抗凝剂剂量,在有基础肾脏病的患者中尤为重要。

本例患者纠正凝血后复查尿常规:蛋白(−),潜血(+);24 小时尿蛋白 0.28g,血肌酐 146μmol/L,遂行肾活检以除外其他潜在的肾脏疾病。肾脏病理结果提示如下。免疫荧光:阴性。光镜(图 29-2):系膜轻度节段性增生,基底膜未见异常。灶性分布的轻度肾小管萎缩及刷状缘脱落,伴间质水肿、轻度纤维化及较多炎症细胞浸润。小动脉管壁增厚。考虑患者肾小管-间质为急性损害,基础肾脏病变为高血压肾损害。

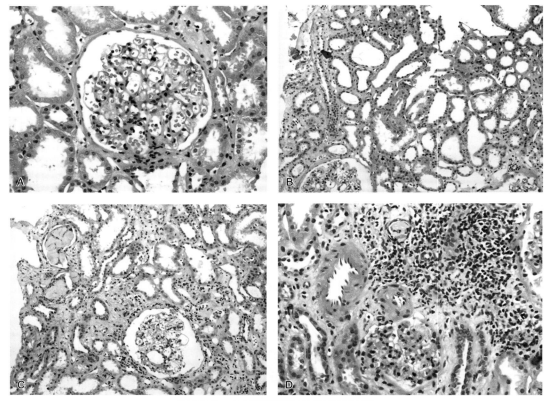

图 29-2　本例患者肾脏病理光镜结果

注：A. 肾小球基本正常（HE，×200）；B. 肾小管刷状缘脱落（HE，×100）；
C. 肾间质水肿（HE，×100）；D. 肾小动脉硬化，间质炎症细胞浸润（HE，×200）。

患者肾脏病理未发现肾小球肾炎表现，考虑患者血尿、AKI 的病因为抗凝剂相关肾病。治疗上给予氨氯地平 2.5mg 每 12 小时 1 次，缬沙坦 80mg 每 12 小时 1 次，血压控制在（130~140）/80mmHg。半年后随诊，患者血肌酐 94μmol/L。

最终诊断：抗凝剂相关肾病；急性肾损伤；良性肾小动脉硬化

（作者　樊晓红，审稿　李学旺）

//　专家点评　//

本例是 1 例特殊的抗凝剂相关肾病，诊疗过程中曾被诊为过敏性紫癜性肾炎，给予了肾上腺皮质激素（糖皮质激素）冲击及续贯口服治疗。经过详细、缜密的临床及实验室检查后确定为存在维生素 K 拮抗剂，经血、尿检查确诊为鼠药误食中毒。在临床工作中类似此例患者的鼠药误食、中毒事件并不少见，应要保持警惕性。

抗凝剂相关肾病主要在过度抗凝的患者中发生,在使用华法林及新型抗凝剂如达比加群、利伐沙班等的患者中均可见。有研究表明,在没有基础慢性肾脏病且 INR 大于 3 的华法林治疗患者中,约 17% 的血肌酐升高至基线以上,而且会增加发生抗凝剂相关肾病患者 65% 的死亡风险。有基础肾脏病的患者更可能发生,其患病率可达 34%。因此,抗凝剂相关肾病并不少见,但临床工作中诊断往往容易被遗漏。因此,对于抗凝治疗的患者发生 AKI,需要注意本病的鉴别诊断。

参考文献

［1］WHEELER D S, GIUGLIANO R P, RANGASWAMI J. Anticoagulation-related nephropathy [J]. J Thromb Haemost, 2016, 14 (3): 461-467.

［2］OZCAN A, WARE K, CALOMENI E, et al. 5/6 nephrectomy as a validated rat model mimicking human warfarin-related nephropathy [J]. Am J Nephrol, 2012, 35 (4): 356-364.

［3］BRODSKY S V, NADASDY T, ROVIN B H, et al. Warfarin-related nephropathy occurs in patients with and without chronic kidney disease and is associated with an increased mortality rate [J]. Kidney Int, 2011, 80 (2): 181-189.

［4］BRODSKY S V, ROVIN B H. Anticoagulant-related nephropathy [EB/OL].(2022-08-02)[2022-10-11]. https://www. uptodate. com/contents/anticoagulant-related-nephropathy.

病例 **30** 烦渴多饮、肾功能不全

/// **专家导读** ///

　　高钙血症在临床上并不少见,高钙危象也时有发生。高钙危象的处理、高钙血症的病因及病因治疗是内科医师应熟练掌握的。该病例从患者烦渴、多饮多尿、高血压及肾功能不全入手,一步一步,由表及里找到了疾病的病因,采取了一系列措施,使患者转危为安。是高钙血症诊断、鉴别诊断,以及治疗的一个值得称赞的范例。

　　患者男性,30岁,因"烦渴多饮、多尿8个月,关节痛4个月"于2012年8月29日入院。

　　【病情概述】患者于2011年12月无明显诱因出现烦渴多饮,尿量增多至5L/d左右。2012年4月出现多发关节疼痛,累及双侧肩、肘、骶髂、膝、踝关节,伴纳差、便秘,外院予中成药治疗无效。2012年8月患者多尿加重,尿量>6L/d,伴明显消瘦。8月就诊于门诊,查游离钙2.41mmol/L(参考范围1.08~1.28mmol/L),血清总钙4.16mmol/L(参考范围2.13~2.70mmol/L),碱性磷酸酶473U/L(参考范围35~100U/L),转氨酶正常,血磷0.81mmol/L(参考范围0.81~1.45mmol/L),血肌酐184μmol/L(参考范围59~104μmol/L);尿比重1.004,尿潜血阴性;24小时尿蛋白1.71g,尿白蛋白肌酐比2.72mg/g;血红蛋白98g/L。泌尿系统超声:双肾大小正常,皮髓质分界欠清。拟诊"高钙危象、肾功能不全、蛋白尿、贫血"收入院。患者起病以来精神可,食欲差,体重减轻25kg,夜尿增多,2~3天排便1次,大便干结。既往、个人、婚育、家族史:无特殊。入院查体:体温36.5℃,呼吸14次/min,脉搏75次/min,血压135/75mmHg;体型消瘦,皮肤干燥,心、肺、腹查体无特殊,双下肢不肿,四肢关节压痛不明显。

💬 问题1:患者的主要诊治思路?

　　患者的突出问题为高钙血症。高钙血症可分为甲状旁腺激素(parathyroid hormone,PTH)依赖和非甲状旁腺激素依赖两大类,病因方面大致分为:①原发性甲状旁腺功能亢进:甲状旁腺良恶性肿瘤;②恶性肿瘤;③其他内分泌相关疾病如甲状腺功能亢进等;④肉芽肿性疾病如结节病等;⑤药物因素如维生素D过量等。

　　本例患者入院后完善相关检查,甲状腺功能正常;25羟维生素D_3 20.8ng/ml(参考范围8.0~50ng/ml),1,25二羟维生素D 6.24pg/ml(参考范围19.6~54.3pg/ml),PTH 1 994.0pg/ml(参考范围12.6~65.0pg/ml),血总皮质醇19.02μg/dl(参考范围4.0~22.3μg/dl)。肿瘤筛查:血清肿瘤标志物均正常范围内。血清免疫固定电泳阴性。双手、骨盆相X线片:骨质疏松。全身骨扫描:全身骨骼放射性摄取明显增高,可见"黑颅征"及四肢长骨"双轨征",考虑代

谢性骨病。甲状旁腺超声：右侧甲状旁腺区实性占位（直径 3.5cm 左右）（图 30-1A）。甲状旁腺 ^{99}Tc-MIBI 显像：右侧甲状腺下极放射性增高，考虑为功能亢进的甲状旁腺组织（图 30-1B）。

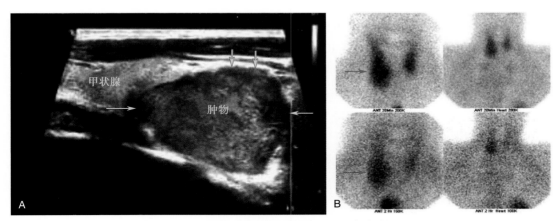

图 30-1　本例甲状旁腺功能亢进患者的定位诊断结果

注：A. 超声显示甲状旁腺占位，直径 3.5cm 左右（黄色箭头所指示区域）；B. MIBI 显像提示右侧甲状腺下极放射性增高（红色箭头），考虑为功能亢进的甲状旁腺组织。

综上所述，患者诊断原发性甲状旁腺功能亢进明确。高钙血症根据严重程度可分为轻度（血清总钙 <3mmol/L）、中度（血清总钙 3~3.5mmol/L）和重度高钙血症（ >3.5mmol/L）。重度高钙血症亦称高钙危象，需要及时和积极的处理。

💬 问题 2：肾脏损伤的原因及可能机制？

患者肾脏的表现为：①多尿；②急性肾损伤；③少量蛋白尿。

多尿是高钙血症较为常见的临床表现。高钙血症会导致尿钙增加、尿液浓缩功能异常和多尿。肾脏集合管的主细胞顶端表达有钙敏感受体（calcium sensitive receptor，CaSR），负责监测尿液中的钙水平。在集合管中，CaSR 与受到抗利尿激素调节的水通道蛋白 2（aquaporin 2，AQP2）共定位。在高尿钙的影响下，AQP2 向细胞顶端的转运受到抑制，其表达水平亦下调，从而导致尿液浓缩功能异常。此外，在髓袢升支粗段，CaSR 的激活会抑制肾外髓钾通道活性，从而导致管腔内钾离子减少，导致 Na-K-2Cl 共转运体的工作效率降低。

本例患者另一突出表现为肾功能损害和蛋白尿，在甲状旁腺肿物切除后，伴随着高钙血症的纠正，肾功能逐步恢复正常，蛋白尿转阴。通常来说，高钙血症的患者会出现明显的纳差甚至呕吐症状，加之多尿的表现，往往导致患者血容量不足。此外，也有动物实验显示，高钙血症本身就会收缩血管，同时抑制前列腺素的舒张血管作用，从而减少肾脏血流，降低肾小球滤过率。既往也有基于人体肾脏病理的研究提示：严重高钙血症的患者可能会出现肾小球和肾小管的钙化，加重肾脏的缺血和肾小管损伤。动物实验显示，高钙血症的大鼠可能会出现外髓质损伤，其升支粗段呈现出不同程度的萎缩和塌陷，支持高钙血症对于肾小管间质的损伤。

问题 3：高钙血症的内科治疗？

高钙血症的内科治疗方案详见表 30-1，地舒单抗和拟钙剂为近年来的进展。针对本例患者，入院后予水化、鲑鱼降钙素 100~200U 每 6 小时 1 次肌内注射、帕米膦酸二钠 60mg 静脉滴注 ×2 次，可暂时将总钙降至 3.40mmol/L，但是迅速反弹至 4.05mmol/L。

表 30-1 高钙血症的内科治疗

治疗手段	常用剂量	常用频率	主要特点	主要缺点
生理盐水扩容	2~4L/d，IV	每日 1 次 ×1~5 天	基本治疗	容量负荷
呋塞米	20~40mg，IV	每 12~24 小时 1 次	作用迅速	电解质异常
降钙素	4~8IU/kg，SC	每 12~24 小时 1 次	起效快、早期治疗	作用不持久
帕米膦酸二钠	60~90mg，IV 2~4h	临时	高效、持久	流感样症状、偶有低钙、低磷、肾损伤
唑来膦酸	4mg，IV 15~30min	临时	高效、持久	同上
糖皮质激素	200~300mg 氢化可的松，IV 40~60mg 泼尼松，PO	每日 1 次 ×3d 每日 1 次 ×10d	阻止维生素 D 活化	激素相关不良反应
地舒单抗	120mg，SC	每 4 周 1 次，在治疗首月 d8、d15 额外给药 1 次	减少破骨细胞的形成、功能及存活	胃肠道不良反应，超敏反应
拟钙剂	西那卡塞 25~75mg，PO	每日 1 次	作用于甲状旁腺细胞表面存在的钙受体，抑制甲状旁腺激素分泌	不作为标准治疗

注：IV，静脉滴注；SC，皮下注射；PO，口服。

问题 4：血液净化治疗高钙血症的注意事项？

当患者高钙血症引起的症状突出且对药物治疗效果反应欠佳时，应考虑启动血液净化治疗。既往有研究显示，采用无钙透析液进行血液透析降低血钙的速度要快于水化、利尿、双膦酸盐等内科治疗。Koo 等人曾报道过 6 例高钙血症患者，采用无钙透析液进行血液透析治疗，平均治疗时间（160±27）分钟，透析 1 小时后即刻将血钙水平从（2.92±0.21）mmol/L 降至（2.58±0.16）mmol/L。目前认为，采用无钙或低钙透析液进行血液透析治疗，血钙清除速度为 6.75~17.0mmol/h。在此基础上，若采用枸橼酸钠抗凝的方式可以加速血钙清除，但是需要密切监测血钙水平和心电图，警惕心律失常发生。血液净化治疗高钙血症整体是安全的,潜在的并发症包括导管相关并发症、血栓栓塞事件、低血压和电解质紊乱等。接受血液净化治疗的高钙血症患者中,约有 35% 可能会出现短暂的低血压,可能与血钙浓度快速下降和容量缺乏有关,因此需要充足的液体补充。必须要指出的是,尽管血液净化治疗可快速降低血钙水平,但是不能替代针对原发病的治疗。本例患者 9 月 4 日起开始每日行连续性肾脏替代(床旁血液滤过)治疗,采用无钙置换液,4% 枸橼酸钠溶液抗凝,可维持血清总钙 2.82~3.23mmol/L。

在床旁血液滤过支持下,患者于 2012 年 9 月 11 日在颈丛阻滞麻醉下行右侧甲状旁腺肿物切除术 + 右侧部分甲状腺切除术。术后次日复查游离钙 1.42mmol/L,血清总钙 2.7mmol/L,甲状旁腺激素 42.5pg/ml。患者无抽搐,有手足及口周麻木感。术后根据血钙水平逐步调整药物剂量至碳酸钙片 2.0g 每日 3 次口服,骨化三醇 0.5μg 每日 2 次口服,维持血清总钙 2.08mmol/L(图 30-2)。术后病理回报:甲状旁腺腺瘤伴癌变。9 月 26 日复查 24 小时尿蛋白定量 0.46g,10 月 9 日复查血肌酐 102μmol/L,尿量恢复至 2 000ml/d 左右。患者一般情况好转,纳差、便秘等症状均显著改善后出院。

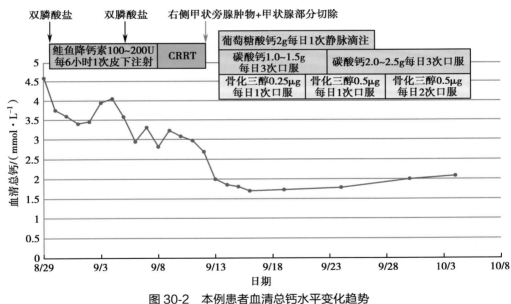

图 30-2 本例患者血清总钙水平变化趋势
注:CRRT,连续性肾脏替代治疗。

最终诊断:甲状旁腺腺瘤伴癌变;原发性甲状旁腺功能亢进;高钙血症;急性肾功能不全

(作者 夏鹏,审稿 马杰 李学旺)

// **专家点评** //

　　不明原因的烦渴、多饮多尿、急性肾损伤就诊于肾内科者时有发生。该患者病史 8 个月，以明确高钙血症及急性肾损伤，经一系列检查明确高甲状旁腺激素性高钙血症，超声检查发现右侧甲状旁腺占位，同位素检查证实为功能性甲状旁腺组织，纠正高钙血症后予以手术切除，最终证实为甲状旁腺癌，为罕见的原发性甲状旁腺功能亢进症。

　　高钙血症导致肾脏损伤多种多样，临床需要警惕。首先可导致肾血流量下降、肾小球滤过率下降及高血压。高钙血症引起的钙在肾脏的沉积，可引起高钙性肾病。高钙性肾病主要损害肾间质，导致广泛的小管损伤，尿浓缩功能障碍、钠与镁吸收下降以及小管性蛋白尿。该例患者出现了明显的蛋白尿，24 小时 1.71g；而尿白蛋白肌酐比水平较低，以小管性蛋白尿可能性大，需要通过尿蛋白电泳明确尿蛋白的性质。少数情况下高钙性肾病也可导致肾小球损害，在肾小球基底膜和肾小球系膜区有钙沉积，也可以发生继发性肾小球节段性硬化，患者可出现大量蛋白尿甚或肾病综合征，高钙得到控制后，患者尿蛋白可自动消失。蛋白尿的多少与钙沉积在肾小球的部位有关，钙主要沉积在系膜区者尿蛋白较少，而在肾小球基底膜有显著钙沉积者多有显著蛋白尿，可达肾病性蛋白尿或肾病综合征。为此，对高钙血症伴明显蛋白尿患者的高钙性肾小球损害应予以关注。

参考文献

[1] ASONITIS N, ANGELOUSI A, ZAFEIRIS C, et al. Diagnosis, pathophysiology and management of hyper-calcemia in malignancy: a review of the literature [J]. Horm Metab Res, 2019, 51 (12): 770-778.

[2] 中国研究型医院学会甲状旁腺及骨代谢疾病专业委员会，中国研究型医院学会罕见病分会，廖泉，等. 甲状旁腺癌诊治的专家共识 [J]. 中华内分泌代谢杂志, 2019, 35 (5): 361-368.

[3] SANDS J M, NARUSE M, BAUM M, et al. Apical extracellular calcium/polyvalent cation-sensing receptor regulates vasopressin-elicited water permeability in rat kidney inner medullary collecting duct [J]. J Clin Invest, 1997, 99 (6): 1399-1405.

[4] RICCARDI D, BROWN E M. Physiology and pathophysiology of the calcium-sensing receptor in the kidney [J]. Am J Physiol Renal Physiol, 2010, 298 (3): F485-F499.

[5] WANG W, LU M, BALAZY M, et al. Phospholipase A2 is involved in mediating the effect of extracellular Ca^{2+} on apical K^+ channels in rat TAL [J]. Am J Physiol, 1997, 273 (3 Pt 2): F421-F429.

[6] DAVIS K D, ATTIE M F. Management of severe hypercalcemia [J]. Crit Care Clin, 1991, 7 (1): 175-190.

[7] NEIL T, NORBERT L, DAVID J G, et al. Oxford textbook of clinical nephrology [M]. 4th ed. Oxford: Oxford University Press, 2016: 372-377.

[8] LEVI M, ELLIS M A, BERL T. Control of renal hemodynamics and glomerular filtration rate in chronic hypercalcemia. Role of prostaglandins, renin-angiotensin system, and calcium [J]. J Clin Invest, 1983, 71 (6): 1624-1632.

[9] COHEN C, THERVET E, NOCHY D, et al. Quiz page April 2016: A 59-year-old man with hypercalcemia

and acute kidney injury [J]. Am J Kidney Dis, 2016, 67 (4): A17-A19.

［10］ JEHLE D R, KELLER F, SCHWARZ A, et al. Hypercalcemia-induced renal insufficiency during therapy with dihydrotachysterol [J]. J Med, 1999, 30 (1/2): 39-50.

［11］ HENEGAR J R, COLEMAN J P, CESPEDES J, et al. Glomerular calcification in hypercalcemic nephropathy [J]. Arch Pathol Lab Med, 2003, 127 (2): E80-E85.

［12］ ROSEN S, GREENFELD Z, BERNHEIM J, et al. Hypercalcemic nephropathy: chronic disease with predominant medullary inner stripe injury [J]. Kidney Int, 1990, 37 (4): 1067-1075.

［13］ Patrick M, Hugh R B, Jesse B H. Intensive care in nephrology [M]. Boca Raton, USA: CRC Press, 2006: 384-393.

［14］ CARDELLA C J, BIRKIN B L, RAPOPORT A. Role of dialysis in the treatment of severe hypercalcemia: report of two cases successfully treated with hemodialysis and review of the literature [J]. Clin Nephrol, 1979, 12 (6): 285-290.

［15］ KOO W S, JEON D S, AHN S J, et al. Calcium-free hemodialysis for the management of hypercalcemia [J]. Nephron, 1996, 72 (3): 424-428.

［16］ WANG C C, CHEN Y C, SHIANG J C, et al. Hypercalcemic crisis successfully treated with prompt calcium-free hemodialysis [J]. Am J Emerg Med, 2009, 27 (9): 1171-1174.

［17］ SRÁMEK V, NOVÁK I, MATĚJOVIC M, et al. Continuous venovenous hemodiafiltration (CVVHDF) with citrate anticoagulation in the treatment of a patient with acute renal failure, hypercalcemia, and thrombocytopenia [J]. Intensive Care Med, 1998, 24 (3): 262-264.

［18］ 邬步云, 王静, 杨光, 等. 枸橼酸抗凝血液滤过治疗高钙血症时应限制钙的丢失速度 [J]. 中国血液净化, 2018, 17 (2): 144.

［19］ BENTATA Y, El MAGHRAOUI H, BENABDELHAK M, et al. Management of hypercalcaemic crisis in adults: Current role of renal replacement therapy [J]. Am J Emerg Med, 2018, 36 (6): 1053-1056.

［20］ TROXELL M L, HIGGINS J P, SIBLEY R K. Glomerular and tubular basement membrane calcinosis: case report and literature review [J]. Am J Kidney Dis, 2006, 47 (2): e23-e26.

［21］ HENEGAR J R, COLEMAN J P, CESPEDES J, et al. Glomerular calcification in hypercalcemic nephropathy [J]. Arch Pathol Lab Med, 2003, 127 (2): E80-E85.

病例 **31** 腹膜透析、腹痛、意识障碍

//// **专家导读** ////

　　慢性肾衰竭维持性腹膜透析的中年男性患者,出现腹痛、发热、不全肠梗阻,临床予以厄他培南、禁食水、静脉营养、加强透析。3 天后腹痛好转、自主排气,但出现急性脑病临床表现,厄他培南所致? 还是其他原因? 在排除一系列其他疾病后得出了正确的诊断,并取得了很好疗效,为我们提供了透析患者诊治过程中合并异常如何进行分析的一个很好的病例。

　　患者男性,43 岁。因"高血压 9 年,血肌酐升高 4 年,腹膜透析 2 个月余,腹痛 3 天"于 2016 年 1 月入院。

　　【病情概述】2006 年患者头晕、视物模糊,血压 210/140mmHg,口服降压药,未监测血压。2011 年血肌酐 180μmol/L,2014 年因血压控制不佳就诊我院门诊,尿常规:蛋白 1.0g/L,红细胞 25cells/μl;血肌酐 303μmol/L,尿素 8.90mmol/L,血白蛋白 45g/L。肾脏超声见双肾弥漫病变,右肾长径 9.0cm,左肾长径 8.7cm。肾动脉超声见双肾肾动脉狭窄、左侧为著。肾血流图:肾小球滤过率 30.5ml/min,右肾 16.2ml/min,左肾 14.3ml/min。于左肾动脉支架植入 1 枚,自述此后血压控制在(140~160)/(80~95)mmHg。2015 年 10 月血肌酐 801μmol/L,尿素 27.01mmol/L,开始持续非卧床腹膜透析。采用 1.5% 腹膜透析液,日间 4 组,留腹 4 小时,夜间 1 组留腹过夜,每日超滤 500~1 000ml。11 月患者无明显诱因出现间断恶心、纳差,无发热,无腹痛腹泻,12 月自觉恶心,每日呕吐胃内容物 1~2 次,2016 年 1 月 4 日外出就餐后脐周绞痛,疼痛视觉模拟评分 7~8 分,未排气排便,无发热。于我院急诊就诊,腹部查体:脐周压痛和反跳痛,心肺查体未见明显异常。查血白细胞 20.76×10⁹/L,中性粒细胞百分比 84.4%,血红蛋白 121g/L,血小板 112×10⁹/L;血肌酐 1 287μmol/L,尿素 22.98mmol/L,血白蛋白 31g/L;淀粉酶 80U/L,脂肪酶 405U/L;肌钙蛋白 0.057μg/L。腹膜透析液常规,无色透明,细胞总数 60×10⁶/L,多形核中性粒细胞 24×10⁶/L。立位腹部 X 线片可见数个小气液平。腹部超声见双肾弥漫病变,左肾结石;肠系膜血管未见异常。予禁食水,补液 1 000ml/d,加用厄他培南 500mg/d。既往史:2014 年因"心肌梗死"放置 3 枚支架。个人史:吸烟 20 年,10 支/d,戒烟 1 年。入院查体:体温 36.7℃,脉搏 95 次/min,呼吸 18 次/min,血压 146/95mmHg;双肺听诊未闻及干湿性啰音;心律齐,各瓣膜区无病理性杂音;腹软,脐周轻压痛,无反跳痛;双下肢轻度水肿。

问题 1：患者消化道症状及腹痛原因？

该患者中年男性，慢性病程，急性加重。临床上存在高血压基础、左肾动脉狭窄；伴有肾脏受累，表现为蛋白尿和肾功能不全，肾功能不全逐步加重并进展到规律腹膜透析阶段，本次因腹痛入院，无发热、腹膜透析液变浑浊的现象。

对发生恶心、纳差和腹部不适的腹膜透析患者而言，需要警惕腹膜透析相关性腹膜炎，但腹膜透析液无浑浊，细胞总数 <100×10^6/L，多形核中性粒细胞比例 <50%，不符合诊断。鉴于患者外出就餐后恶心、呕吐加重，不除外急性胃肠炎，而排便排气的停止，以及立位腹部 X 线片提示小气液平，需警惕不完全性肠梗阻。入院后继续厄他培南 500mg/d，禁食水的同时予静脉营养。值得注意的是，本例患者腹膜透析初期，血肌酐较腹膜透析前进一步升高，不除外尿毒症毒素的胃肠道反应，入院后采用自动化腹膜透析加强透析，1.5% 腹膜透析液 5L×3 组 +2.5% 腹膜透析液 5L×1 组。

厄他培南治疗第 3 日，患者腹痛缓解，自主排气，可排少量稀便；加强透析后，恶心感消失。复查血白细胞 13.99×10^9/L，中性粒细胞百分比 69.1%；血肌酐 1 082μmol/L，尿素 16.47mmol/L。入院第 4 日，患者烦躁不安，间断淡漠，夜间为著；出现幻视（自诉眼前有鲨鱼和蜘蛛）、幻听（耳边听到吵架声）、妄想（觉得自己是罪人）和思维混乱（问：你哪里不舒服？答：我没钱），存在定向力障碍（不知时间地点）和记忆力障碍（不能复述短语）。体检：体温 37.8℃，脉搏 110 次/min，呼吸 22 次/min，血压 150/100mmHg，脉搏血氧饱和度 98%，双侧瞳孔等大等圆，直径 3mm，对光反射灵敏，眼球活动无障碍，伸舌居中，四肢肌力 5 级，肌张力不高，指鼻试验正常，四肢浅感觉正常，腱反射对称存在，颈软，无抵抗，双侧巴宾斯基征阴性。

问题 2：入院治疗后出现神志异常的诊断与鉴别诊断？

该患者在加强透析和抗生素使用后发生烦躁、淡漠、幻觉等意识障碍，该现象急性发生，考虑为急性脑病综合征。患者意识内容改变，高级智能活动受影响，呈现谵妄状态，思维和情绪明显改变，定位为额颞叶损害。首先需排查器质性精神障碍。患者无外伤史，起病迅速，非卒中样发生，无癫痫症状，初步排除退行性病变、硬膜外/硬膜下血肿、卒中、颅静脉血栓、癫痫等可能；颅内肿瘤引发的精神改变通常不会短期内迅速加重，可进一步行头颅影像学检查进行排查；患者发热，需警惕颅内感染的可能，尽快完善脑脊液检查。

许多全身性疾病引发颅脑内环境改变，影响精神状态。结合腹膜透析患者腹痛和抗生素治疗的特征，需警惕：①尿毒症脑病，入院后持续加强腹膜透析中，血肌酐已呈下降趋势，该病的可能性不大；②由于禁食水和肠外营养治疗，加之腹膜透析的影响，需警惕电解质失衡和低血糖的可能；③患者发热，需警惕全身性炎症反应影响脑部，但患者抗生素治疗有效，感染已好转；④透析患者使用抗生素，需考虑体内蓄积导致抗生素脑病。除上述原因外，还需考虑其他方面因素，心、肺、肝和内分泌系统的影响，如充血性心力衰竭、二氧化碳潴留、肝性脑病等,但病史并不支持,可通过检查进一步排除。本例患者急性脑病综合征诊治流程示意见图 31-1。

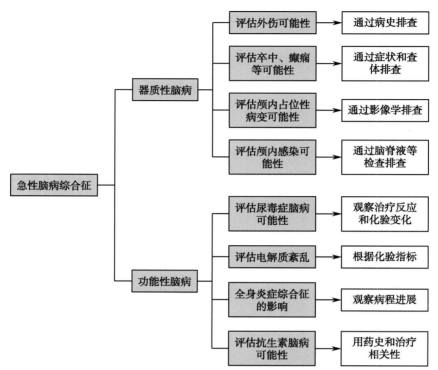

图 31-1　本例急性脑病综合征患者的诊治流程示意

完善检查:血肌酐 1 075μmol/L,尿素 13.56mmol/L,血钾 4.2mmol/L,血钠 146mmol/L,血钙 2.4mmol/L,葡萄糖 7.6mmol/L。血气分析:pH 7.428,氧分压 71.7mmHg,二氧化碳分压 38.6mmHg,碳酸氢根 25.1mmol/L,乳酸 1.6mmol/L;血氨 10.1mmol/L。血培养未见细菌生长。头颅 MRI 见双侧脑室旁及半卵圆中心区多发斑点状异常信号影,考虑非特异性改变。脑电图示边缘状态,无特殊。腰椎穿刺示压力 230mmH$_2$O,脑脊液常规:细胞总数 4×10^6/L,白细胞总数 2×10^6/L;脑脊液生化:蛋白 0.25g/L,氯 131mmol/L,葡萄糖 3.9mmol/L;脑脊液细菌和真菌涂片、抗酸染色、隐球菌抗原均为阴性;脑脊液抗 Hu 抗体、抗 Yo 抗体和抗 Ri 抗体均阴性。

患者头颅影像学检查排除血管性或占位性病变,脑脊液检查排除颅内感染,脑电图未见癫痫波,考虑器质性精神障碍可能性小;生化和血气分析排除低血糖、电解质紊乱、低氧血症、二氧化碳潴留,及组织低灌注;查体未见明确的感染部位,血培养排除血流感染。神经科会诊考虑代谢性脑病,碳青霉烯类抗菌药物蓄积导致的抗生素脑病可能性大。

遂停用厄他培南,为加速抗生素清除,继续自动化腹膜透析。更改治疗后第 2~3 日,患者谵妄加重,整夜胡言乱语,责骂家人。查体:双侧瞳孔等大等圆,对光反射灵敏,但视物僵直,不能配合更多眼部查体,回答不切题。

问题 3:患者精神障碍加重,如何重新考虑疾病原因?

厄他培南在体内的蛋白结合率高,主要通过肾脏清除,在腹膜透析患者中因药物过量导致精神障碍的病例时有发生。因厄他培南可腹膜透析清除,而自动化腹膜透析的物质转运效率优于持续非卧床腹膜透析,本例患者在停用厄他培南及加强自动化腹膜透析后,谵妄症状反而加重,提示抗生素脑病并非导致谵妄的原因。

重新审视患者谵妄发生前的治疗变化,发现腹痛发生后,除使用抗生素外,另一重要改变是给予禁食水和静脉营养,由此需警惕 Wernick-Korsakoff 综合征。该综合征属代谢性脑病,是由维生素 B_1 缺乏导致的。维生素 B_1 是细胞能量代谢关键酶的辅因子,其缺乏会导致三羧酸循环障碍。大脑细胞的能量代谢完全依赖葡萄糖氧化,维生素 B_1(又称硫胺素)缺乏时,脑细胞的能量代谢异常,引发脑组织乳酸堆积和酸中毒,干扰神经递质活动,最终导致中枢神经系统功能障碍。

Wernick-Korsakoff 综合征的典型表现为脑病、眼球运动障碍和步态失调,还可出现血压和体温的变化。实验室和影像学检查并不特异,患者可伴随高乳酸血症,头颅 MRI 可发现丘脑、乳头体、顶盖和导水管周围区域的对称改变。该患者临床表现有诸多符合之处,加之典型的危险因素,更需考虑 Wernick-Korsakoff 综合征,应尽快补充维生素 B_1。目前,尚无随机对照研究证实治疗该病的维生素 B_1 剂量;有文献推荐连续两日静脉滴注维生素 B_1 500mg,3 次/d,后续 5 日调整为 500mg/d。

2016 年 1 月 12 日起静脉滴注维生素 B_1 500mg,3 次/d。因维生素 B_1 为水溶性维生素,为减少腹膜透析中的丢失,将自动化腹膜透析更改为持续非卧床腹膜透析,日间 3 组,每组 4 小时,并在每组腹膜透析液中分别添加维生素 B_1 200mg。维生素 B_1 治疗第 1 天,输液 0.5 小时后患者神志几近恢复,但停止输液 4 小时后再次出现精神障碍,治疗第 2~3 天,患者神志正常的时长增加,考虑腹膜透析过程中可存在水溶性维生素继续丢失,继续静脉滴注维生素 B_1 500mg,3 次/d,治疗第 5 天时,患者神志恢复,对答切题,定向力正常,记忆方面可重复长句,但未能回忆发作前和发作时的状态。患者可自主进食,遂减少维生素 B_1 的补充剂量,并停止在腹膜透析液中添加维生素 B_1。患者神志持续正常,对此前发作状态仍存在记忆空白。出院时改口服维生素 B_1 10mg,3 次/d。最后诊断慢性肾衰竭,腹膜透析治疗中 Wernick-Korsakoff 综合征,门诊随访观察。

2017 年 2 月随访患者,患者继续腹膜透析治疗,过程顺利,每日仍补充维生素 B_1 30mg/d,未再发生精神障碍。

最终诊断:Wernick-Korsakoff 综合征;终末期肾病;维持性腹膜透析

（作者　陈罡,审稿　李学旺）

专家点评

Wernick-Korsakoff 综合征最常见的危险因素是慢性酒精中毒、长期禁食或饥饿引起的维生素 B_1 摄入不足；透析导致的维生素 B_1 的过度丢失也是其病因。本例患者在禁食禁水的同时又接受自动化腹膜透析，未及时补充维生素 B_1 而导致维生素 B_1 缺乏，是发生 Wernick-Korsakoff 综合征的高危因素。及时补充维生素 B_1 是治疗 Wernick-Korsakoff 综合征的关键措施。接受腹膜透析治疗的患者，可通过透出液丢失水溶性维生素，本例患者采用了从腹膜透析液中同步给药的方式，最终取得良好的治疗效果。该例患者的治疗成功再次证明了依据患者的临床特征实施个性化治疗方案的重要性。需要注意的是，尽管本例的治疗是成功的，而迄今为止文献中未见较大系列的报告，为此，腹膜透析液添加维生素 B_1 的方式仍需要更多的临床治疗经验的积累。

参考文献

［1］AGGARWAL A, KAPOOR K, SINGH B. Prevalence and severity of atherosclerosis in renal artery in Northwest Indian population: an autopsy study [J]. Surg Radiol Anat, 2009, 31 (5): 349-356.

［2］RIAZ I B, HUSNAIN M, RIAZ H, et al. Meta-analysis of revascularization versus medical therapy for atherosclerotic renal artery stenosis [J]. Am J Cardiology, 2014, 114 (7): 1116-1123.

［3］ANDERSON J L, HALPERIN J L, ALBERT N M, et al. Management of patients with peripheral artery disease (compilation of 2005 and 2011 ACCF/AHA guideline recommendations): a report of the American College of Cardiology Foundation/American Heart Association Task Force on Practice Guidelines [J]. Circulation, 2013, 127 (13): 1425-1443.

［4］HALLIDAY A, BAX J J. The 2017 ESC guidelines on the diagnosis and treatment of peripheral arterial diseases, in collaboration with the European Society for Vascular Surgery (ESVS)[J]. Eur J Vasc Endovasc Surg, 2018, 55 (3): 301-302.

［5］SETO A H, SONG J C, GUEST S S. Ertapenem-associated seizures in a peritoneal dialysis patient [J]. Ann Pharmacother, 2005, 39 (2): 352-356.

［6］ZUCCOLI G, PIPITONE N. Neuroimaging findings in acute Wernicke's encephalopathy: review of the literature [J]. AJR Am J Roentgenol, 2009, 192 (2): 501-508.

［7］COOK C C, HALLWOOD P M, THOMSON A D. B Vitamin deficiency and neuropsychiatric syndromes in alcohol misuse [J]. Alcohol Alcohol, 1998, 33 (4): 317-336.

病例 **32** 皮下肿物、肺结节、急进性肾小球肾炎、主动脉壁间血肿

//// **专家导读** ////

中年男性发现多部位皮下肿物,发热、乏力,咯血。皮下肿物活检显示坏死性肉芽肿性炎症。肺部多发团块影、主动脉弓及降主动脉壁间血肿,血清抗中性粒细胞胞质抗体阳性。患者的诊断是什么?临床表现是否为单一病因所致?治疗与转归如何?该病例的诊断与治疗是对临床基本功的一个检验。

男性,52 岁,因"皮下肿物 2 个月,发热伴胸闷、乏力 1 个月,咯血 1 周"于 2019 年 12 月 18 日入院。

【病情概述】患者 2019 年 10 月出现左侧胸壁、右侧臀部及大腿多发皮下肿物,左侧胸壁肿物穿刺活检病理提示坏死性、肉芽肿性炎症(图 32-1)。11 月出现高热伴胸闷、双下肢乏力。胸部增强 CT 示双肺多发团块影(图 32-2A),主动脉弓及降主动脉壁间血肿(图 32-2B)。肌电图示下肢神经源性损害。外院予头孢抗感染,症状无好转。12 月 11 日出现咯血,急诊查白细胞 22×10⁹/L,中性粒细胞百分比 81.4%,血红蛋白 106g/L,嗜酸性粒细胞 0.2×10⁹/L,血小板 729×10⁹/L;尿常规:红细胞 495/μl(正常形态 100%),尿蛋白(−);血白蛋白 21g/L,肌酐 127μmol/L;红细胞沉降率 82mm/h;血培养和痰细菌、真菌、放线菌培养、抗酸染色、结核/非结核分枝杆菌核酸均阴性。急诊予头孢美唑、左氧氟沙星抗感染治疗。12 月 17 日复查血肌酐 339μmol/L,12 月 18 日血肌酐 523μmol/L;胞质型抗中性粒细胞胞质抗体(cytoplasmic antineutrophil cytoplasmic antibody,c-ANCA)(+)1∶80,蛋白酶 3(proteinase 3,PR3)特异性的 ANCA>200RU/ml;抗肾小球基底膜抗体、抗核抗体、抗双链 DNA 抗体均阴性。既往史:高血压病史 1 年,最高血压 160/100mmHg,服硝苯地平降压,未监测血压;否认冠心病或心绞痛病史。查体:体温 38℃,血压 137/84mmHg,精神差,左侧胸壁和右侧臀部各可触及一枚直径约 4cm 的皮下肿物,右下肢可触及数个黄豆大肿物,质硬、边界清;双肺听诊呼吸音粗,心脏各瓣膜听诊区未闻及病理性杂音;双下肢轻度可凹性水肿,双下肢肌力Ⅱ级,双上肢肌力Ⅲ级,病理征(−)。

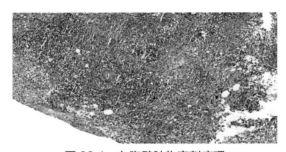

图 32-1　左胸壁肿物穿刺病理

注：纤维组织重度急性和慢性炎症，可见明显坏死、组织细胞聚集和
多核巨细胞反应，血管内皮肿胀（苏木精-伊红染色，×200）。

💬 问题 1：该患者的诊断和鉴别诊断

患者中年男性，亚急性病程，临床表现为发热伴多系统受累：多发皮下肿物（病理示坏死性肉芽肿性炎症）、双肺多发团块影、周围神经病、急性肾损伤、主动脉壁间血肿；检查提示白细胞和炎症指标明显升高而无明确感染证据，c-ANCA 和 PR3-ANCA 阳性。病因方面主要考虑：①肉芽肿性多血管炎（granulomatosis with polyangiitis，GPA）：GPA 是一种系统性血管炎，主要累及中小血管，病理学特点为肉芽肿、坏死及血管炎，大多数患者血清 ANCA 阳性，常见受累器官为上呼吸道、下呼吸道、肾脏、皮肤、神经。本例患者临床表现符合 GPA，结合 PR3-ANCA 高滴度阳性、胸壁肿物坏死性、肉芽肿性炎症，GPA 诊断基本明确。患者急性肾损伤伴明显的镜下血尿，蛋白尿不显著，以 GPA 累及肾脏导致急进性肾小球肾炎可能性大，肾活检可明确诊断。但此例患者拒绝行肾活检。②感染：患者有高热伴肺部结节、咯血，需警惕肺部感染，但痰培养（－）、抗感染治疗无效为不支持点。还需警惕感染性心内膜炎，但心脏听诊无杂音，血培养（－）不支持，心脏超声心动图可进一步除外。③肿瘤：患者肺结节和皮下结节，部分肿瘤患者可出现 ANCA 阳性，需除外肿瘤。但患者皮肤活检结果不支持肿瘤。综合患者的整体临床表现，拟诊为 GPA、急进性肾小球肾炎。

💬 问题 2：主动脉壁间血肿的鉴别诊断和病因？

本例患者胸部增强 CT 提示主动脉弓、降主动脉壁呈环形高密度增厚，经放射科、心外科会诊，考虑为主动脉壁间血肿。主动脉壁间血肿可自行吸收，也可发展为主动脉夹层，该病凶险、病死率较高。主动脉壁间血肿需与主动脉夹层鉴别，胸部 CT 示主动脉壁间血肿和主动脉夹层的主动脉壁均呈新月形或环形高密度增厚，但内膜撕裂口的有无，以及壁间血肿与真腔有无交通是鉴别两者的主要依据，增强 CT 未见造影剂进入壁间即可确诊主动脉壁间血肿。本例患者增强 CT 未见造影剂进入壁间，主动脉腔内未见内膜片影，因此诊断为主动脉壁间血肿。

该患者主动脉壁间血肿的病因，是否为 GPA 引起的主动脉受累？检索 PubMed 和万方数据库,截至 2019 年 12 月 31 日,共检索到 18 例 GPA 相关主动脉受累的病例,加上本例共 19 例。19 例患者中,男性 15 例,女性 4 例,平均年龄 50(28~71) 岁。11 例在诊断 GPA同时发现主动脉病变,4 例在诊断 GPA(5 个月 ~6 年) 前发现主动脉病变,4 例在诊断 GPA(1~26 年) 后发现主动脉病变。14 例患者表现为胸痛、背痛或腹痛,5 例患者无症状。19 例患者均合并 GPA 相关的其他器官受累,包括眼(4 例)、鼻(8 例)、肺(14 例)、肾(10 例)、心脏(3 例)、神经(4 例)、皮肤(5 例)、硬脑膜(2 例)。19 例患者均行 ANCA 检测,18 例阳性,11例为 c-ANCA 或 PR3-ANCA 阳性,4 例为核周型抗中性粒细胞胞质抗体(perinuclear anti-neutrophil cytoplasmic antibody,p-ANCA) 或髓过氧化物酶(myeloperoxidase,MPO)-ANCA阳性。主动脉受累的表现形式包括主动脉周围炎(11 例)、主动脉瘤(7 例)、主动脉夹层(3例)、主动脉壁增厚(3 例)、主动脉壁间血肿(1 例)。GPA 引起主动脉病变的机制尚不明确,可能与 ANCA 介导的坏死性肉芽肿性炎症累及血管壁的滋养血管有关。19 例患者中,10 例有主动脉活检结果,病理均提示血管壁或血管周围组织呈坏死性、肉芽肿性炎症和 / 或小血管炎。

💬 问题 3: 该患者的治疗和转归

12 月 18 日予以甲泼尼龙 1g/d×3d,序贯口服泼尼松 60mg/d,环磷酰胺 0.2g 隔日 1次静脉注射。12 月 19 日至 1 月 2 日共行 7 次双膜血浆置换。治疗当日患者体温降至36.8℃,胸壁、臀部和下肢肿物逐渐消退,未再咯血,胸闷缓解,下肢乏力明显好转。治疗 3周后患者出院,出院时血肌酐降至 200μmol/L,PR3-ANCA 降至 116RU/ml,胸部 CT 示双肺团块影较前明显缩小(图 32-2C),主动脉弓及降主动脉壁间血肿基本吸收(图 32-2D)。出院后患者继续口服泼尼松 55mg/d(逐渐减量)和环磷酰胺 100mg/d(总累积量 12g),半年后血肌酐 150μmol/L,PR3-ANCA 持续阴性。胸部 CT 提示双肺团块影完全消退,主动脉壁间血肿吸收。

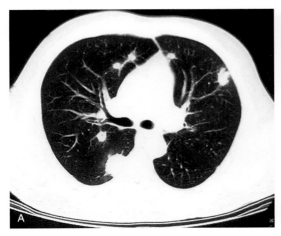
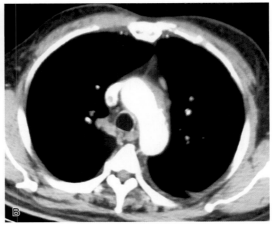

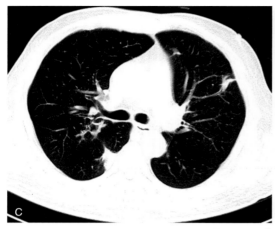
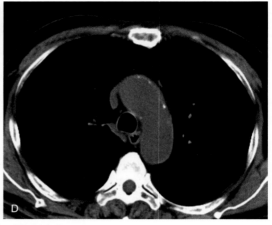

图 32-2　患者影像学改变

注：A. 治疗前双肺多发团块影；B. 治疗前主动脉弓壁内血肿；C. 治疗后双肺团块影基本消退；
D. 治疗后主动脉弓壁内血肿吸收。

　　文献报道的 19 例 GPA 合并主动脉病变的患者中，所有患者均接受了免疫抑制治疗。提供了详细的免疫抑制治疗方案的 18 例患者，均接受了糖皮质激素治疗，14 例接受了环磷酰胺治疗。19 例患者中，9 例接受了开放手术或血管腔内介入治疗，2 例患者出现主动脉瘤/夹层破裂。1 例患者因夹层破裂死亡，18 例患者主动脉病变均好转。本例患者经大剂量糖皮质激素和环磷酰胺治疗，主动脉壁间血肿吸收，同时皮下和肺部结节、周围神经病变、肾脏病变亦好转，与文献报道的治疗反应相一致。但主动脉壁间血肿有发展为主动脉夹层的风险，治疗过程中需注意监测胸部 CT 的变化，警惕主动脉夹层及破裂出血，必要时行手术治疗。

　　最终诊断：肉芽肿性多血管炎；急进性肾小球肾炎；主动脉壁间血肿；肺部受累；皮肤受累；周围神经受累

（作者　艾三喜，审稿　李学旺）

////　**专家点评**　////

　　肉芽肿性多血管炎是一种系统性血管炎，主要累及中小血管。本例患者表现为皮肤、肺、肾、周围神经受累和主动脉壁间血肿，皮下肿物病理提示坏死性、肉芽肿性炎症，PR3-ANCA 高滴度阳性，肉芽肿性多血管炎诊断明确。主动脉受累是该病的罕见表现，可表现为主动脉周围炎、主动脉壁增厚、壁间血肿、夹层、动脉瘤。多数患者在糖皮质激素和免疫抑制剂治疗后好转，部分患者需要手术治疗，本例患者联合使用了血浆置换后完全缓解。少数患者可发生主动脉破裂和死亡，需及时诊断，积极治疗。

参考文献

［1］ 刘玉清. 主动脉夹层、壁间血肿和穿透性粥样硬化性溃疡: 影像学和发病机制探讨 [J]. 中国介入影像与
治疗学, 2004, 1 (1): 3-6.

［2］ 艾三喜, 古兆琦, 毕娅兰, 等. 肉芽肿性多血管炎并发主动脉壁间血肿一例 [J]. 中华内科杂志,
2021, 60 (11): 999-1001.

［3］ PARPERIS K, ABDULQADER Y. Aortitis and pachymeningitis: an unusual combination in granulomatosis
with polyangiitis (myeloperoxidase-associated vasculitis)[J]. BMJ Case Rep, 2019, 12 (1): e226795.

［4］ PAN L, YAN J H, GAO F Q, et al. Case report of a 28-year-old man with aortic dissection and pulmonary
shadow due to granulomatosis with polyangiitis [J]. BMC Pulm Med, 2019, 19 (1): 122.

［5］ NIIMI N, MIYASHITA T, TANJI K, et al. Aortic aneurysm as a complication of granulomatosis with poly-
angiitis successfully treated with prednisolone and cyclophosphamide: a case report and review of the litera-
ture [J]. Case Rep Rheumatol, 2018, 2018: 9682801.

［6］ KIM W K, KIM J B. Granulomatosis with polyangiitis involving the ascending aorta [J]. Ann Thorac
Surg, 2018, 106 (1): e11-e13.

［7］ MIYAWAKI M, ODA S, HIRATA K, et al. Granulomatosis with polyangiitis can cause periaortitis and peri-
carditis [J]. Clin Case Rep, 2017, 5 (10): 1732-1733.

［8］ OZAKI T, MAESHIMA K, KIYONAGA Y, et al. Large-vessel involvement in granulomatosis with
polyangiitis successfully treated with rituximab: a case report and literature review [J]. Mod Rheu-
matol, 2017, 27 (4): 699-704.

［9］ TAKENAKA K, OHBA T, SUHARA K, et al. Successful treatment of refractory aortitis in antineutrophil
cytoplasmic antibody-associate.